Lesson!
胸部画像の読みかた

編集 喜舎場 朝雄

南江堂

執筆者一覧

■編　集

喜舎場朝雄　きしゃば　ともお　沖縄県立中部病院呼吸器内科 部長

■執　筆（執筆順）

佐藤　功　さとう　かたし　清仁会宇多津病院放射線科画像診断センター センター長（前 香川県立保健医療大学 学長）

上甲　剛　じょうこう　たけし　独立行政法人労働者健康安全機構関西労災病院 放射線診断科 管理部長

根井雄一郎　ねい　ゆういちろう　帝京大学ちば総合医療センター血液リウマチ内科 講師（前 沖縄県立中部病院呼吸器内科 医長）

山内　浩義　やまうち　ひろよし　自治医科大学呼吸器内科 病院講師

坂崎　優樹　さかざき　ゆうき　久留米大学医学部呼吸器・神経・膠原病内科 助教

富永　正樹　とみなが　まさき　久留米大学医学部呼吸器・神経・膠原病内科 地域医療連携講座 准教授

早稲田優子　わせだ　ゆうこ　福井大学病態制御医学講座内科学（3）助教

泉　信有　いずみ　しんゆう　国立国際医療研究センター病院呼吸器内科 医長

長尾　大志　ながお　たいし　滋賀医科大学医学部呼吸器内科 講師

郷間　厳　ごうま　いわお　堺市立総合医療センター呼吸器内科 部長

中西　陽祐　なかにし　ようすけ　倉敷中央病院呼吸器内科

有馬　丈洋　ありま　たけひろ　洛和会音羽病院感染症科・総合内科 医長

萩野　昇　はぎの　のぼる　帝京大学ちば総合医療センター第三内科学講座（血液・リウマチ）講師

皿谷　健　さらや　たけし　杏林大学医学部第一内科学（呼吸器内科）准教授

生方　綾史　うぶかた　りょうじ　兵庫県立尼崎総合医療センター ER 総合診療科 医長

川島　篤志　かわしま　あつし　市立福知山市民病院総合内科 医長

濱口　俊一　はまぐち　しゅんいち　島根大学医学部内科学講座呼吸器・臨床腫瘍学 助教

礒部　威　いそべ　たけし　島根大学医学部内科学講座呼吸器・臨床腫瘍学 教授

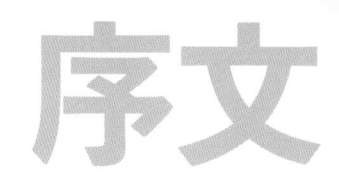

序文

初期研修が始まった先生方にとって，臨床の現場においてもっとも触れる機会の多い画像検査は胸部Ｘ線でしょう．検査・診断を進める流れとしては，画像をオーダーする前にまず担当した患者さん１人１人にきちんと向き合い詳細な問診をとることが大切で，それにより主要な問題点を把握し，次のステップである身体診察とあわせてもっとも有力な疾患をいくつか列挙します．そして，呼吸器疾患や心疾患の確定診断に近づくために胸部Ｘ線を撮影することになります．さらに胸部Ｘ線で診断に到達しない場合には，追加で胸部CTを撮影することでより詳細に主要病変が解剖学的にどこにあるのかがわかり，その所見を解釈して診断をつけることで，治療・管理に結びつけることが可能になります．

また，研修中は，画像所見に関するプレゼンテーションをしたり，画像所見に関して日々上級医と議論したりする機会も多いことでしょう．

本書は，研修医をはじめとした若い先生方の理解が進むよう，以下のような構成で作成しました．

Ⅰ～Ⅱ章では，２人の胸部画像診断のエキスパートに読影の基本事項について解剖の丁寧な解説を交えてわかりやすく解説いただきました．Ⅰ～Ⅱ章を熟読していただき，Ⅲ章からの具体例の章に進んでいただくと実践的感覚が身につくと思います．

Ⅲ章では，実際に呼吸器診療の現場で活躍されている指導医に12のシナリオを準備していただきました．研修医の先生方が胸部画像の読影をするにあたり，むずかしく感じられる点や陥りやすい盲点などを指導医との対話形式で導入し，その後，指導医から個々の症例での読影の大切なポイント，さらにその症例を通じて応用が利くような気をつけるべき箇所などを丁寧かつ実臨床に沿って解説していただきました．この12のシナリオを読破することでさまざまな呼吸器疾患の胸部画像所見に柔軟に対応できる力が身についていくと思います．

研修医の先生方に念頭に置いていただきたいのは，胸部Ｘ線所見を得ることで確定診断に至るのか，あるいは治療方針が決定・変更されるのかなども考えてオーダーすべきということです．有力な鑑別疾患が検査前に想起されていないと，同じ画像を目の前にしても見えるものも見えない状況に容易に陥ってしまいます．本書を読み通すことで，検査オーダー前に問診や身体診察からもしっかり情報を得て，急性疾患か慢性疾患か，または感染症か非感染症かなどを意識して胸部Ｘ線から何を得るのかを考える習慣が身につくと確信しています．さらには，正常所見と新しい異常所見の区別がしっかりできるようになり，患者背景から有力な鑑別疾患を複数挙げながら優先順位をつける臨床力を身につけていただければ幸いです．

2019年4月

喜舎場 朝雄

目次

I

胸部 X 線読影のキホン

胸部X線写真が他の部位のX線写真と大きく異なる点は，**肺内の空気を陰性造影剤として周囲の既存構造の描出が可能となる**ことである．胸部X線検査は，安価，簡便で，さらには情報量が多く，種々のモダリティが発達した現在でも，多くの診療現場で利用されている．

胸部X線読影のキホンは解剖の正確な理解であり，空気を含んだ肺が脊椎・肋骨などの骨性胸郭と縦隔・横隔膜の軟部組織に囲まれていることの理解である．また，水濃度である肺内の血管を含めた軟部組織が，空気と接することでその辺縁が描出されることを念頭に置くことが重要である．辺縁が不明瞭になることをシルエットサイン陽性というが，臨床現場では辺縁が明瞭か不明瞭か，という使い方のほうが実際的であるのかもしれない．

1 まず，撮影体位と撮影条件を確認する

胸部X線の撮影体位は通常の体位，すなわち**背部からX線が射入する背腹像（posteroanterior view：PA像）**と，**背部を検出器に接するようにして前胸部からX線が射入する腹背像（anteroposterior view：AP像）**がある．以前は，肺の上部に好発する結核を撮影するために肺尖撮影と称する像も利用されたことがあった．肺尖撮影では，両肩が検出器に接するようにし，背下部を検出器から大きく離して撮影していたが，AP像では，背下部と検出器は握りこぶし1つ分程度離し，軽く角度をつけて撮影する．この**AP像を撮影する理由は，軽く角度をつけることにより通常のPA像とわずかな像のズレを生じさせることにある**．それにより肋骨，鎖骨の重なりがずれ，容易に異常陰影を検出できるだけでなく，PA像と比較することで異常陰影と前肋骨や後肋骨との位置関係から病変の位置を類推することができる場合がある．症例によってはPA像に加えてAP像の撮影は，側面像よりも情報量が多いこともある．

また撮影条件により，本来であれば同等である左右の肺野の濃度が微妙に変化することがあり，誤って病変ありと判断しないためにも，撮影体位と撮影条件に注意することは重要である．

2 実際の胸部X線読影の手順

見落としのない読影を行うためには，既存構造の変形，偏位，消失に着目することが重要である．当然のことであるが，描出された画像の隅から隅までを見る方法はいくつもある[1)]が，本項では筆者の実施する方法を述べる．

■軟部陰影

肺外陰影も写り込む

胸部X線写真において肺の外，すなわち一見肺内病変に類似した正常構造のバリエーション[2)]など，直接肺病変とは関係の薄い軟部陰影の確認をする．**体表の構造物のうち肺内の陰影に類似したもので頻繁に認めるものは乳首であろう**．**これは男女ともに描出され，時には肺内病変との鑑別が困難な場合がある**．またイボ（疣贅）が，前胸壁や背部，さらには頸部にも見られることがある．**図1**は頸部のもので，胸部X線では左肺尖に辺縁が全周にわたり平滑かつ明瞭な結節影として認められる．この陰

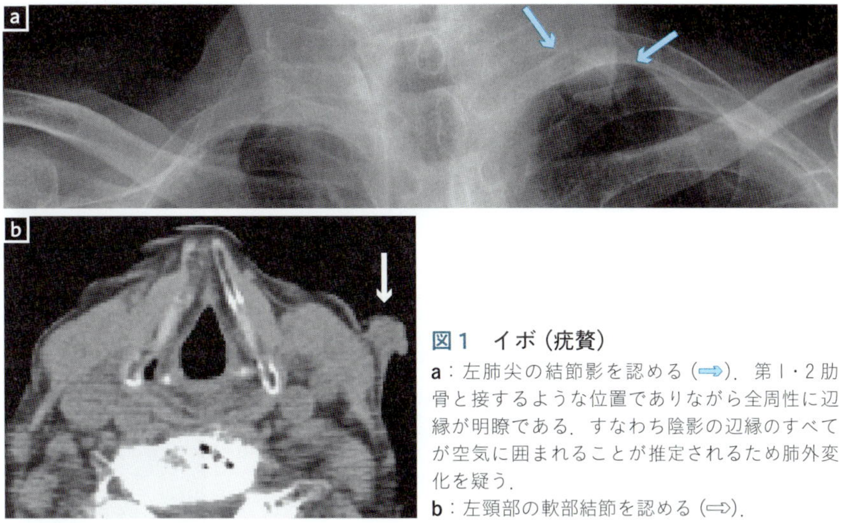

図 1　イボ（疣贅）
a：左肺尖の結節影を認める（⇨）．第 1・2 肋骨と接するような位置でありながら全周性に辺縁が明瞭である．すなわち陰影の辺縁のすべてが空気に囲まれることが推定されるため肺外変化を疑う．
b：左頸部の軟部結節を認める（⇨）．

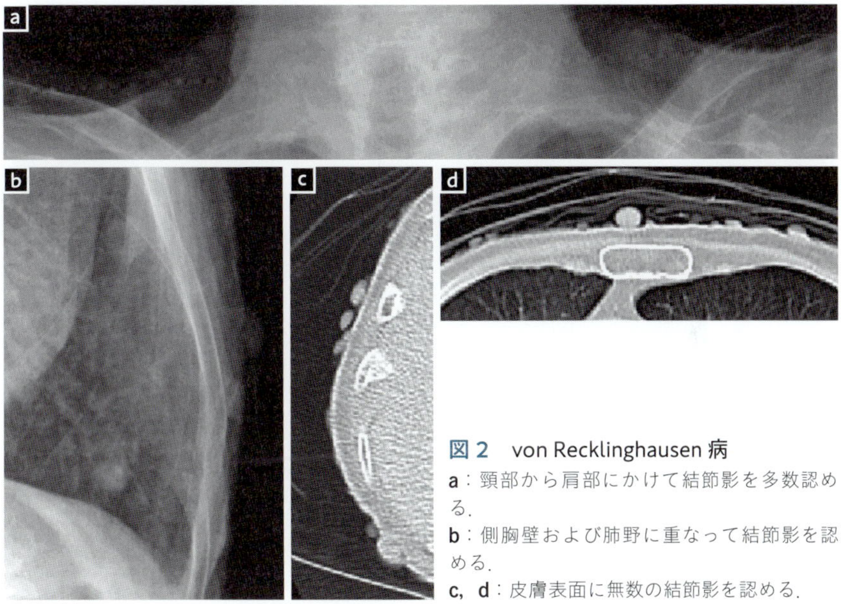

図 2　von Recklinghausen 病
a：頸部から肩部にかけて結節影を多数認める．
b：側胸壁および肺野に重なって結節影を認める．
c，d：皮膚表面に無数の結節影を認める．

影は上縁の肺尖側も明瞭であることから肺外の存在を疑う．ほかにも，全身の皮膚に無数の皮膚病変が認められる von Recklinghausen 病で，皮膚病変が肺野に重なる場合は肺内病変との鑑別に注意が必要である（**図 2**）．

■骨陰影

　骨陰影はまず骨そのものの陰影の位置，性状を確認する．さらに肺は骨に接して，あるいは近い位置に存在することから，肺内病変の存在を示唆する際に非常に有用であることを理解する．

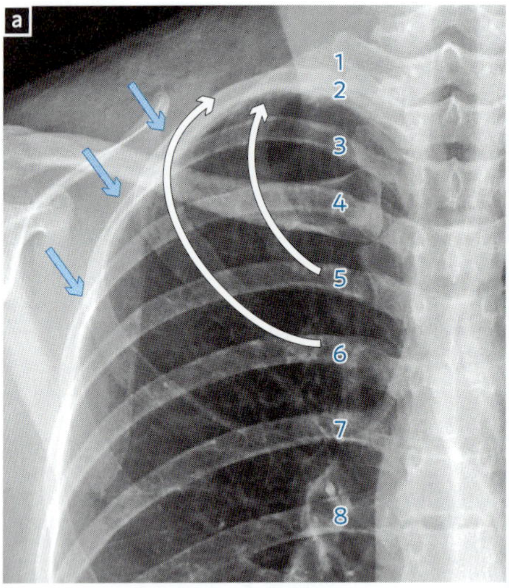
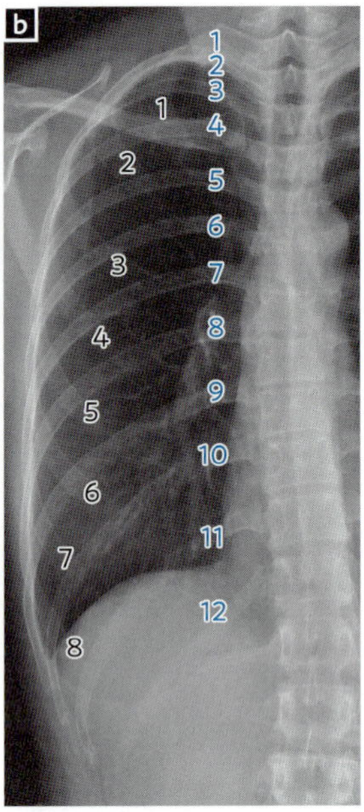

図 3　肋骨の数え方

a：第 1・2 肋骨は前肋骨からたどって頭側へ数え（⇨），そのまま後肋骨の第 3 肋骨から順に数える．外側縁での第 2・3・4 肋骨の重なり（➡）は撮影条件によれば確認しがたい場合がある．

b：前肋骨は確認しやすい（黒字）．

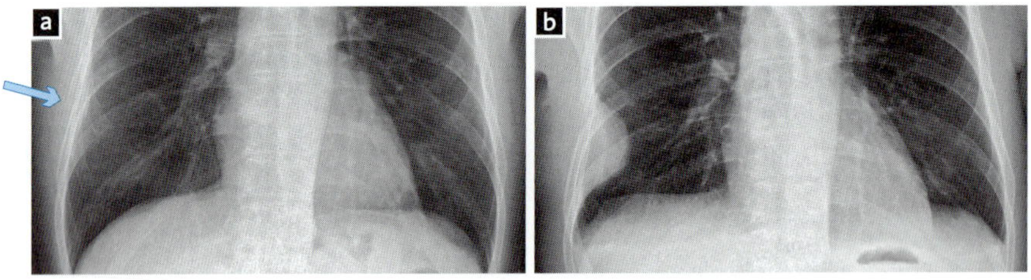

図 4　腎細胞癌の肋骨転移

a：第 7 肋骨の欠損像を認める（➡）．外側縁では肋骨の辺縁の骨皮質，肋骨の重なった菱形《ひしがた》を呈する陰影の確認が必要である．ここでは側胸壁の軟部影が対側より腫脹し濃度の上昇がある．

b：経過で増悪している．

肋骨を数えましょう

肋骨は前肋骨と後肋骨とで何番目かを確認する．とくに第 2・3・4 肋骨がおのおのの肋骨の外側縁で重なることから，撮影条件によれば確認がむずかしい場合がある．筆者が勧める数え方は，まず第 1・2 肋骨は前肋骨からたどって頭側へ数え，そのまま後肋骨の第 3 肋骨から順に尾側へ数えるのが実際的と考える．前肋骨の部分は重なりがないので容易に確認できる（**図 3**）．また外側縁で肋骨が重なる部分の確認も必要である．**図 4** は肋骨の外側縁で骨陰影の欠損を認める．その領域の側胸壁の軟部陰影の変化の有無もあわせて読影する．

胸椎も確認しましょう

胸椎の確認も重要である．撮影条件や読影環境によれば縦隔構造との重なりで確認は容易ではない場合もある．上部胸椎の見え方には案外落とし穴があるように筆者は

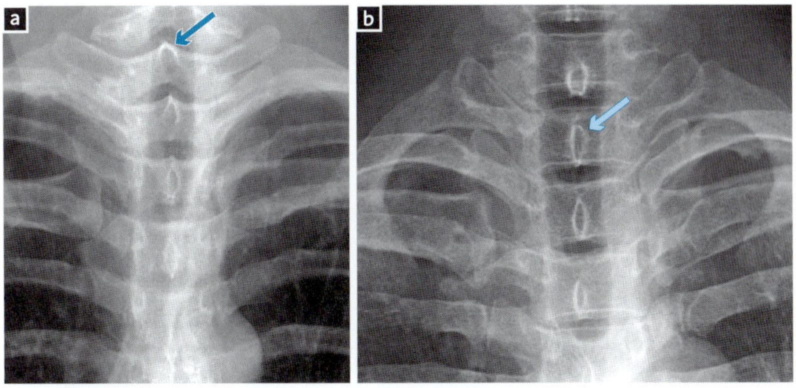

図 5　胸部 X 線と頸部 X 線での上部胸椎の見え方の違い

a：胸部 X 線正面像．第 I 胸椎の棘突起が上へ突き出すように見える（➡）．
b：頸椎 X 線正面像．第 I 胸椎の棘突起は椎体の中央に位置する（⇨）．

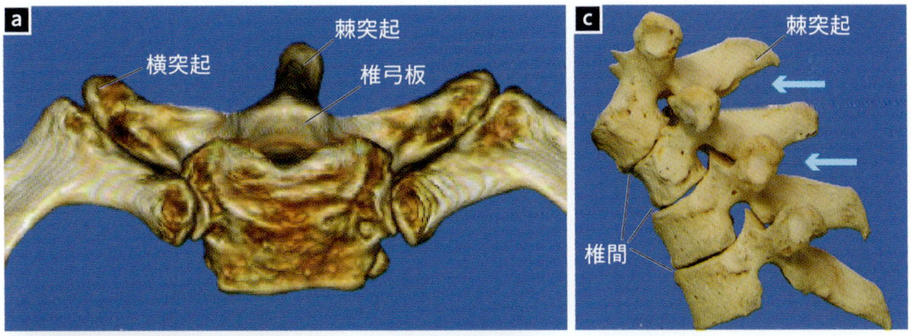

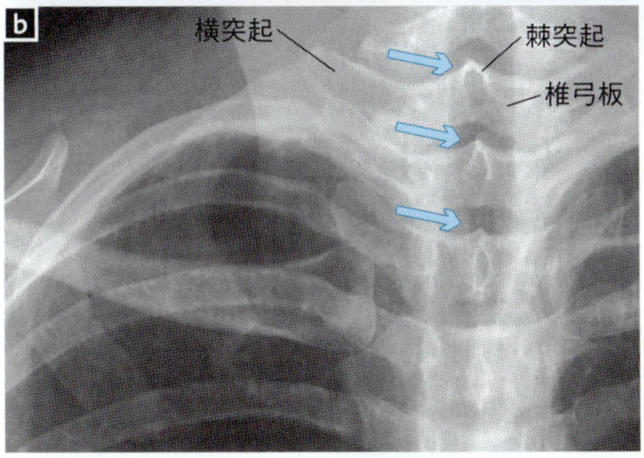

図 6　第 1 胸椎と肋骨の位置関係

a：胸部 X 線正面像の撮影は，椎体の生理的な弯曲に加えて猫背気味の前かがみになり，上部の椎体を前上方から見下ろすような位置となっている．しかしながら下部胸椎では椎体の正面からの撮影となる．第 I 肋骨は第 I 胸椎横突起と，椎体との間の 2 箇所の関節で連続する．
b：第 I 胸椎横突起はもっとも長く，以下第 2，3 胸椎横突起は短くなっていき，互いに第 2・3 肋骨と横突起などと重なり合うため認めがたくなる．画像上は水平方向に横突起，椎弓板，棘突起，椎弓板，横突起と並び，“W” 字様に見える．
c：上部胸椎では椎体同士の間の椎間を X 線が通過しない．b でも描出される棘突起の背景にある空気像は，椎間ではなく椎弓板間隙である（⇨）．

思っている．まず胸部 X 線と頸椎 X 線で上部胸椎の見え方が異なる（**図 5**）．この原因は撮影時の姿勢にある．**胸部 X 線では椎体の生理的な弯曲に加え，撮影時にさらに猫背気味に前かがみになり**，頸椎 X 線の撮影時には首を反らすように後屈気味にする．このことにより**棘突起は，頸椎 X 線では尾側に向かい椎体の中央に位置するのに対し，胸部 X 線では上につりあがり，横突起と椎弓板により “W” 字様に見える**（**図 6**）．また，上部胸椎において，あたかも椎間に類似した横長の空気像は椎弓板間

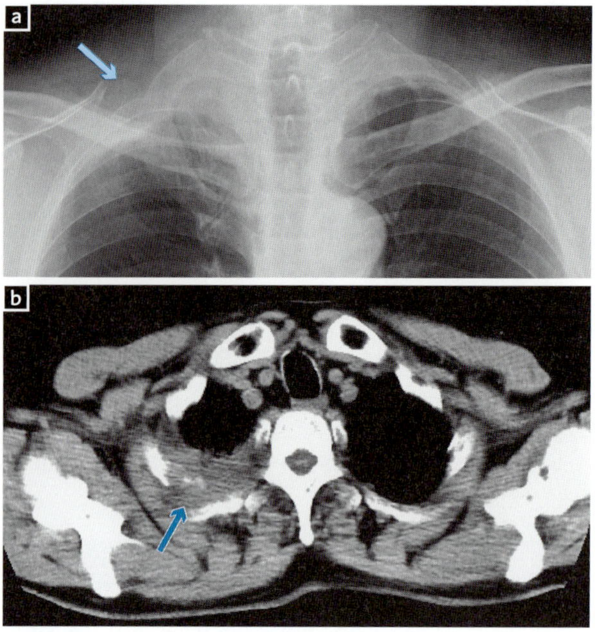

図 7　肺癌（腺癌）の肋骨浸潤

a：右第 2 肋骨の欠損があり，対側に比べて第 1 肋骨と第 3 肋骨の間が空いている（⇨）.
b：第 2 肋骨の溶骨性病変と周囲に軟部影が認められる（➡）.

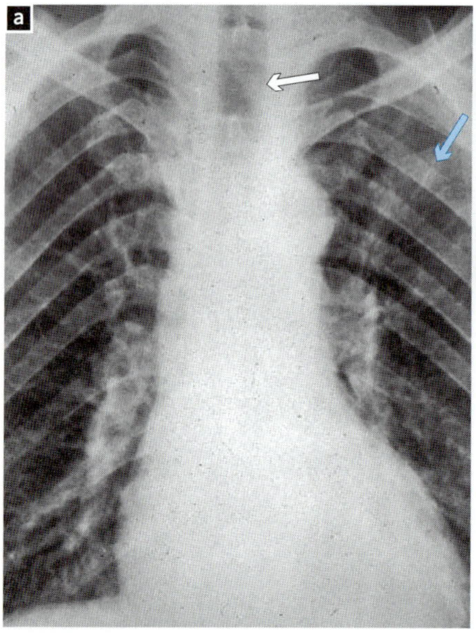

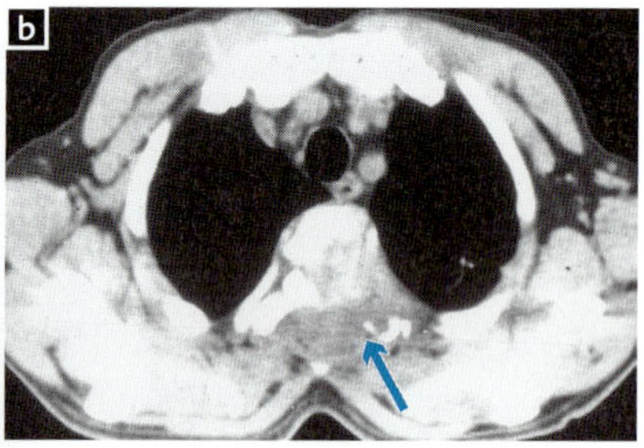

図 8　肺癌（腺癌）の椎体転移

a：第 3 胸椎の棘突起の欠損を認める（⇨）.
左上肺野には原発巣の結節影がある（⇨）.
b：椎体の欠損像（➡）.

隙である．正面方向では上部胸椎の椎間は斜めであり，平行して X 線が入射しないため描出されない．一方，下部胸椎では椎間に平行して X 線が入射するため，椎間が描出される.

肋骨に加え胸椎の確認をすることで肋骨や棘突起の溶骨性病変を診断することが可能となる（**図 7，8**）.

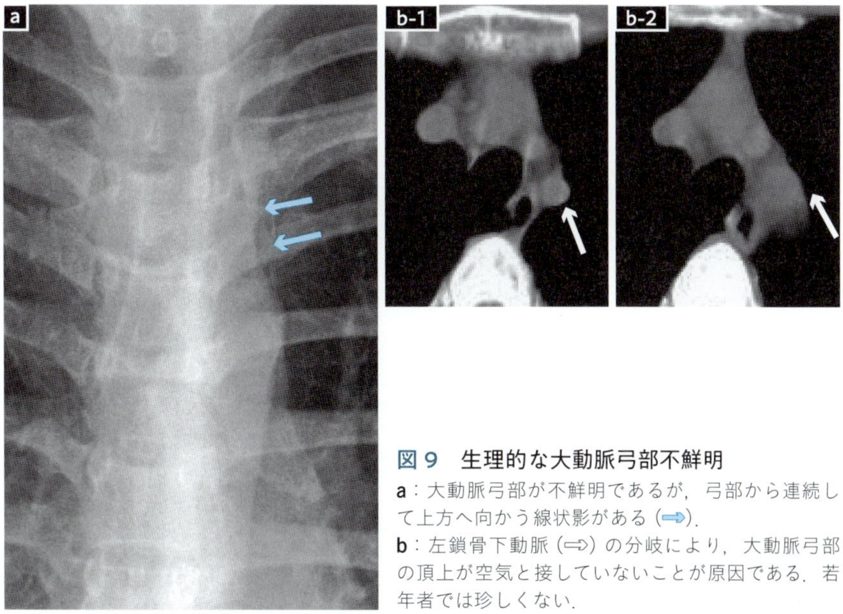

図 9　生理的な大動脈弓部不鮮明

a：大動脈弓部が不鮮明であるが，弓部から連続して上方へ向かう線状影がある（⇨）.
b：左鎖骨下動脈（⇨）の分岐により，大動脈弓部の頂上が空気と接していないことが原因である．若年者では珍しくない．

■大血管，心陰影

縦隔構造を確認しましょう

中央陰影を形成する大動脈や心臓の形態，辺縁の明瞭さに注意を向ける必要がある．**第1弓，第2弓と見るよりも大動脈弓からそれに続く下行大動脈の確認，心陰影の右側である右心縁，左側である左心縁と見るのが実際的である**．これらが明瞭に描出されることはおのおのの構造に接する肺内に正常な含気があることの証明で，異常構造や病変がないことが理解できる．しかし，それらの辺縁が不明瞭である場合は正常変異，あるいは病的ではないことも確認する必要がある．たとえば健常者であれば大動脈弓は明瞭に描出されることが多いが，若年者では弓部から分岐する左鎖骨下動脈により不明瞭になることは珍しくない（**図 9**）．左右の心陰影も中葉や舌区の陳旧性変化などで不明瞭となることが多い．

図 10 に 60 歳代前半男性の肺癌症例を示す．正常時には大動脈弓部は明瞭である（**図 10-a**）が，背部痛出現時には不鮮明となっている（**図 10-b**）．CT では大動脈弓部から下行大動脈に移行する部分に病変が接しているが，診断されなかった（**図 10-c, d**）．8 ヵ月後には腫瘍が著明に増大している（**図 10-e，f**）．

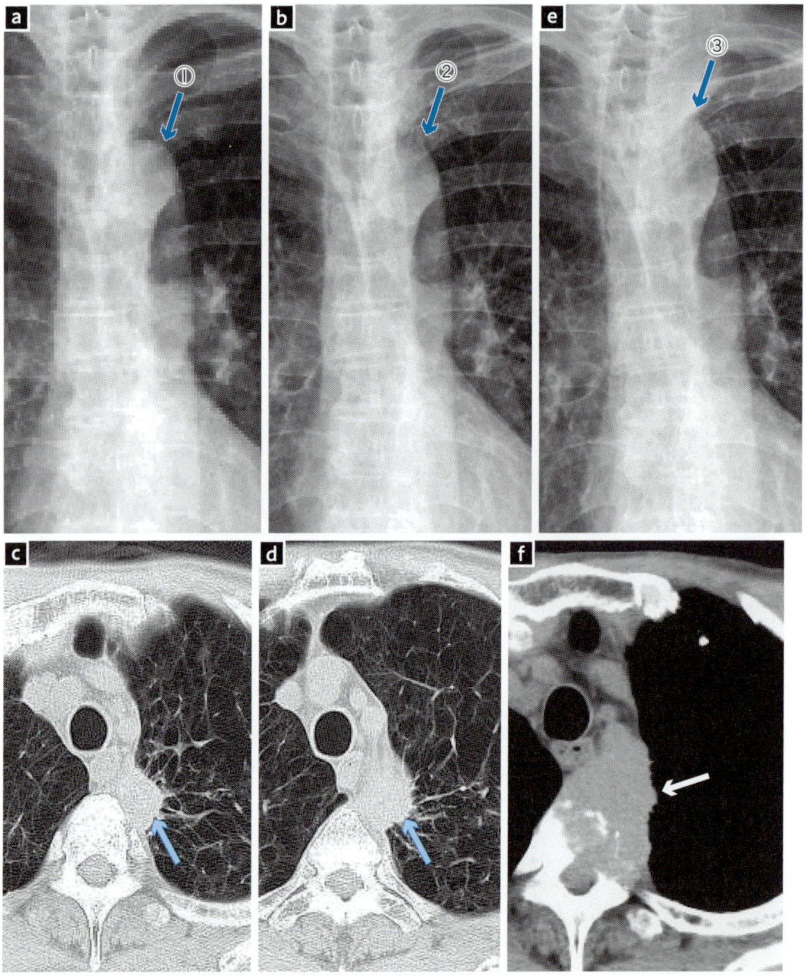

図10　肺癌（腺癌）の椎体浸潤
a：正常時．大動脈弓部から下行大動脈への移行する辺縁は明瞭である（①➡）．
b，c，d：背部痛の出現時．大動脈弓部は不鮮明（②➡）となりその直上の濃度が濃くなっている．CTで大動脈弓部の背側に接するような腫瘤があるものの，隣接する肺の肺気腫による低吸収域や線状影などのためか，肺癌（⇨）の指摘がなされなかった．
e，f：症状進行時（8ヵ月後）．大動脈弓部に接する直上部の，さらなる濃度の上昇が上方へ伸び上がっている（③➡）．CTでは腫瘤の増大と，著明な椎体への浸潤が進行している（⇨）．

■気管，気管支の分岐

気管・気管支の分岐の図は，学生・研修医にとってもなじみのある図で，その構造を十分に理解しているが，実際に胸部X線を読影するとなれば，その構造を追うのはむずかしいだろう．しかし，たいていは胸部X線に写っているため，必ず確認されたい．

気管支樹の再確認

まず空気の濃度，胸部X線写真での黒い帯状の陰影を確認する．気管は偏位，狭窄などを確認し，右側の傍気管線（paratracheal stripe）の確認をする．**傍気管線とは**

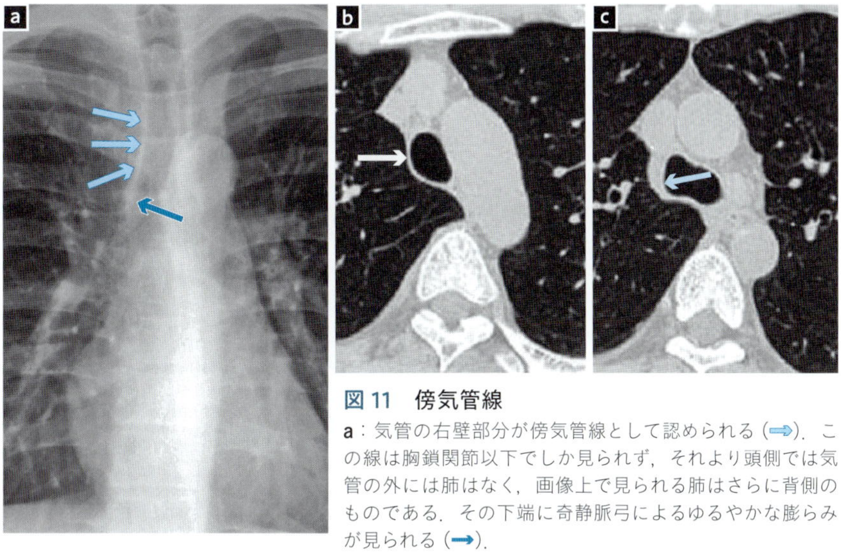

図 11　傍気管線

a：気管の右壁部分が傍気管線として認められる（⇨）．この線は胸鎖関節以下でしか見られず，それより頭側では気管の外には肺はなく，画像上で見られる肺はさらに背側のものである．その下端に奇静脈弓によるゆるやかな膨らみが見られる（➡）．
b：傍気管線は気管内の空気と右上葉の肺の空気にはさまれることで，気管右壁が描出される（⇨）．
c：気管の下端で分岐部の高さに奇静脈弓があり（⇨），後方から前方の上大静脈に流入する．

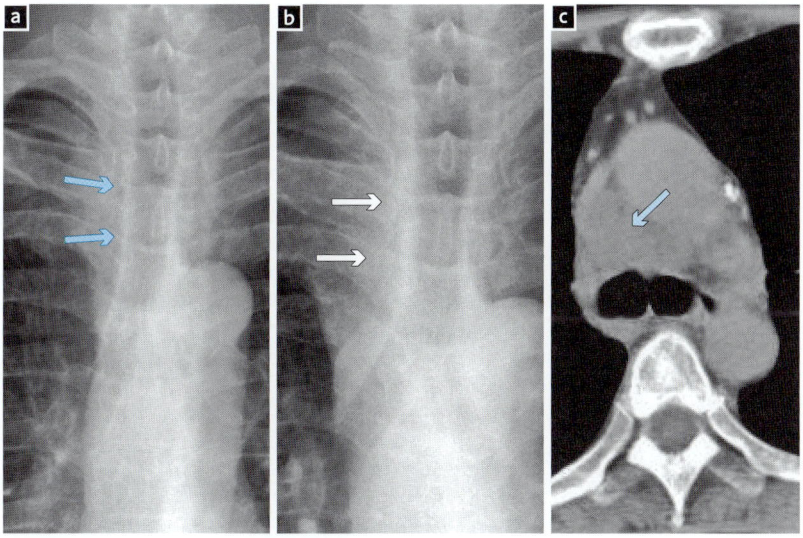

図 12　傍気管線のリンパ節腫大による消失

a：正常時．傍気管線は認められる（⇨）．
b：傍気管線が消失し，この部位での軟部影が濃くなっている（⇨）．
c：CT では縦隔リンパ節腫大が認められる（⇨）．

気管内と肺内の空気により，気管壁が 2～3 mm の線として確認できるものである（**図 11**）．傍気管線が確認できるのは胸鎖関節以下であり，それより頭側では気管壁の外側には肺の空気は存在しないため確認ができない．そして，この傍気管線が確認できず，さらに軟部影があればリンパ節腫大を疑う（**図 12**）．

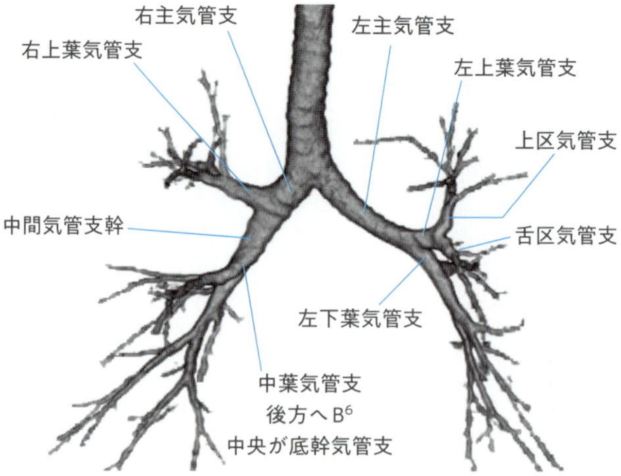

図 13　気管支の分岐

両側の上葉気管支入口部の上壁は確認できる．左右の主気管支の長さとおのおのの分岐角度を確認する．右側では中間気管支幹の存在を念頭に置き，その中枢側より上葉の，また下端より中葉および下葉の，おのおのの気管支，血管が分岐する．中間気管支幹から中葉気管支の分岐が確認でき，その部位より下葉B^6や底幹気管支の分岐がある．胸部Ｘ線写真では左上葉気管支から分岐する上区気管支や舌区気管支は同定できないが，頭に入れておく必要はある．画像上では気管分岐部は第6胸椎のレベルが多い．

気管支樹を漠然と眺めるのではなく，**気管支の分岐で押さえるべきポイントは，右側では中間気管支幹の存在である**（図 13）．**この中間気管支幹の上端から上葉の，また中間気管支幹の遠位端から中葉と下葉の，おのおのの気管支，血管の分岐があること，すなわち中間気管支幹をはさんで分岐が2点ある**．**一方左側では分岐は上葉と下葉との1点となる**．

このことを踏まえて読影時に押さえるべき重要ポイントは以下のとおりである．

① 気管分岐部より下方へ垂線を設定すると，右主気管支の分岐角度が小さく左が大きい．
② 右主気管支は短く，左主気管支は右の3倍ほど長い．
③ 右上葉気管支と左上葉気管支の，おのおのの分岐部での上壁を確認できる．
④ 分岐部より右中間気管支幹の内側をたどると中葉気管支の下壁に連続する．
⑤ 中間気管支幹の下端より，前下方へ中葉気管支，後方へ下葉B^6，中央に底幹気管支の3分岐がある．
⑥ 左下葉気管支の内側壁は左上葉気管支分岐後，角度を持って下方へ曲がる．
⑦ 左下葉気管支に分岐後，すぐに分岐するB^6が正接像として認められることがある．

上記の項目の中で中葉気管支への分岐は多くの症例で認められるが，底幹気管支の分岐の同定はむずかしい．その他の分岐構造は確認可能なので観察する必要がある．

図 14 に中間気管支幹が正常から狭窄，さらに閉塞へ進展する症例を示す．

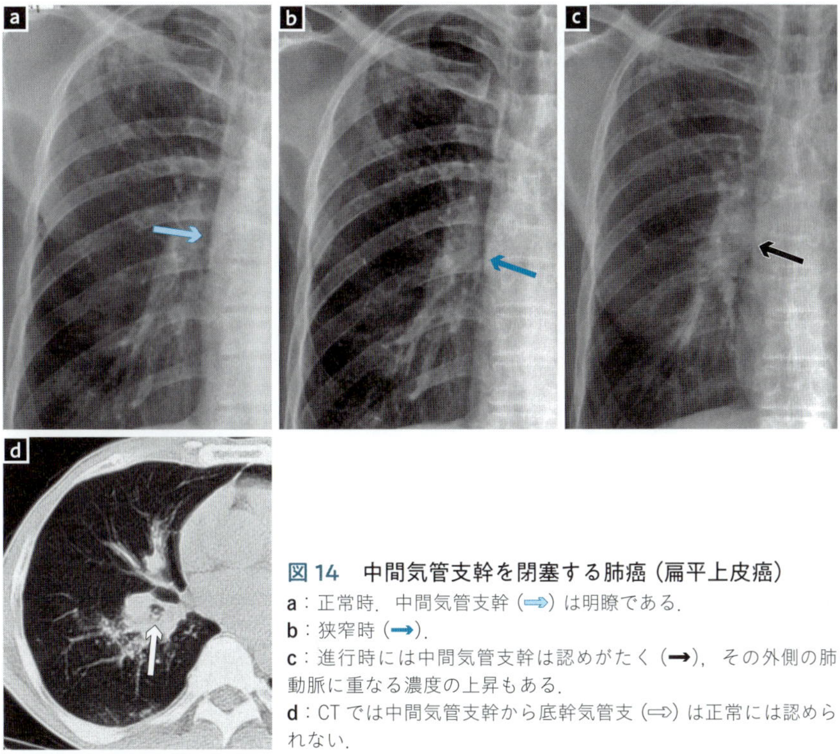

図 14　中間気管支幹を閉塞する肺癌（扁平上皮癌）
a：正常時．中間気管支幹（⇨）は明瞭である．
b：狭窄時（➡）．
c：進行時には中間気管支幹は認めがたく（➡），その外側の肺動脈に重なる濃度の上昇もある．
d：CT では中間気管支幹から底幹気管支（⇨）は正常には認められない．

■肺動脈の分岐

肺門陰影という言葉に注意

胸部 X 線において肺門陰影を形成するのは主として肺動脈である．初学者は，上記の気管支の分岐と関係づけて理解する必要がある．すなわち右室から上行する肺動脈本幹から，

- 中間肺動脈幹は，右上葉気管支が分岐した後の中間気管支幹の前方から外側にまわる．
- 左主肺動脈は，左主気管支から左上葉気管支の分岐部を乗り越える．

両側ともに主として上葉へ向かう分岐の同定はほぼ不可能であるが，いずれも下葉へはガス交換をするために気管支に覆いかぶさるように伴走する（図 15）．**肺門陰影は左が高く，右が低い**（図 16）．肺門陰影の高さの左右差と，さらには陰影の濃さにも注意する．肺門陰影に重なる腫瘤（図 17）や肺葉の容積の変化などを考える．

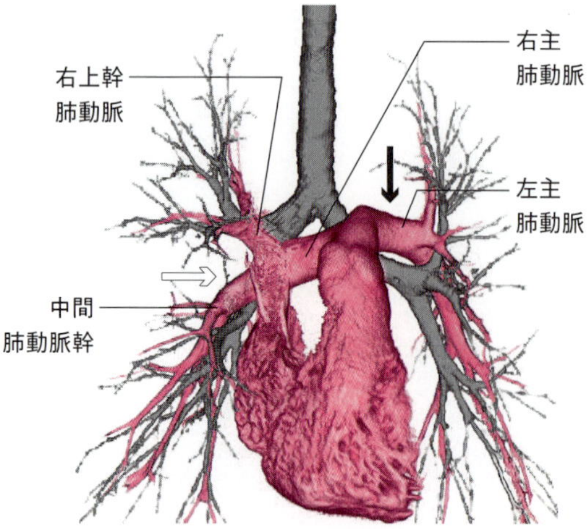

図15　気管支樹に重ねた肺動脈陰影

胸部X線写真での肺門陰影は主として肺動脈である．頭側への分枝の確認は容易ではないが，右中間肺動脈幹が中間気管支幹の前から外側へ向かう部分（⇨），また左主肺動脈が主気管支から上葉気管支を乗り越える部分（➡）が，肺門陰影に相当する．左肺門が高位で，それよりも右肺門は低位となる．

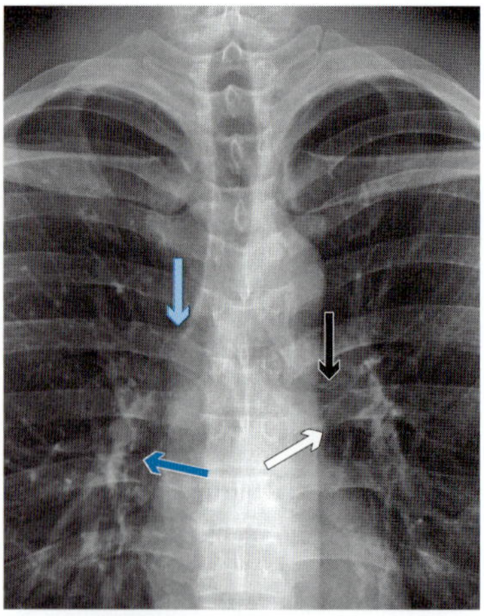

図16　胸部X線写真における中枢気道と肺門陰影

右上葉気管支（⇨），左上葉気管支（➡），の入口部の上壁が認められる．中間気管支幹の下端から中葉気管支の下壁への分岐部（➡），左下葉気管支が角度をつけて下方へ向かう分岐部内側壁（⇨）も明瞭である．左右の肺門陰影も左が高位となっている．

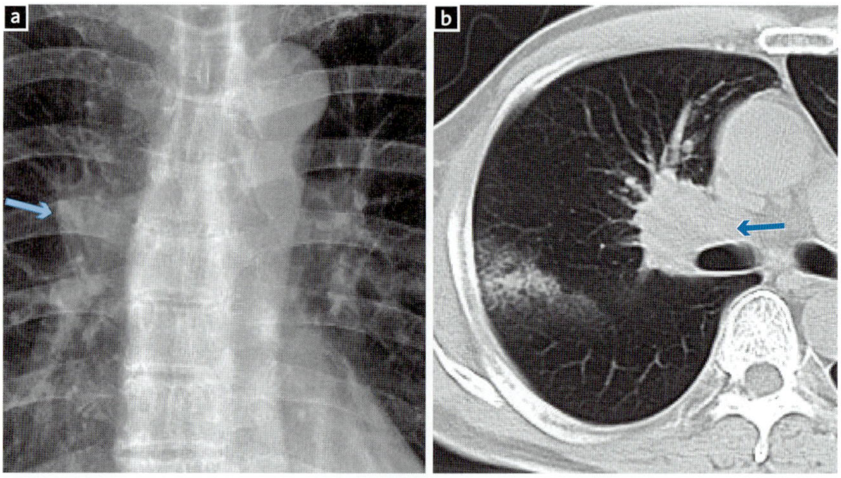

図17　両側肺門の高さが等しい肺癌（腺癌）

a：右肺門部上方の腫大像（⇨）が認められる．

b：右上葉中枢側の末梢肺領域（娘枝領域）発生の腫瘤（➡）が見られる．

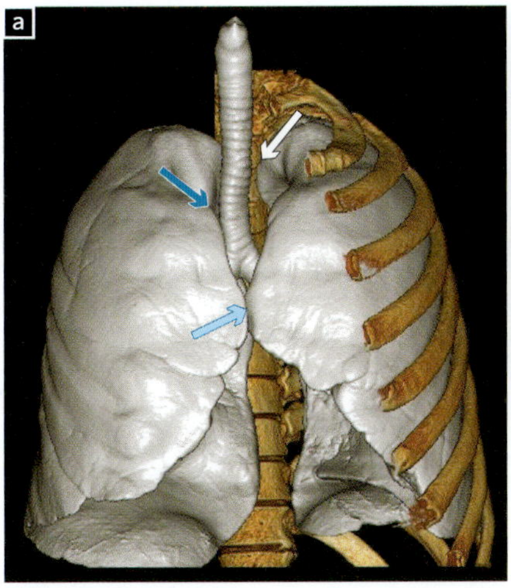

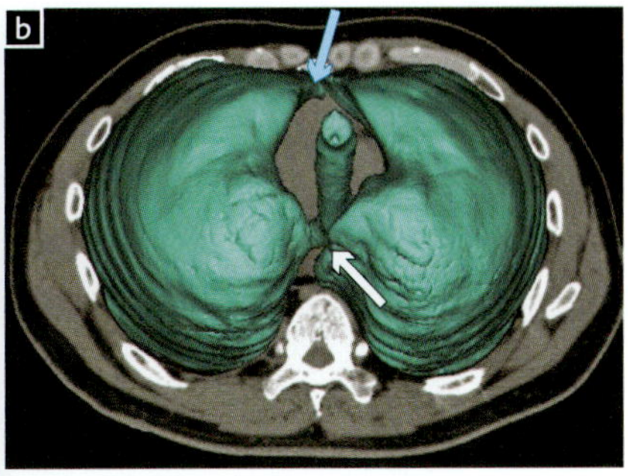

図 18　左右の肺は互いに接する

a：胸骨の背側で左右の肺は近づき，接する場合が多い（⇨）．接する方向に X 線が入射すれば前接合線として描出される．鎖骨や第 1 前肋骨の領域（➡）では肺は強く圧排され，左右に分かれる．図 11 で述べたようにこの領域では気管のすぐ外側に上葉はなく，傍気管線は描出されない．
b：椎体の前面でも左右の肺は近づき，接する場合も多い（⇨）．a と同様，X 線の入射方向と接する部位が接線方向であれば後接合線が描出される．前接合線と異なり，画像上では胸鎖関節より頭側に及ぶ．

■肺の範囲

胸部 X 線写真上，黒く見える範囲だけが肺ではなく，縦隔構造や心陰影，横隔膜と重なる領域にも注意を向けなければならない．

両側の肺は互いに接する

縦隔陰影内でまず確認をするのは**両側の肺が胸骨の背側で，また椎体の前面で互いが近づき**（図 18），**さらに接することで形成される線状影である．それぞれを前接合線（前縦隔線），後接合線（後縦隔線）と称する**（図 19）．**前接合線は胸骨の背側であり，鎖骨や第 1 肋骨の以下のレベルとなり，この頭側では両側肺は互いに離れる**．このことは前に述べたように傍気管線が，胸鎖関節より頭側では描出されないことと同一の解剖学的理由である．これらの陰影は肺葉の容積，病変により通常よりも偏位することもある（図 20）．

肺は正中を越えて対側まで及ぶことがある

椎体の前面で右肺が奇静脈，食道の位置まで入り込むことにより，奇静脈食道陥凹と称される境界面が描出される（図 21）．**これは右肺がこの位置に存在し，そこの辺縁を X 線が接線方向に入射することで形成される．時には正中よりは大きく左に位置することも少なくない**．奇静脈食道陥凹に腫瘤が入り込むなど病変の大きさと位置によれば，全体が見える胸部 X 線写真が CT に比べて有用な場合がある（図 22）．

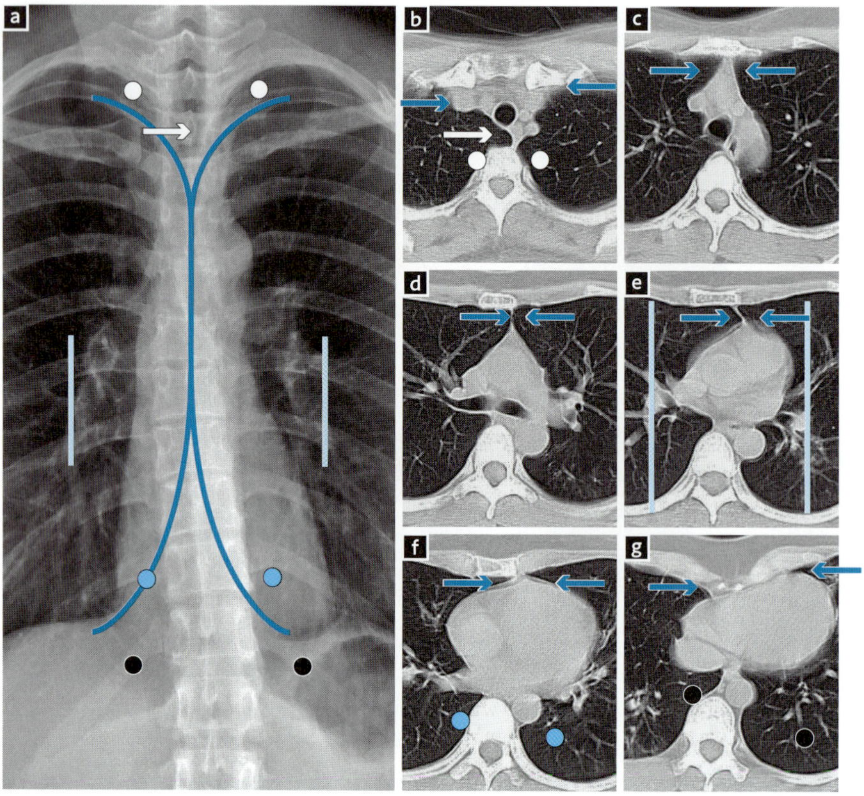

図 19　隠れる肺の範囲は広い

⇨：後接合線．➡：前接合線．○：両側上葉の肺野．気管の周囲ではなく，背側の椎体周囲の空気の存在を表す．●：両側下葉の肺野．心陰影の背側に存在する．●：両側下葉の肺野，横隔膜の背側，下方に存在する．

a：縦隔陰影として大血管や心臓，また横隔膜に隠れる肺は広く存在する．

b〜g：これらの領域は単純写真上は病変の存在の指摘が困難な場合がある．とくに肺門陰影に隠れる肺には注意が必要である．

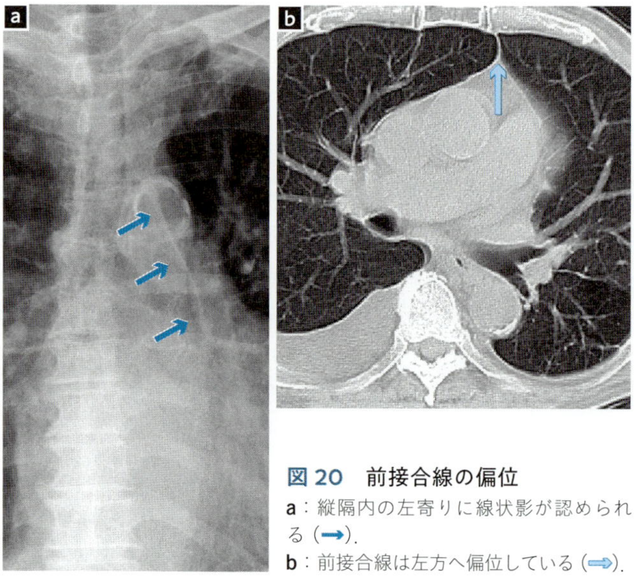

図 20　前接合線の偏位

a：縦隔内の左寄りに線状影が認められる（➡）．

b：前接合線は左方へ偏位している（⇨）．

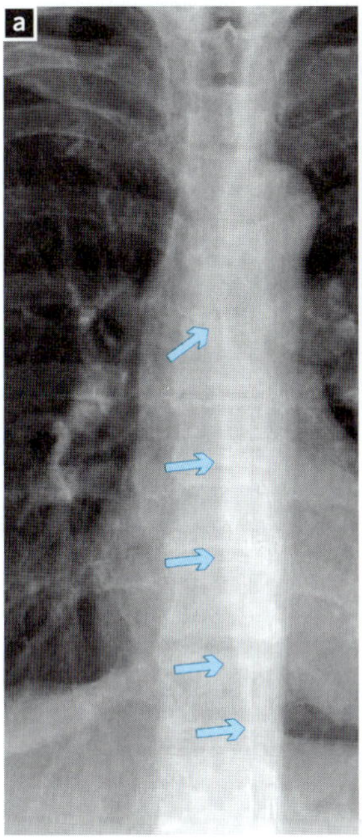

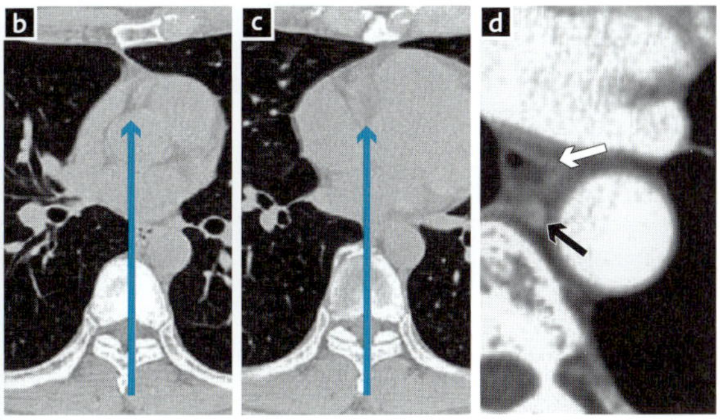

図 21　奇静脈食道陥凹

a：縦隔内のほぼ中央に縦方向に走る境界面が見られる．右肺が椎体の前面で入り込むことで形成される．正中よりも左方へ及ぶこともよくある（⇨）．
b，c：右肺が入り込んだ辺縁を X 線が接線方向（➡）に入射することで描出される．
d：この領域の名称は奇静脈（➡）や食道（⇨）があることに由来する．

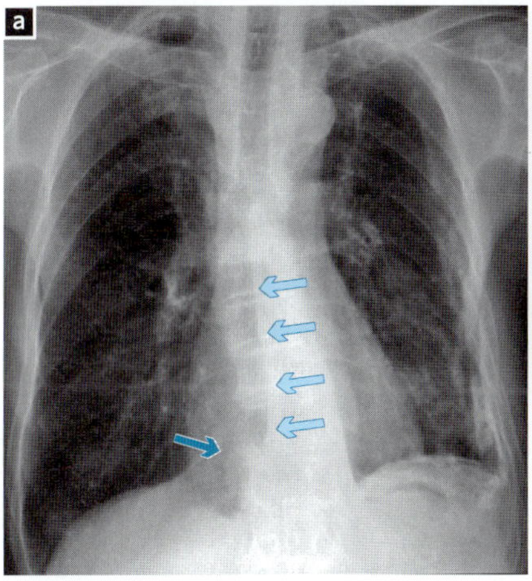

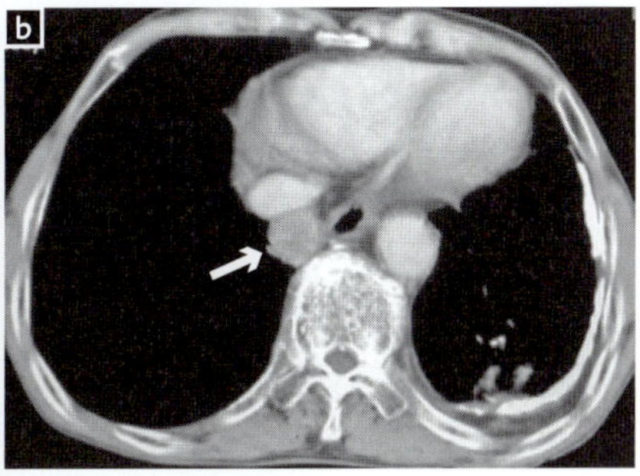

図 22　奇静脈食道陥凹の肺癌（腺癌）

a：奇静脈食道（⇨）の下端に円形の陰影（➡）がある．
b：下大静脈の背側に入り込む腫瘤（⇨）が見られる．CT での指摘も容易ではない．

横隔膜下の肺には注意

横隔膜に位置の背側にある下葉肺底区は正常であれば第 2 腰椎レベルまで認められる（**図 23**）．心陰影や横隔膜と重なる肺野では，陰影の濃さと血管影の走行の左右差の確認が重要となる（**図 24**）．

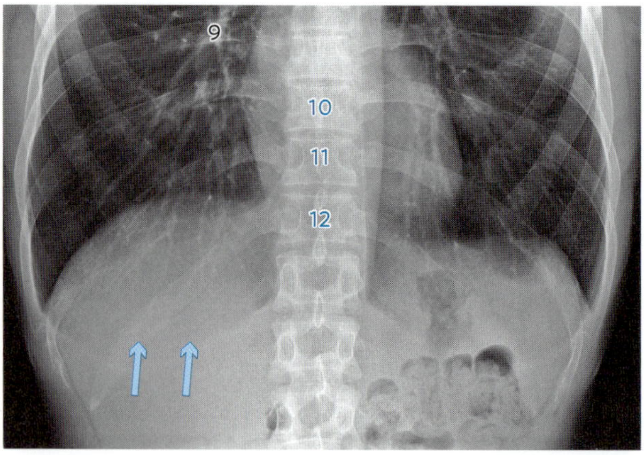

図 23　肺の下縁
肺は横隔膜の下方で第 2 腰椎あたりのレベルまで達する（⇨）．心陰影ともあわせて横隔膜とも重なる領域を読影することを忘れてはいけない．側胸部のもっとも外側に張り出す肋骨は第 9 肋骨であることが多い．9 は肋骨，10〜12 は胸椎の番号を示す．

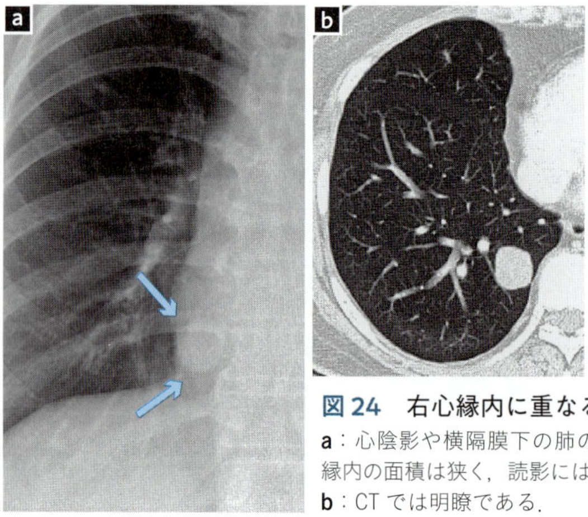

図 24　右心縁内に重なる直腸癌の肺転移
a：心陰影や横隔膜下の肺の広さに比べて右心縁内の面積は狭く，読影には注意を要する（⇨）．
b：CT では明瞭である．

■葉間線

小葉間裂（minor fissure）

右肺では葉間が線状影として認められることが多い．これは上葉と中葉との葉間に X 線が接線方向に入射することで描出される，いわゆる**小葉間裂**である（**図 25**）．小葉間裂の外側端は肺葉の容積の変化で上下する．ところが右上葉，中葉と右下葉との間，また左上葉と下葉との間の葉間，いわゆる**大葉間裂は体軸方向で斜めの方向にあるために X 線による描出は，通常は認められない**．

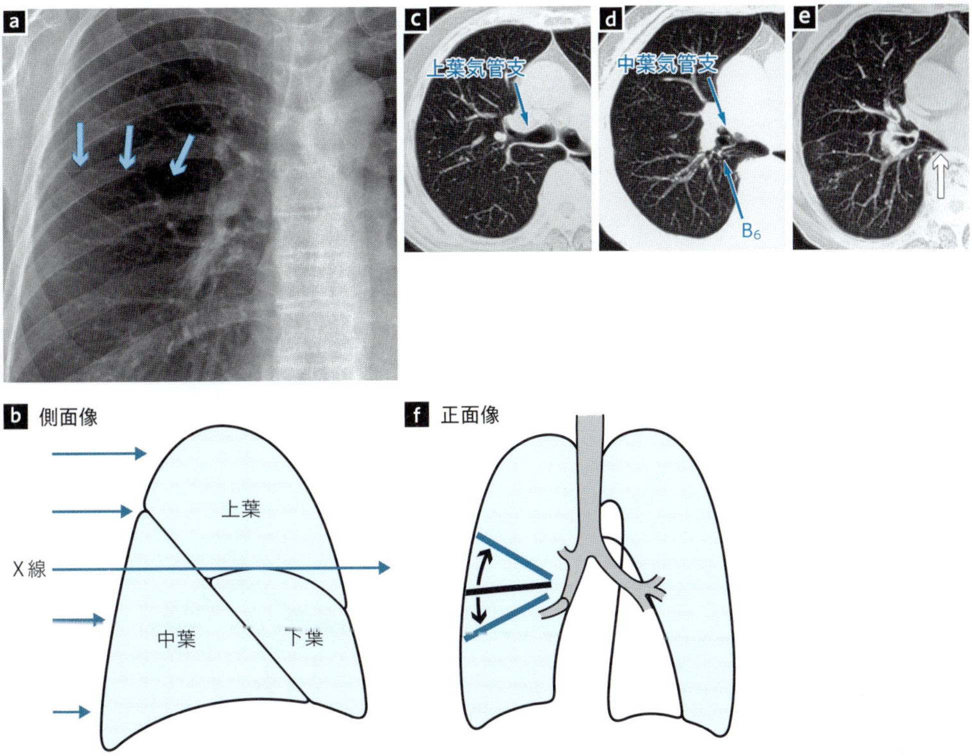

図 25　右上葉と中葉との間の葉間線（minor fissure）

a：葉間線は細い線状影（⇨）として描出され，縦隔側は上葉気管支と中葉気管支との間に位置している．
b：葉間と X 線の入射方向が接線方向になることで，薄い葉間が線状影として描出される．
c〜e：上中葉間は心臓よりも右側に位置する．一方，右下葉は奇静脈食道陥凹である椎体の前面にまで達することから，上下葉間は画像上，正中近くまで達することがある（⇨）．
f：小葉間裂は肺葉の容積変化により移動する場合，基本は縦隔側を中心に外側端が上下する．

大葉間裂（major fissure）

しかし，**右の大葉間裂は右下葉の容積が減少すると，X 線の入射方向と接線方向に一致すると描出されることがある**（図 26）．**この場合は大葉間裂の縦隔側は右上葉気管支と同じかそれよりも高い位置になることに加え，縦隔陰影の内部にまで及ぶことがある**．したがって，葉間線に接した尾側の陰影を認める場合，その病変が小葉間裂の下の中葉であるのか，大葉間裂の下の下葉であるのかの鑑別は必須となる．葉間線として認められなくても，それに相当する領域に無血管野として認められることもある．また，右上葉が中葉の前上方から垂れ下がり，その結果，葉間線が見えないことも多い．

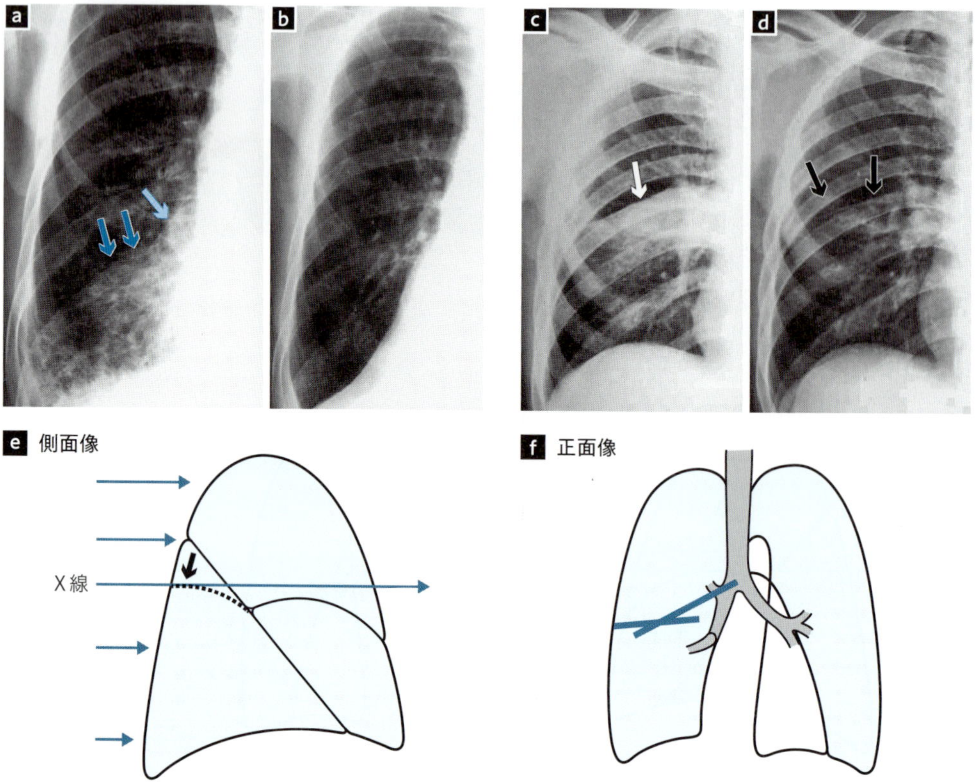

図 26 右上葉と下葉との間の葉間線 (major fissure)

a：肺癌（扁平上皮癌）による中葉，下葉の容積減少を伴う閉塞性肺炎である．下肺野に浸潤影があるが，その上縁が 2 つの線状影で仕切られている．水平に近いもの (➡) が上中葉間，肺門にかかる斜めのもの (⇨) が上下葉間を示す．

b：その後癌の進行により，中葉と下葉は完全無気肺となり，肺野として見えるのは上葉の過膨張である．

c：肺癌（扁平上皮癌）による右下葉 S^6 の閉塞性肺炎である．右中肺野の浸潤影があり，この陰影も上縁が直線で仕切られ (⇨)，葉間に接した下方に位置することがわかる．この葉間は縦隔側が右上葉気管支の位置よりも高い領域にあるため，上下葉間であり，病変部位は下葉の上区域 S^6 となる．

d：肺炎としての治療後閉塞性肺炎は改善したものの，上下葉間線 (➡) が残り，右肺門部陰影の腫大が認められる．肺癌が疑われることなく，この後，繰り返す区域性の肺炎を繰り返しながら進行，増悪していった．

e：通常左右の上下葉間は X 線入射方向からは描出されないが，下葉の容積が減少し，葉間が下方へ垂れ下がるようになると，描出されることがある．

f：上下葉間線が見える場合は図 25-c〜e に示すように，画像上は縦隔内にまで達し，外側端が下になる斜めの線状影となることが多い．

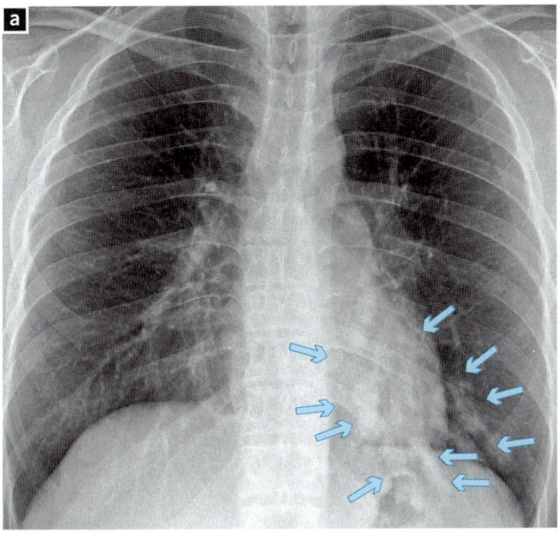

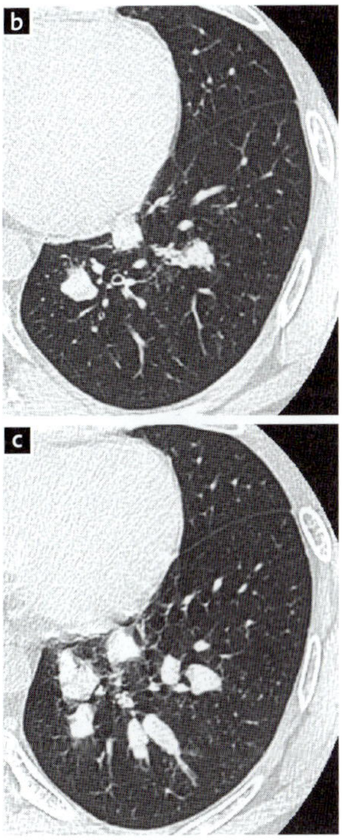

図 27　気管支内の粘液栓子を呈するアレルギー性気管支肺アスペルギルス症

a：両側下肺野の血管影を比較すると，左側では帯状陰影が肺門側から下方へ広がるように何本も見えている（➡）.
b，c：下葉の気管支内の粘液栓子が末梢まで伸び，分岐をしている．すなわち「金太郎飴」のようになっているため CT では多発結節様に見えている.

■肺野の血管陰影

肺野に見える血管陰影は大事

気管支分岐を中心とした右肺の 2 点分岐と左肺の 1 点分岐に加えて，肺動脈は気管支に伴走する．**肺動脈と肺静脈の鑑別はすべては鑑別できないものの，末梢の血管陰影は左右差がないことが原則**である．血管陰影の分布や見え方に加えて，上記に述べたチェックポイントもあわせた複数の所見を解析する必要がある.

図 27 では左右の血管影を比較すると左下肺野の血管様の帯状影が，右側に比べて著明に太く見える．気管支内の粘液栓子，粘液貯留でアレルギー性気管支肺アスペルギルス症であった.

図 28 では左肺野全体の血管影が右側に比べて少ない．下行大動脈も見えなくなっている．種々の所見をあわせて慢性炎症による左下葉無気肺が考えられる．その縮んだ下葉が下行大動脈を包むようになり，左上葉の過膨張が確認できる.

また，血管影を含めて左右差を比較することにより，腺癌など淡い陰影の存在に気づく動機となる（**図 29**）.

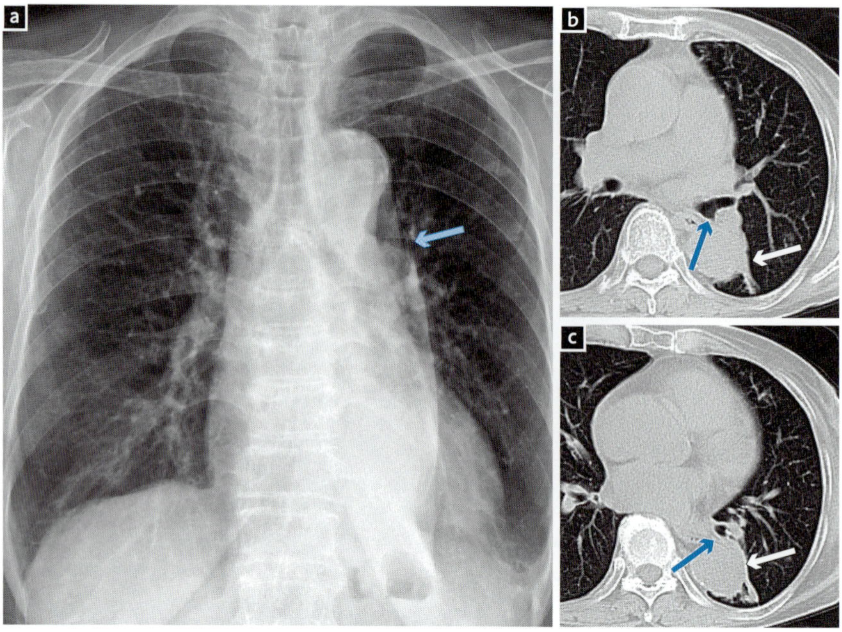

図 28　炎症性変化による左下葉無気肺

a：左肺野の血管陰影が少ない．下行大動脈の辺縁に段差があるように見えている（⇨）．気管分岐も左主気管支が垂れ下がるようになっている．左横隔膜も不鮮明である．

b，c：左下葉気管支に分岐後，それ以下の気管支が狭窄（➡）し，下葉全体の含気が消失して無気肺となり大動脈を包むようになっている．外縁（⇨）は上下葉間であり，これが a の下行大動脈の辺縁の段差となっている．

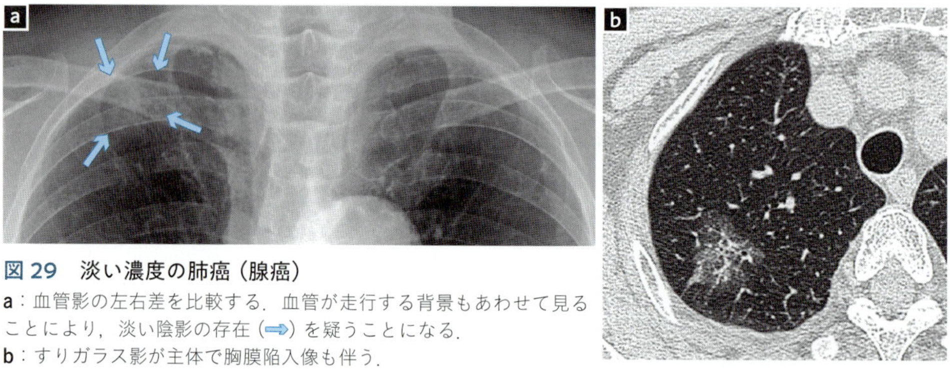

図 29　淡い濃度の肺癌（腺癌）

a：血管影の左右差を比較する．血管が走行する背景もあわせて見ることにより，淡い陰影の存在（⇨）を疑うことになる．

b：すりガラス影が主体で胸膜陥入像も伴う．

■側面像

側面像にも慣れましょう

最後に側面像について述べる．側面像では，心陰影，大動脈弓部，横隔膜，椎体などが認められる（図 30）．気管から連続する気道に重なり，左右の上葉気管支の入口部が２つの円形陰影として描出される．右主気管支は左主気管支よりも短いため，上葉気管支も早く分岐することから上の円形陰影が右で，下が左である．左上葉気管支の上を左主肺動脈が乗り越えるのも認められる．

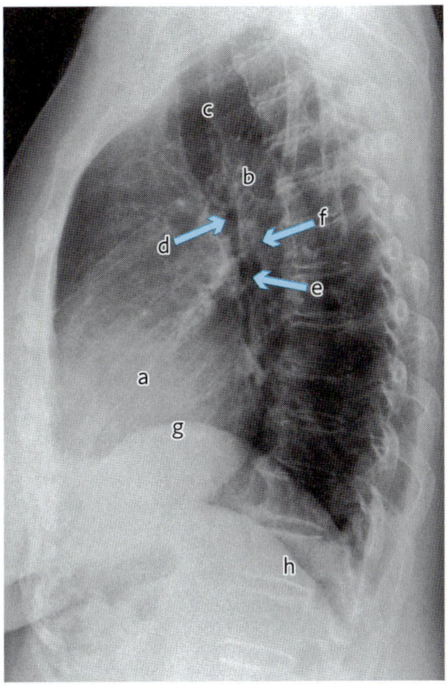

図 30　側面像

主だったものを列挙する．心臓 (**a**)，大動脈弓部 (**b**)，気管 (**c**)，右主気管支 (**d**)，左主気管支 (**e**)，左主肺動脈 (**f**)，右横隔膜 (**g**)，左横隔膜 (**h**) などが描出される．

横隔膜は原則として左横隔膜の前方の心臓が接する部位で不鮮明になり，右横隔膜は全長に渡って確認できる．また内臓逆位でない限り左横隔膜下には胃泡など消化管ガスが接して見えることが多い．

ここで，極端に異なる 2 例の側面像を比較し，側面側のみで鑑別可能か見てみよう．

- **側面像のみで鑑別は可能か？**

  a と b の鑑別診断は何でしょう．

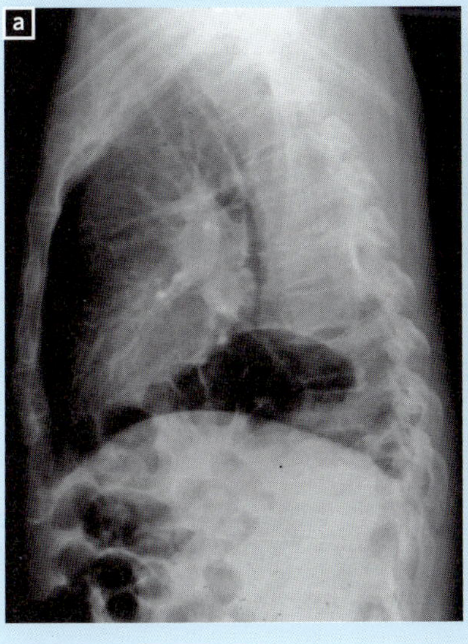

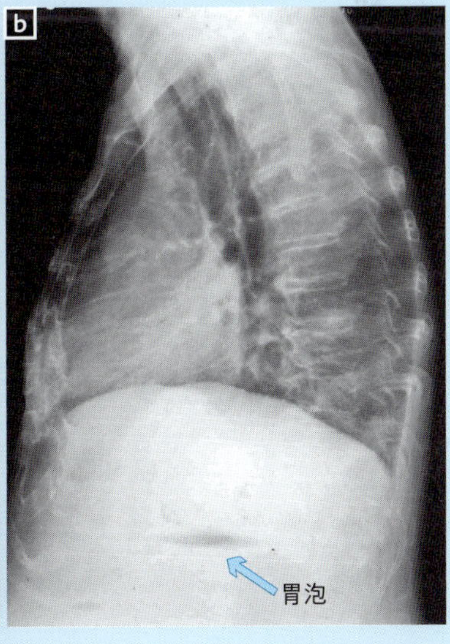

答）　a→肺癌（扁平上皮癌），b→胸水で左肺の無気肺

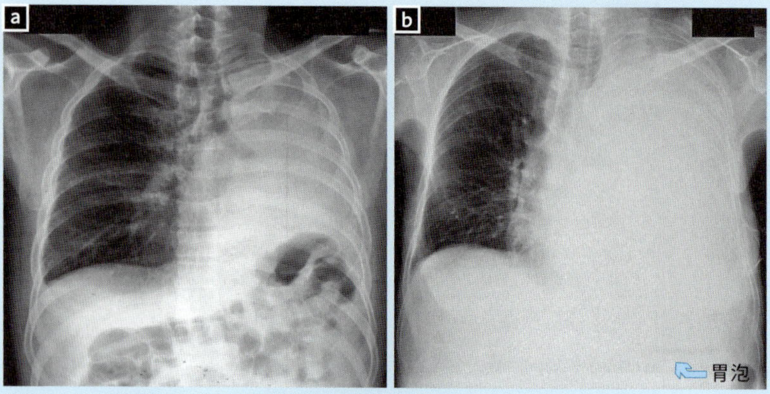

a，bいずれも側面像では心陰影，左横隔膜，大動脈弓部などの左胸腔臓器がシルエットサインの原理で全く見えていない．aでは左横隔膜が挙上し，そのすぐ下方にある大腸ガスが横隔膜とともに高位となっており，bでは胃泡（⇨）が横隔膜とともに下方へ圧排されており2例の違いが明瞭である．縦隔構造が左右方向に偏位するまでは側面像ではわからないものの，案外正面像の類推とその鑑別まで可能なことがわかっていただけただろうか．

日常で頻繁に利用される胸部X線からどの症例を次の段階であるCTにまわすかは，隅から隅まで系統的に読影することが必要である．忙しい日常診療であっても自ら決めたキホン，手順で読影することを遵守し，最初は時間がかかっても次第に慣れてくる．そして読影した結果をCTなどの次のステップの結果でチェックするなど自らフォローし，自分の読影がよかったのか，足りないところがあったのかなどを振り返ることが重要である．その積み重ねが胸部X線写真を読影するキホンに磨きをかけることになる．

文　献

1）佐藤雅史：私の胸部単純写真読影法．極める！胸部写真の読み方，佐藤雅史（編），学研メディカル秀潤社，東京，p.9～32，2012

2）佐藤　功ほか：胸部単純X線写真：normal variantとmimickerたち．新胸部画像診断の勘ドコロ，高橋雅士（編），メジカルビュー社，東京，p.40～49，2014

II

胸部 CT 読影のキホン

胸部CT読影の過程（プロセス）をみなさんは認識しているだろうか？ 画像診断全般は病変の検出，解析，診断（病名づけ）という3段階からなるが，本章で取り上げるのは“解析”過程である．もう少し詳しく“解析”過程を見ると，それは**①局在診断**と**②性状診断**という2つのプロセスからなる．

画像診断は治療介入に対する重要なよりどころであり，局在診断は位置決めであり，処置を行う医療者間の病変に対する共通認識のためもっとも重要である．性状診断は病変の解釈そのものであり，この2つはCTを含む画像診断の両輪である．局在診断には解剖と病変の位置の記述法が重要であり，性状診断にはそれぞれの画像がどんな病理像に対応したかを認識すること（pattern recognition）が鍵となる．

1 胸部CT読影に必要な解剖の知識

■二次小葉とその周辺

左右，各葉，区域の弁別はCTを含めたすべての画像診断の基本であるが，本章では語らない．CT読影でもっとも重要な解剖学的事項は**二次小葉とその周辺の解剖**である．二次小葉とは**小葉間隔壁で囲まれた領域**とMillerにより定義されている（**図1**）[1]．ここで問題となるのは人間の肺の二次小葉がすべて小葉間隔壁で包まれてはいない点である．そのため，小葉辺縁を走行する諸構造で二次小葉の位置を推定することとなる．

二次小葉は終末細気管支より末梢の構造である細葉5，6個からなる．細葉も重要な解剖構造であるが，隔壁構造を有さないため画像診断の単位とするに適さない．小葉辺縁構造にはいうまでもなく小葉間隔壁が含まれるが，静脈は解剖諸構造の辺縁を走行するのが原則であり，肺静脈も小葉辺縁構造となる．胸膜も肺の最外層の構造であり，もちろん小葉辺縁構造である．細葉中心をもって小葉中心とするcentral dogmaがあり，小葉中心は1つの二次小葉を構成する細葉の数だけ存在する．そして，小葉中心には終末細気管支とその伴走肺動脈が位置することになる．つまり気管支肺動脈は自らが支配する二次小葉の中心に位置することとなるが，その二次小葉以外の二次小葉から見るとどこを走行するのであろうか？ すぐ考えればわかることだが，他の二次小葉の辺縁を走行し，自らの支配する二次小葉の中心部に到達する．つまり気管支肺動脈は自らが支配する二次小葉以外の二次小葉の辺縁構造となる．こういった小葉辺縁の構造の直下には豊富な肺胞が存在することも病態を考えるうえで重要である（**図2**）．

細葉間にも静脈（小葉内細静脈）が走行しているが，通常はCTの空間分解能0.3 mm以下の構造であるため，認識されることはなく，間質性肺炎などで肺静脈周囲に病変が及ぶとその存在が顕在化することとなる．また小葉中心（細葉中心）を通る気管支肺動脈は他の細葉の辺縁を走行することとなり，小葉中心部は他の細葉の辺縁となる（**図3**）[2]．

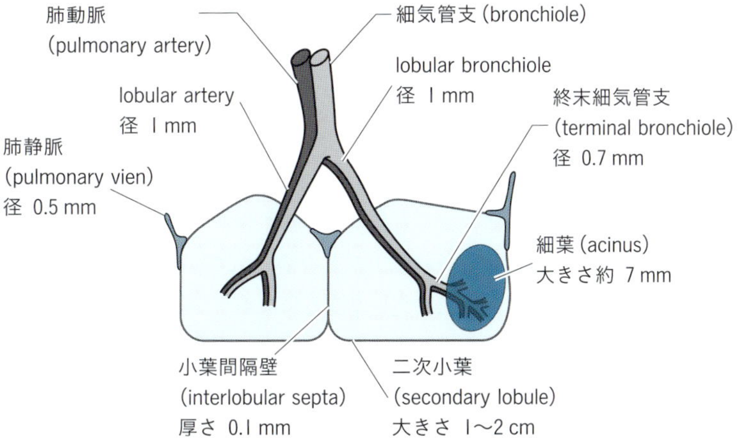

図 1　二次小葉の模式図
［池添潤平，本田　修：肺の微細構造．胸部 CT，第 2 版，池添潤平，村田喜代史（編），医学書院 YMW，東京，1998 より引用］

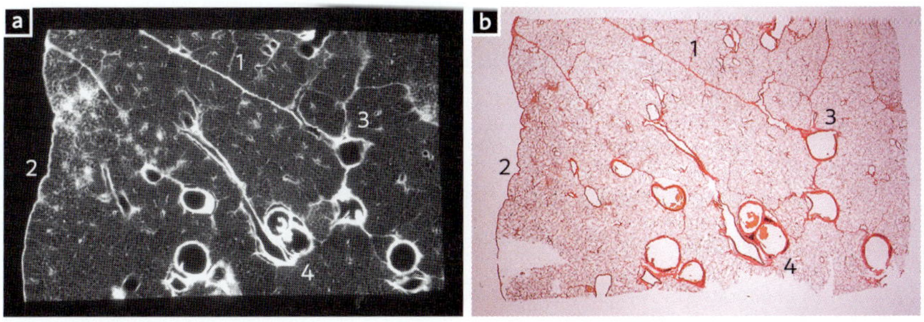

図 2　小葉辺縁の正常構造
小葉間隔壁 (1)，胸膜 (2)，肺静脈 (3)，太い気管支肺動脈 (4)．これらの構造の周囲には豊富な肺胞が存在．
a：softex 像．**b**：Elastica-van Gieson (EVG) 染色 (×0.8)．

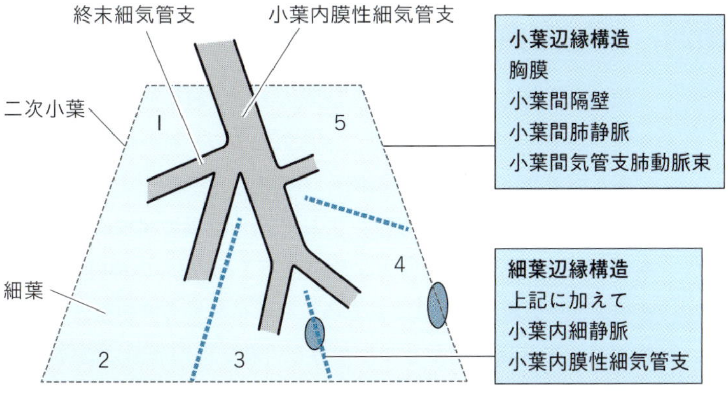

図 3　二次小葉と細葉の関係
小葉内細気管支は細葉の端であり，細葉群に囲まれる．

■実質性（肺胞性）か間質性か？（表1）

肺野の異常を評価する際に，病変が実質性（肺胞性）であるか間質性であるかを区別することは古くから行われ，現在も胸部画像診断学の中核を成す．

臓器の実質とはその臓器のもっとも重要な機能をつかさどる部分とされるが，肺の場合はガス交換ということになる．肺でのガス交換は換言すると外界の最奥である肺胞腔と肺の表面である肺胞上皮との O_2 と CO_2 のやりとりに他ならない．そこで肺の実質は肺胞腔と肺胞上皮ということになるが，肺の実質の異常は肺胞腔への浸出物や細胞の貯留による．

間質は実質を直接支える支持組織ということになり，肺の場合は肺胞隔壁がまず挙げられる．肺胞隔壁内には毛細管があり，肺胞隔壁が病的に肥厚するとガス拡散時間は増加し，線維性肥厚による毛細管の破壊・消失によりガス交換が不調となる．この病態を間質性肺炎と呼ぶ．肺胞隔壁の線維は胸膜，気管支肺動脈周囲の線維性結合織（気管支肺動脈周囲間質），小葉間隔壁に連続する．胸膜，小葉間隔壁，気管支肺動脈周囲間質をいわゆる“広義間質”と呼ばれる．これら広義間質は直接ガス交換には関与しない．

広義間質は2つの役割を担う．1つ目は豊富なリンパ管，リンパ組織を包埋しておりリンパ路となっている．リンパ行性に進展する疾患（サルコイドーシスや悪性リンパ腫など）はここを病変の主座とする．2つ目は肺の形状を保ついわば建築工学上の支えの機能であり，胸膜は肺の天井，小葉間隔壁は天井から伸びる梁，気管支肺動脈周囲間質はそれが包む気管支肺動脈とあわせ肺門から打ちこまれる柱に例えると理解が容易である．こういった広義間質の支えにより，肺は一定の形状を保ちながら呼吸運動ができることになる．

記憶に留めておいていただきたいのは，これら間質の周りには豊富な肺胞が存在し，小葉辺縁の肺胞領域の異常により小葉辺縁性の異常が生じることである．

2 病変の位置（分布）をどう記述するか？

■横断面，頭尾方向での分布の特徴を記述する

局在する病変には左右，葉，区域などで正確に所在を記載する必要があるが，びまん性肺疾患の場合には横断面，頭尾方向での分布の特徴を記述することとなる．

横断面では，内層部（中枢側），中間層，外層部（末梢側）に分けて捉えることが一般的である．内層部（中枢側）とは肺門・縦隔の諸構造より2cm以内の領域の肺野を呼び，外層部（末梢側）とは胸壁直下2cm以内の肺野を呼ぶことが一般的であり，その間が中間層ということになる．さらに気管支肺動脈に沿った広がりを気管支肺動脈周囲分布として捉えることもある．**表2**に内層部に優位な疾患，**表3**に外層部に優位な分布を示す疾患を挙げる．

頭尾方向では胸部CTにおいては上中肺野の境界は気管分岐部，中下肺野の境界は右下肺静脈の左房への流入部の高さとすることが一般的である．**表4**に上肺野，**表5**に下肺野，**表6**に気管支肺動脈周囲に優位な分布を示す疾患を羅列した．

表 1　肺の実質と間質

実質	肺胞腔 (main)，肺胞上皮	
間質	① septal	肺胞隔壁→ガス交換の場
	② axial	気管支血管束
	③ peripheral	小葉間隔壁，胸膜 (②+③：広義間質) →リンパ路；リンパ組織，リンパ管

表 2　内層部に優位な分布を示す疾患

- 肺胞性肺水腫
- 急性好酸球性肺炎
- 薬剤性肺障害*
- サルコイドーシス*
- ニューモシスチス肺炎*
- 肺胞蛋白症*

*必ずしもその主たる分布ではない.

表 3　外層部に優位な分布を示す疾患

- 慢性好酸球性肺炎
- 特発性器質化肺炎
- usual interstitial pneumonia (UIP)
- desquamative interstitial pneumonia (DIP)
- 敗血症性塞栓症
- 肺血栓・梗塞症

UIP：通常型間質性肺炎，DIP：剥離性間質性肺炎.

表 4　上肺野に優位な分布を示す疾患

- サルコイドーシス
- 気道散布性肺結核
- ランゲルハンス細胞組織球症
- 珪肺
- 網谷病

表 5　下肺野に優位な分布を示す疾患

- usual interstitial pneumonia (UIP)
- non-specific interstitial pneumonia (NSIP)
- desquamative interstitial pneumonia (DIP)
- 石綿肺
- 血行散布性転移

NSIP：非特異性間質性肺炎.

表 6　気管支肺動脈周囲に優位な分布を示す疾患

- サルコイドーシス
- non-speicific interstitial pneumonia (NSIP)
- 薬剤性肺障害*
- 癌性リンパ管症*
- 肺水腫*
- 急性好酸球性肺炎*

*必ずしもその主たる分布ではない.

横断面，頭尾方向とも前述のような分布に当てはまらないとき，random ないし diffuse (びまん性) の分布と記述する.

■二次小葉の構造から病変を捉える

二次小葉の構造から病変を捉えることは，伊藤，村田によって打ち立てられた本邦胸部放射線診断学の金字塔であり，世界をも席巻している[2,3]．現在は，①小葉中心性分布，②小葉辺縁および気管支肺動脈周囲性分布，③小葉構造と一定の関係をもたない random な分布，④肺野の高吸収域あるいは低吸収域，⑤肺構造の改変の 5 つの型に分けるのが一般的である (**図 4**)[4].

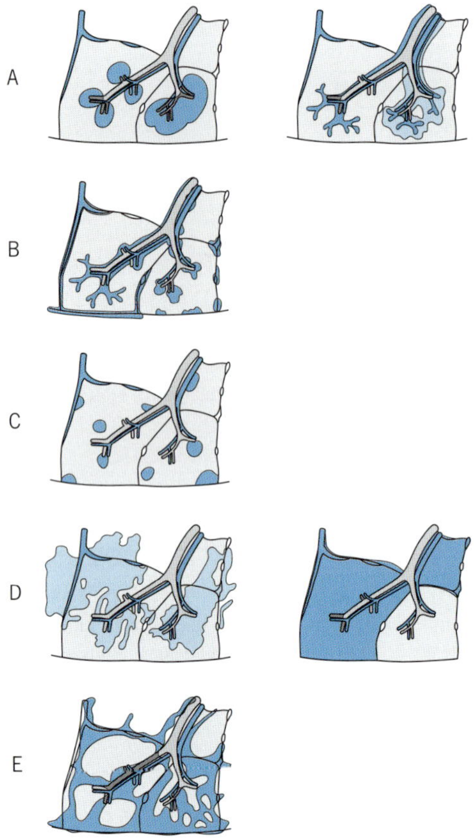

図 4　二次小葉レベルの病変分布の模式図

A. 気管支肺動脈の腫大および隣接肺野の高吸収域，B. 気管支肺動脈束および小葉辺縁構造の両者の腫大あるいはこれらの構造に重なる結節，C. 小葉構造と一定の関係を持たないランダムな分布を示す小結節，D. 肺野の高吸収域あるいは低吸収域，E. 肺構造の改変

［村田喜代史ほか（編）：胸部のCT，第2版，メディカル・サイエンス・インターナショナル，東京，p.300，2004より許可を得て改変，以下図5，6，8の左図も同様］

このうち④肺野の高吸収域あるいは低吸収域は肺胞領域の異常，⑤肺構造の改変は線維化を表し，画像そのものから判断されることで，二次小葉との関係から論じているものではない．重要なのは**①小葉中心性分布，②小葉辺縁および気管支肺動脈周囲性分布，③小葉構造と一定の関係をもたない random な分布**の３つであり，どの型の病変分布かを捉えられると病変の進展機序が推定でき，診断に大きく迫れることになる．

小葉中心性分布（図 5）

小葉中心性分布は，①小葉中心の気管支肺動脈に連続すること，②正常部を介して規則正しく分布すること，③胸膜などの小葉辺縁の諸構造に病変が接することがないことの３つを同時に満たすことが判定基準とされている．

重要な点は日常臨床においてはこの分布を示す疾患の大半が経気道性に進展するものであることであり，本分布を同定できるとその疾患が経気道性に進展するものであるとの推定が可能となる．また，現在では小葉中心性分布を示す陰影は，さらに小葉中心部の分岐状陰影と小葉中心部の構造に連なる淡い陰影の２者に分けており，前者は細気管支病変，後者は細気管支から周囲肺胞へと及ぶ病変と捉えることが可能となっている．

注意すべき点は前述のように小葉中心は細葉辺縁でもあり，通常型間質性肺炎（usual interstitial pneumonia：UIP）のような小葉・細葉辺縁に優位に分布する疾患で

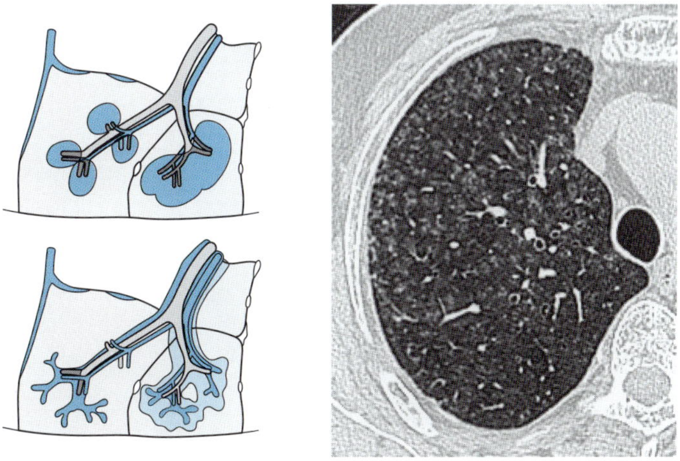

図 5　小葉中心性分布（亜急性過敏性肺炎例）
経気道性進展を表す．

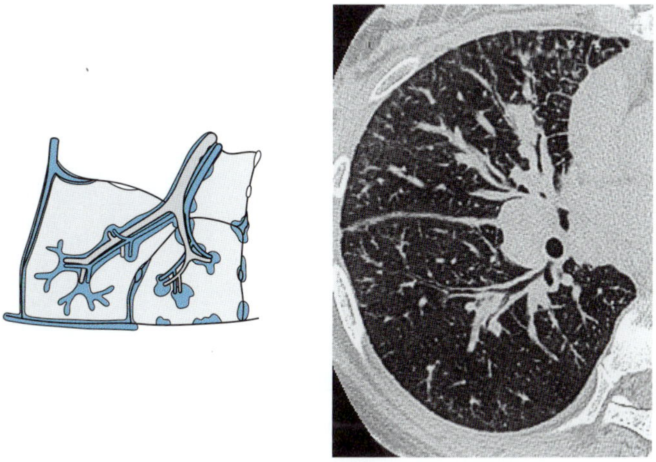

図 6　小葉辺縁および気管支肺動脈周囲性分布（癌性リンパ管症例）
リンパ路に沿って広がる疾患で見られる．

は，気道病変の併発がなくても小葉中心性陰影が見られることである．

小葉辺縁および気管支肺動脈周囲性分布

小葉辺縁および気管支肺動脈周囲性分布は前述のようにその部位の重要な構成成分である広義間質がリンパ路であることから，リンパ路に沿った分布とも捉えられる（**図 6**）．**表 6** の気管支肺動脈周囲に広がる疾患群がこの分布を示す疾患となる．

ここでも注意すべき点はこういった小葉辺縁の構造の周囲には豊富な肺胞が分布している点であり，UIP のように小葉・細葉辺縁の肺胞領域に病変が優位に分布する疾患ではこのパターンの画像分布が見られる点であり，小葉辺縁および気管支肺動脈周囲性分布を見てすぐにリンパ行性進展と考えてはならない．小葉辺縁および気管支肺動脈周囲性分布を示す異常は小葉辺縁構造の肥厚ないし太まりと捉えられるが，参考になるのはその辺縁の状態で，smooth ないし結節様の辺縁をもてばリンパ路に沿っ

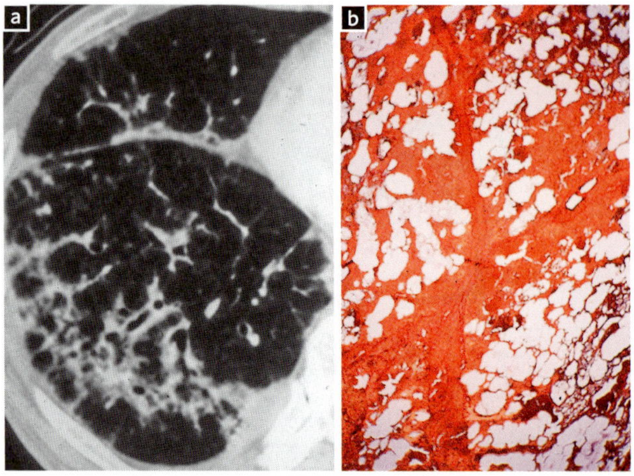

図7　広義間質の肥厚像と紛らわしい病変（NSIP例）
小葉辺縁の肺胞領域の線維化により一見広義間質が肥厚しているように見えることがある（perilobular fibrosis）.
a：生前CT像．**b**：EVG染色（×1.4）.

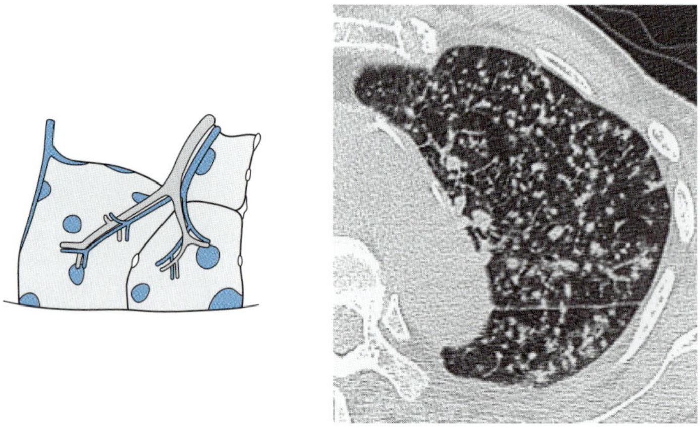

図8　小葉構造と一定の関係をもたない分布（粟粒結核例）
血行性進展を示す疾患.

て広がる疾患（**図6**）を，境界不明瞭なときは小葉辺縁の肺胞内への浸出物などの貯留（肺胞性陰影），辺縁不整なときは小葉辺縁の肺胞隔壁の線維化ないし肺胞腔内器質化を伴うと考えられる（**図7**）.

小葉構造と一定の関係をもたない random な分布

小葉構造と一定の関係をもたない random な分布は球状の微小結節が胸膜，小葉間隔壁といった小葉辺縁構造に付着するものがあることで判定されるが，この分布を示す疾患は血行性進展によることはきわめて重要である（**図8**）.

3 画像所見をどう記述するか？

CT所見の記載もX線吸収値が高い陰影（白い陰影）と低い陰影（黒い陰影）ともに胸部X線の記述に準ずる．肺胞腔内充填現象である肺胞性陰影は，1 cm以下のサイズの斑状影，1 cm以上のconsolidationないし浸潤影に分けられる．同じく白い限局性陰影である粒状・結節影，塊状影ないし腫瘤影とは，その境界が前者では不明瞭，後者では明瞭であることで区別される．病理学的に異常から正常への移行がなだらかか急峻かに依存する．粒状・結節影と塊状影ないし腫瘤影の線引きは長径3 cm以下かそれを超えるかで判断される．

すりガラス影は前述の斑状影ないしconsolidationとは，血管を隠さない程度の高吸収である点で区別され，多くは肺胞隔壁の肥厚に対応する（間質性肺炎）．

網状影は文字通り網目状の陰影で小葉内細静脈周囲の肺胞の線維化を反映する小葉内網状影に代表されるが，構造改変が進むと線維化した肺胞の虚脱と末梢気腔の拡張により壁の厚い嚢胞が数層並ぶ蜂巣肺（honeycombing）となる．しかしながら，粒状影でもすりガラス影でもなく，もちろん小葉内網状影でも蜂巣肺でもない，不規則な高吸収域の集簇をざっくり"網状影"と捉えることも一般的である．

既存諸構造の太まりないし肥厚としてCT所見を捉えることもあり，小葉間隔壁肥厚に代表される広義間質の異常では一般的であるが，前述のように境界不明瞭なときは小葉辺縁の肺胞内への浸出物などの貯留（肺胞性陰影），辺縁不整なときは小葉辺縁の肺胞隔壁の線維化ないし肺胞腔内器質化を伴うことを念頭に置くべきであろう（**図7**）．

低吸収域（黒くなる）異常は内部の肺構造が破壊されにくくなったとき，境界が不明瞭なときは気腫，薄い壁をもつときは嚢胞，分厚い壁をもつときは空洞と称する．肺の構造を保ちながら，容積が増加する際には過膨張と表記される．

4 画像所見から病理所見をどう推定するか？

画像所見から病理所見を推定する際のtipsをすでに記述したこと以外にいくつか論じる．

tips 1 肺胞性パターンでもすりガラス影，間質性パターンでもconsolidationを示すことがある

ある肺胞は浸出物などで充填されある肺胞には含気が残る部分肺胞充填ではすりガラス影（**図9**，**10**）が，肺胞隔壁の強い肥厚で含気がなくなるとconsolidationが生じることは常に念頭に置いて画像を評価すべきである．

tips 2 牽引性気管支拡張は線維化の指標である

周囲の肺胞の線維化により気管支壁が牽引され鋸歯《きょし》状の辺縁をもつ拡張を示すことがあり，これは牽引性気管支拡張と呼ばれ，重要な線維化の指標となる（**図11**）．気管支の辺縁が鋸歯状の辺縁を示すことは慢性閉塞性肺疾患（chronic obstructive pulmonary disease：COPD）でもよく見られ，その場合伴走する動脈径より拡張しているかが鑑別点となる．

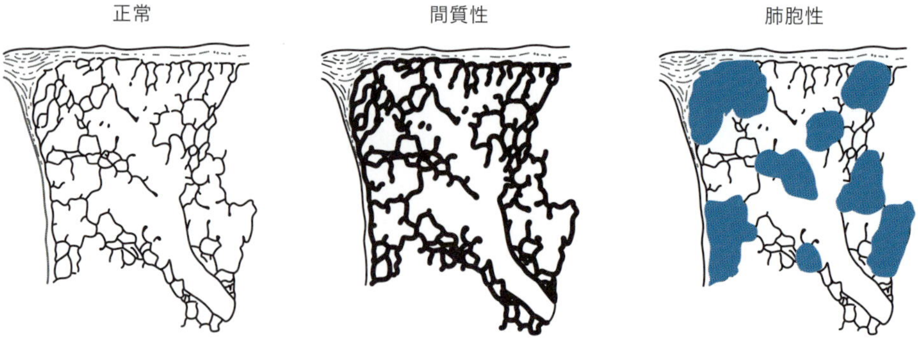

図9 すりガラス影の成因
すりガラス影は肺胞充填性病変でも間質性病変でもどちらでも起こりうる.

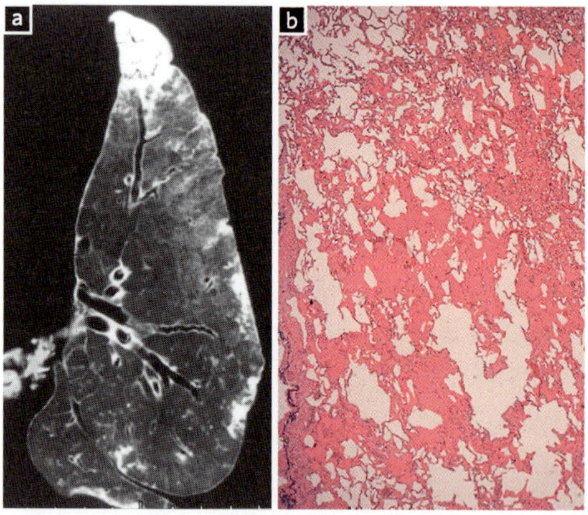

図10 すりガラス影(肺炎球菌性肺炎例)
肺胞内部分充填による. **a**:剖検肺高分解能CT像. 均等影の近傍にすりガラス影を見る. **b**:HE染色(×8).

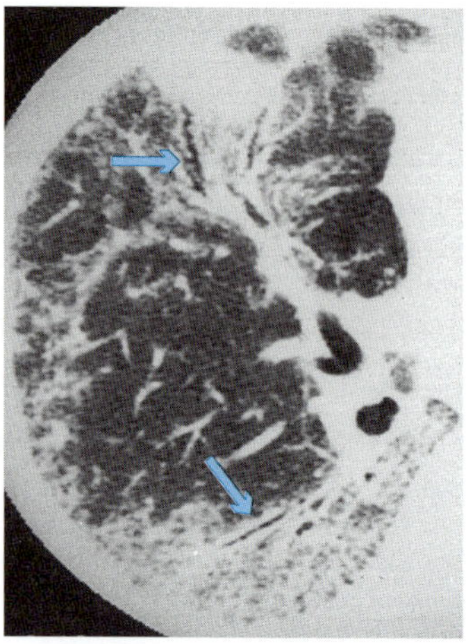

図11 牽引性気管支拡張(UIP例)

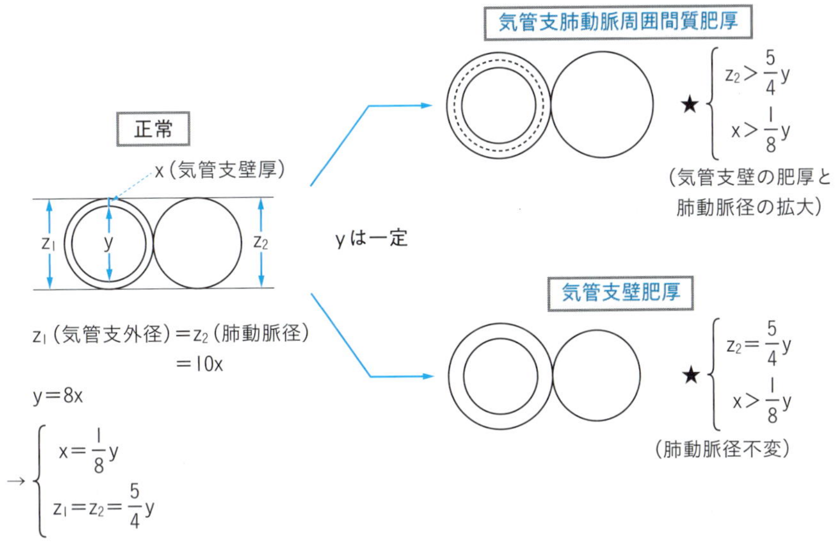

図 12 気管支肺動脈周囲間質の肥厚，気管支壁肥厚の評価法

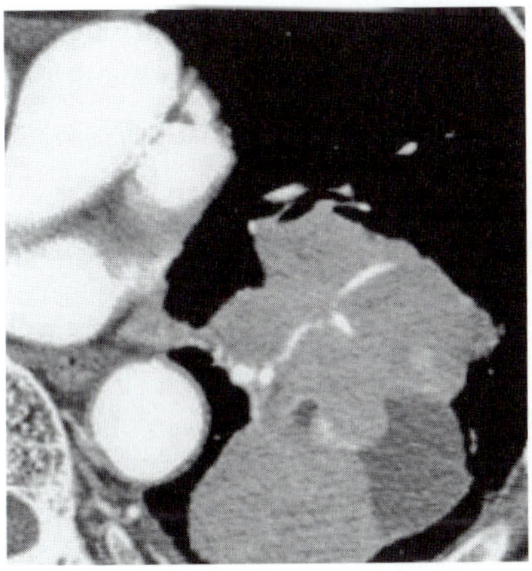

図 13 angiogram sign
悪性リンパ腫は軟らかく，腫瘍内の血管が造影 CT で描出される．

tips 3 気管支肺動脈周囲間質の肥厚像は気管支壁の肥厚と肺動脈径の拡大が同時に見られたとき想起する

気管支壁や肺動脈が肥厚，拡大することといわゆる広義間質の肥厚とは密度差がないため弁別不能である．そこで，気管支肺動脈周囲間質の肥厚像は気管支壁の肥厚と肺動脈径の拡大が同時に見られたとき想起する．この場合，気管支壁厚はおおよそ気管支外径の 1/10，肺動脈径と気管支外径はほぼ等しいことが参考になる（**図 12**）．

tips 4 陰影内部の血管などの諸構造が狭窄・閉塞したりせずそのままの構造を保っているときは病変は軟らかいものと考える

consolidation を造影したとき縦隔条件で血管影が残る angiogram sign に代表されるが，陰影内部の血管などの諸構造が狭窄・閉塞したりせずそのままの構造を保っているときは病変は軟らかいものと考える．急性炎症やリンパ腫を想起する所見である（**図 13**）．

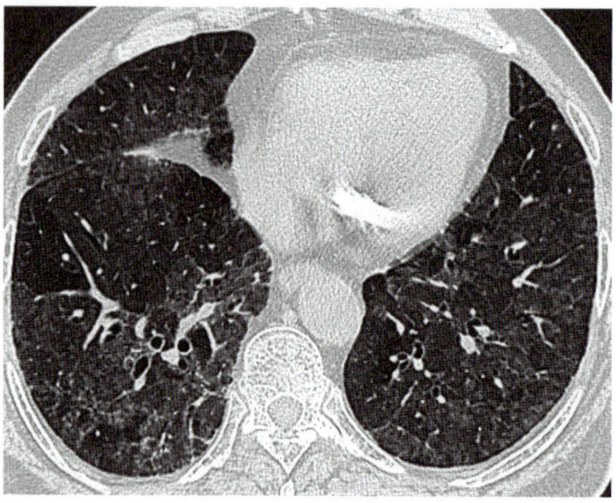

図14 亜急性過敏性肺炎で見られたモザイク attenuation
明るいところは過膨張を反映して，小葉中心部の血管が疎である．

tips 5 モザイク状陰影では明るい部分の容積と血管影に注目して，肺胞の異常によるもの，血流異常によるもの，末梢気道閉塞によるものに分ける

小葉単位で白いところ（暗いところ）と黒いところ（明るいところ）が混ざるパターンをモザイク状陰影と呼ぶ．黒いところに注目し，過膨張し血管影の密度が少なくなっている際には末梢気道病変を，肺容積は変化なく，血管影の密度が少なくなっている際には血流異常と考え，それ以外は肺胞隔壁の異常（間質性肺炎）と捉える（図14）．

tips 6 肺野はほぼ正常なのに，血液ガスデータがきわめて不良な際には，微小塞栓を考える

このような病態を見た際には，腫瘍，微生物，微小血栓による塞栓を想定して診断を進めるべきである．

文 献

1）Reid L：The pathology of emphysema. Lloyd-Luke, 1967
2）Murata K et al：Centrilobular lesion of the lungs：demonstration by high-resolution CT and pathologic correlation. Radiolody **161**：641-645, 1986
3）Murata K et al：Pulmonary parenchymal disease：evaluation with high resolution CT. Radiology **170**：629-635, 1989
4）村田喜代史ほか（編）：胸部のCT，第2版，メディカル・サイエンス・インターナショナル，東京，p.296〜316，2004

III

Lesson!
―この画像，どう読む？

1 正面像ばかり見ていました…

1st step 撮影条件を考えてみる

Case 1

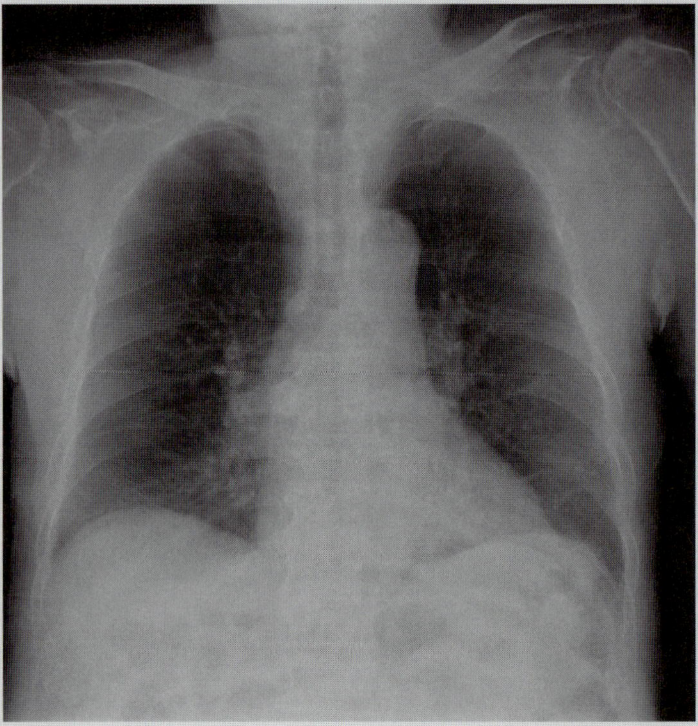

- 86歳，男性
- デイサービス利用中に脱力が生じ，家族に連れられて救急外来受診．救急室で診察待ちをしている間に呼吸数30回/分，SpO_2低下を認めた．その後，体温が38.2℃まで上昇した．

研 この胸部X線はAP像です．骨・軟部組織に異常影はありません．横隔膜は両側とも高い位置にありますが，撮影条件の問題だと思います．また，心拡大もなく，肺野に明らかな陰影はないと思います．喀痰は良質な膿性痰でMiller & JonesでP2，Geckler 4でした．グラム陰性双球菌を貪食している白血球を認めました．肺炎ではなさそうですから，モラクセラ・カタラーリスによる気管支炎でしょうか？

指 先生，ちょっと待って！ **この患者さんの側面像は撮影してあるかな**？

研 はい，これです（次頁上図）．

指 では，見てみよう．側面像では肺底部に陰影が見えているね．

研 確かに，背側で周囲よりも濃度が高い部分がありますね．

指 正面像と対比してみよう．心臓と左横隔膜が形成するラインが不鮮明になって，周囲の濃度が上昇しているね．左横隔膜に対してシルエットサイン陽性の浸潤影があるということになるよ．左肺底部の肺炎ではないかな？

研 あっ！ 心陰影に重なる陰影を見落としていました…．正面像ばかり見ていて側面像をあまり重要視していませんでした．

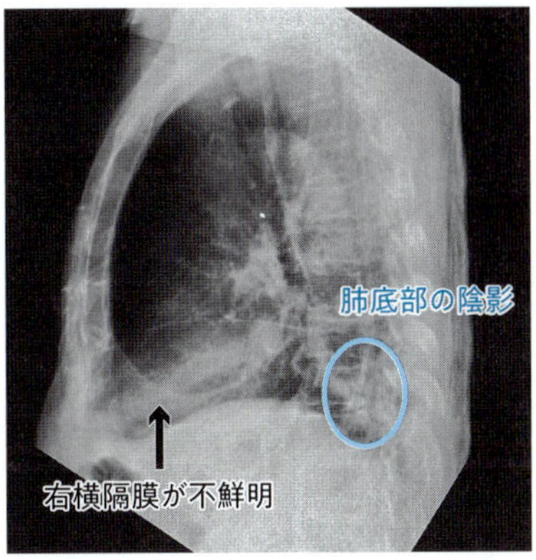

指 Case 1では，正面像で指摘しづらい左肺底部から心臓の裏にかけて肺に浸潤影があるね．**側面像では正面像だと前後の陰影が重なってしまう横隔膜・肝臓・大動脈・心臓の陰影が並んで見える**ようになるので，より陰影を指摘しやすくなるんだ．

研修医がつまずいたワケ…

Case 1で研修医は胸部X線（正面像）読影のピットフォールとなりやすい部分を見落としている．その原因としては以下のものが挙げられる．

① 正面像で見える“黒っぽい部分”だけを肺と思っている．
② 実際は横隔膜の頂点で構成されるラインよりも下側にも肺は存在する．
③ 肺の頭尾方向の長さ1/4～1/5程度は，正面像の横隔膜ラインより下に存在することを認識していない．
④ 大動脈，心臓の裏の血管影に注目していない．

上記のような“頭のなかの肺の解剖学的イメージの誤認”と，“胸部X線で指摘しにくい部分”が重なった所に病変があると，見落としにつながりやすい．では，どのようにすれば見落としが少なくなるだろうか．

Lesson！

このように胸部X線を読んでいませんか？

胸部X線で見落としやすい部分として，①肋骨と鎖骨が重なる両側肺尖部，②血管や気管支が交差する両側肺門部，③心陰影に重なった領域，④横隔膜に重なった領域が挙げられる（**図1**）．

一般的な健診などで胸部X線の読影判定に用いられるイラストは，**図1**のようになっている．しかし**図1**のイラストのとおりに読影すると不適切で，研修医の診察記録を見ると同様のシェーマを描いていることが多い．このシェーマを描くということは，下行大動脈，心臓周囲，両側の横隔膜より下にある肺を読影していないという可能性がある．これらの部位は正面像では心臓，肝臓，横隔膜の陰影が重なり，異常陰影を指摘することが困難な場所であるが，**心陰影・大動脈影・横隔膜影に注目するとともに側面像を効果的に用いる**ことで見落としを少なくすることができる（**図2**）．

胸部X線の側面像では右横隔膜が左横隔膜より高位に写り，右大葉間裂も明瞭に

指摘できることが多い．正面像で認められた病変の**前後の位置を推定**する際に非常に役立つことが多い．

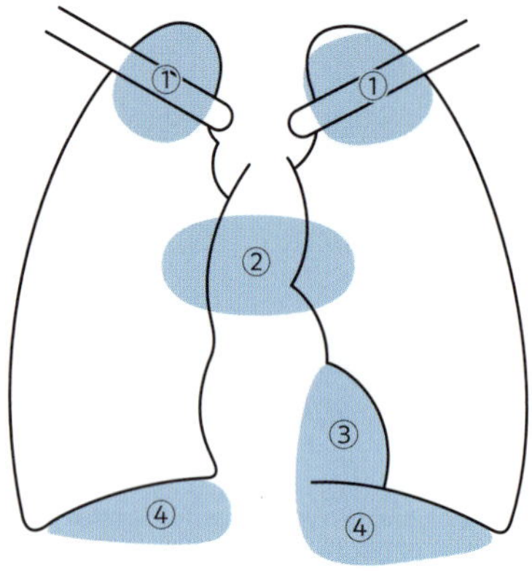

図1 胸部X線正面像で病変を見落としやすい部位

①：両側肺尖部．
②：両側肺門部．
③：心陰影に重なった領域．
④：横隔膜に重なった領域．

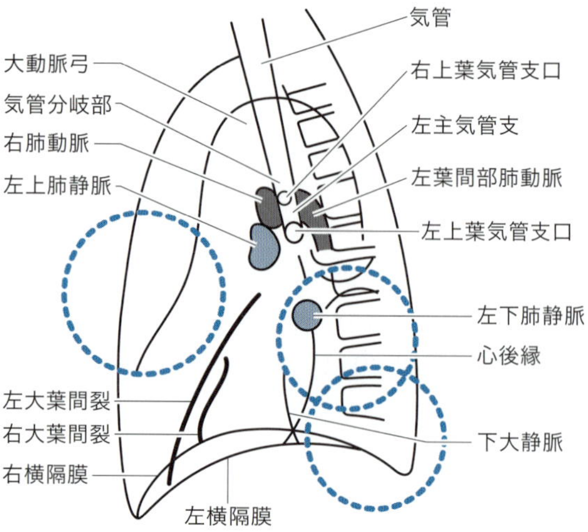

図2 側面から見た正面像で見落としやすい部位（青円内）

［金子教宏：呼吸循環達人ナース **36**：10-14，2015より引用］

胸部X線の読影で気をつけることは

- 胸部X線では正面像の読影だけで満足しない．可能ならば側面像の撮影もオーダーし，読影する．
- 側面像の読影で正面像の読影では見落としていたものが見つかることがある．
- 正面像で指摘できた陰影は必ず側面像でも写り込んでいる．正面像での陰影が側面像のどこに写っているかを確認する．
- 読影の手順を身につける．浸潤影，結節影を見つけるとそこに注目してしまいがちだが，陰影は他にも存在することがある．大きな陰影を見つけても，手順通りに読影を進めていくと見逃しが少なくなる．

ここがポイント！

✓正面像で捉えられる肺野は肺の一部分でしかないことを理解する．

✓両側の横隔膜のラインの下，心臓の裏にも肺があり，病変が存在することもあると認識する．

2nd step　側面像が有用な場合とは？

Case 2

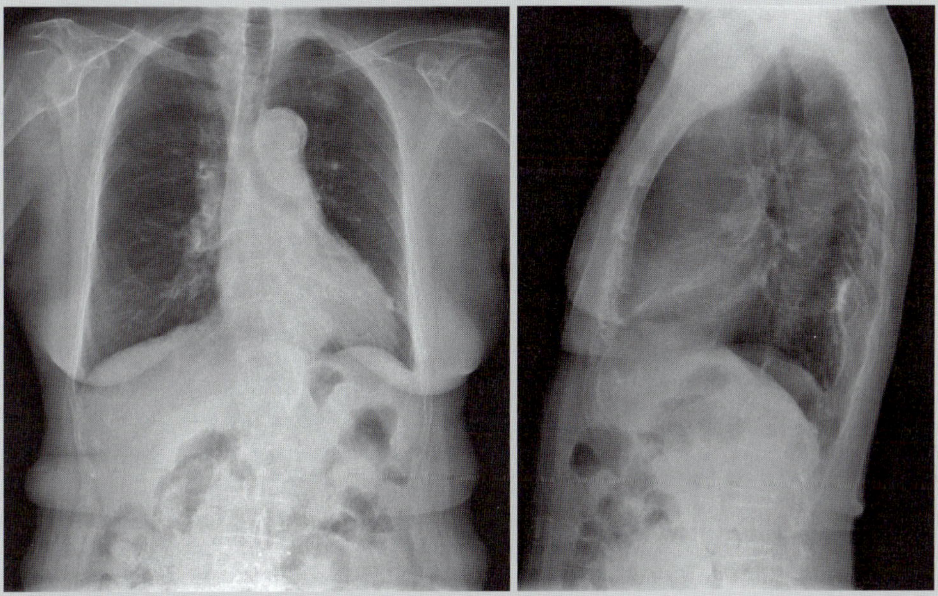

- 92 歳，女性
- 喫煙歴はなし，高血圧症あり
- ADL は保たれており，普段はグラウンドゴルフを楽しんでいる．とくに症状はないが，高血圧症で通院しているクリニックで胸部 X 線を正面像のみ撮影され，陰影を認めたため紹介受診．50 年前に肺結核の既往がある．

指 せっかくいい機会だから，側面像が胸部 X 線の読影において役に立つ症例を見てみよう．この患者さんの胸部 X 線の所見はどうかな？

研 正面像では少し気管の変形がありそうです．大動脈の陰影もほぼ追えますし，両側横隔膜の陰影も鮮明です．縦隔から心臓の第 4 弓の外側にかけて横走するような少し濃度の高い陰影を認めます．また，縦隔のあたりにも複数石灰化を認めます．

指 クリニックの先生が指摘してくれた陰影は心臓付近の陰影のようだね．この陰影はどの部分にあるかな．

研 うーん…．ちょっとわかりにくいです．

指 では側面像を見てみよう．指摘された陰影はどのあたりにあるかな？

研 下部肋骨に接する場所に石灰化の陰影を認めます．既往で肺結核があったようなので，陳旧性の病変だと思います．

指 そうだね．実はこの石灰化，正面像でもある程度類推することができるよ．心臓の陰影を消していないで心臓とのシルエットサインは陰性，大動脈はやや不鮮明かもしれない．心臓からは離れていて，大動脈に接するような病変になるね．もう１つ付け加えると，**背部肋骨で形成される陰影が不鮮明になっているので，背部肋骨に接する病変である**ことがわかる．ただし，この胸部Ｘ線では少し心陰影の濃度が高めなのでわかりにくいかもしれないね．

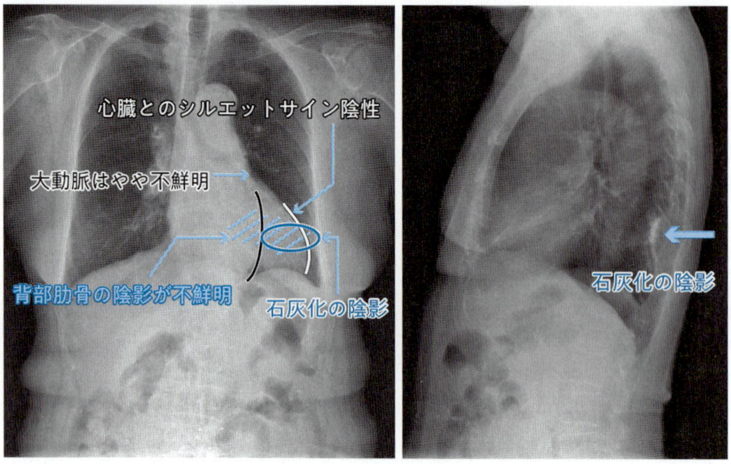

研　正面像でも，シルエットサインや他の解剖学的構造による陰影を使うことである程度病変の前後の位置を推定できるんですね！

指　でも，側面像があれば一目瞭然だよ．このように**正面像で見られる病変が前後のどの部分かを判断するのにも側面像は有用**なんだ．CT を撮影すれば位置はわかるけど，そこまでしなくても病変の位置はある程度推定できるんだ．この患者さんは他の症状で来院したときに CT を撮影しているから，それとも対比してみよう．

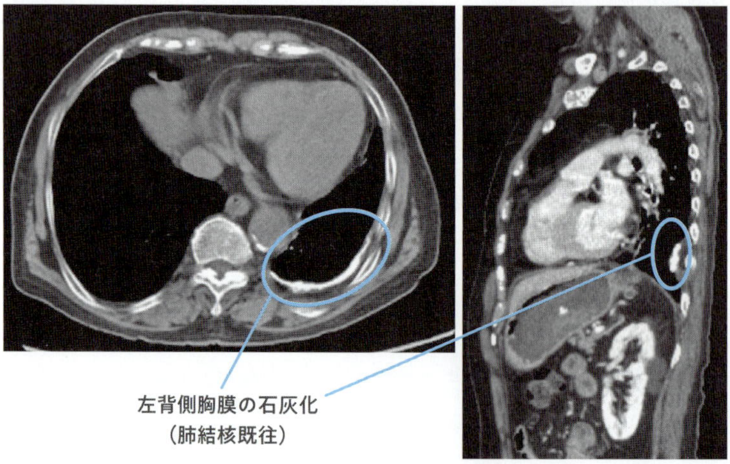

ここがポイント！

- 胸部のどのあたりに病変が存在するかわかりにくい場合は側面像を用いる．
- 背部に接する病変の場合，肋骨のシルエットサインが陽性になり，肋骨影が不鮮明になる．
- とくに前胸壁や背部に接する病変（胸膜病変）は側面像が有用である．
- 胸部Ｘ線で胸膜に石灰化陰影を認めたときは，とくに結核既往，アスベスト作業従事歴を確認する．

Case 3

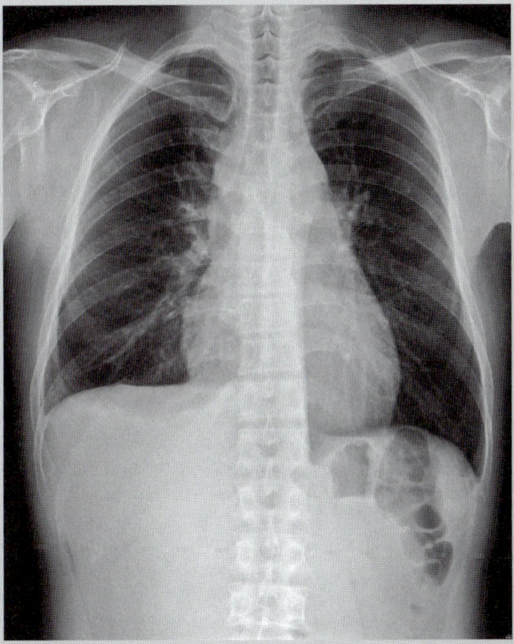

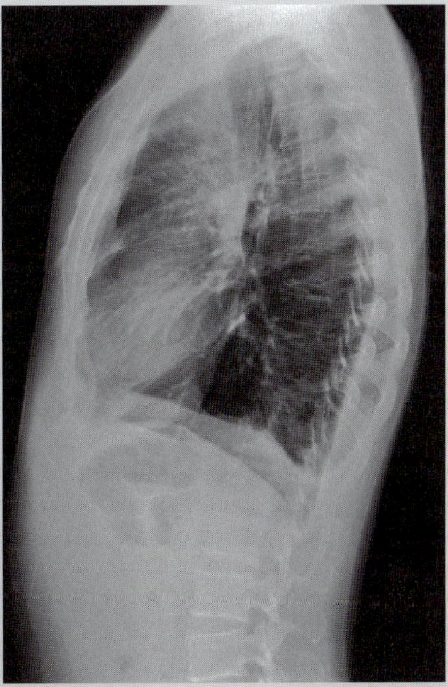

- 30 歳，男性
- 主訴：乾性咳嗽・前胸部の圧迫感，喫煙歴：0.5 ppd×10 年
- 1 ヵ月ほど前からとくに誘因なく乾性咳嗽が出現した．その頃から前胸部が常に圧迫されるような感じがある．胸痛・動悸はない．微熱が続き，盗汗あり．とくにダイエットしているわけでもないのに体重減少（2 kg/1 ヵ月）が見られている．

指 最後はこの症例．所見がたくさんあって複雑なので頑張って見ていこう．

研 正面像では骨・軟部組織に異常所見はなさそうです．右の横隔膜がやや高い気がします．CP angle は dull ではなさそうです．上縦隔陰影の幅が大きく，心陰影もやや大きい気がします．肺野にはあまり問題がないように思います．側面像では…，あまり所見がないように見えます．

指 それで大丈夫かな？　では，側面像について詳しく見てみよう．まずは軟部組織陰影から．患者さんは前胸部の圧迫感があったようだけど，前胸部の軟部組織陰影はどうかな？

研 あ！　ぱっと見たところでは見逃していましたが，前胸部に盛り上がったような不自然な厚みがあります．左右差もあるみたいで，胸壁に 2 つのラインが見えます！

指 そう，そのとおり．心臓・大動脈と前胸部の軟部組織陰影の間にある肺野はどうか…，正常と比較するとやや濃度が高いようだね．肺底部の陰影はどうかな？

研 胃泡に接する左の横隔膜のラインは確かに追えるのですが，右側の肺底部の横隔膜陰影が背側でよく見えなくなって，背部と形成する角度が dull になっています．

指 そうだね．ポイントを1つひとつ丁寧に見ていくことで見落としていた所見を見つけることができたね！　この患者さんはCTを撮影しているので，胸部X線と対比してみよう．

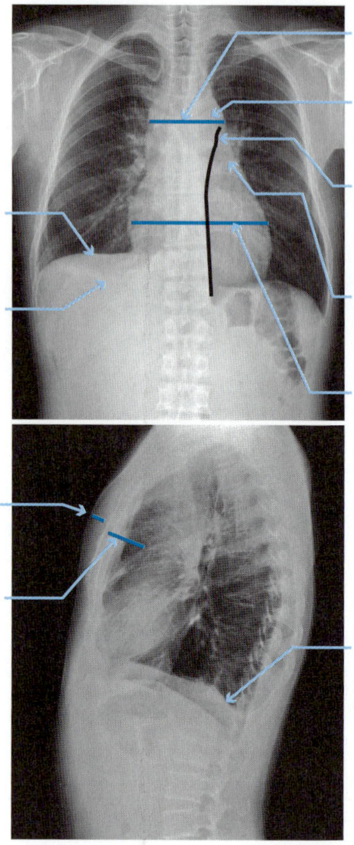
上縦隔陰影の幅が大きい
→リンパ節腫大などを考える
大動脈周囲の縦隔陰影の拡大
大動脈弓部陰影の不鮮明化
→弓部とシルエットサイン陽性
（弓部と接する病変を疑う）
左気管支の陰影が不鮮明
→気管支周囲のリンパ節腫大を疑う
心陰影がやや大きい
（右2弓がやや拡大？）
右横隔膜がやや高位
→胸水貯留・横隔神経麻痺などを疑う
右横隔膜下の血管影が消失
→占拠性病変の存在が疑われる
（全体で見られず，胸水貯留を疑う）
前胸部の軟部組織陰影が厚い
前縦隔の拡大
→前縦隔の占拠性病変を疑う
側面像での大動脈は不鮮明かも
右横隔膜はやや高位

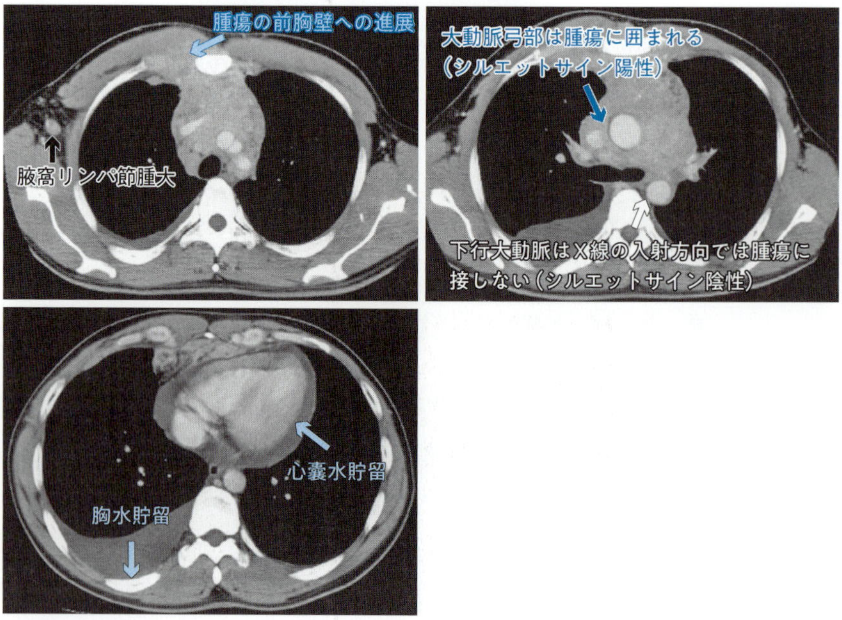

大動脈弓部は腫瘍に囲まれる

下行大動脈はX線の入射方向では腫瘍に接しない（シルエットサイン陰性）
心嚢水貯留

指 前胸部の軟部組織陰影の厚みが増していることに関しては腫瘍の前胸壁への進展によるものだね．また，大動脈と前胸壁の間の濃度が高かったのは腫瘍の縦隔・前胸壁への進展によるものだね．右背部には胸水貯留が認められていて，右横隔膜が上昇して見えた原因と考えられるね．よく見ると，**正面像では右横隔膜のラインより下の血管影が消失している．血管影を消すような病変が存在することを示唆する所見**だ．とくに胸水貯留によって，CP angle が dull にならず，**胸部 X 線正面像で横隔膜の軽度上昇と肺底部の血管影が不鮮明になるような程度の胸水を肺下胸水という**よ．一般に CP angle が dull になるために胸水は 250～600 mL 程度貯留していなければならないといわれているんだ．

研 思ったよりたくさん胸水貯留がないと正面像では指摘できないのですね．知りませんでした！

指 この患者さんでは全身のリンパ節腫大があり，LDH 400 台，sIL-2R 2,100 台の上昇を認めていて，最終的に悪性リンパ腫と診断された．正面像で指摘しづらい所見が側面像でよくわかり，胸部 X 線の側面像の有用性がよく理解できる症例だね．

ここがポイント！

- ✔立位正面像で CP angle が dull の場合，胸水はすでに 250～600 mL 貯留しているといわれている．
- ✔正面像で CP angle を dull にするほど貯留していない胸水を肺下胸水という．
- ✔肺下胸水は側面像を見ると指摘が容易となる．
- ✔縦隔前面や前胸壁の病変は側面像のみで指摘できることがある．
- ✔ CT が撮影してある場合は胸部 X 線所見と対比して再読影を行う．

研 正面像や CT と比較しながら側面像を読影していくと，見えている所見がどのような病変で構成されているのかを理解できるようになりますね．

指 そうなんだ．**胸部 X 線所見は読みっぱなしにはしないで，自分の思った所見が CT などでどの部分に相当するのかまで確認するとより深く読影でき，読影力が上がる**ようになるよ！　胸部 X 線における側面像の重要性についてよく理解できたかな？

研 はい，よくわかりました！　ありがとうございました．

豆知識

■ **側面像の撮影法に関して**

①側面像の基本は左付けでの撮影（RL 像）である．フィルムに近いところに心臓を置き，なるべく肺野を大きく撮影するためである．

②病変が右肺にある場合は，右付けでの撮影（LR 像）である．病変をフィルムに近いところに置いてなるべくピントのずれを少なくするためである．

文　献

1）金子教宏：胸部 X 線写真の基礎知識，正常所見と読影手順．呼吸循環達人ナース 36：10-14，2015
2）酒井文和：胸部 X 線写真：立位正面像・側面像の理解と読影．胸部 X 線写真の読影，櫛橋民生（編著），中外医学社，東京，p.2～17，2013

2 見る順番，それで大丈夫？

1st step 見落としやすい病変を見落とさない

Case 1

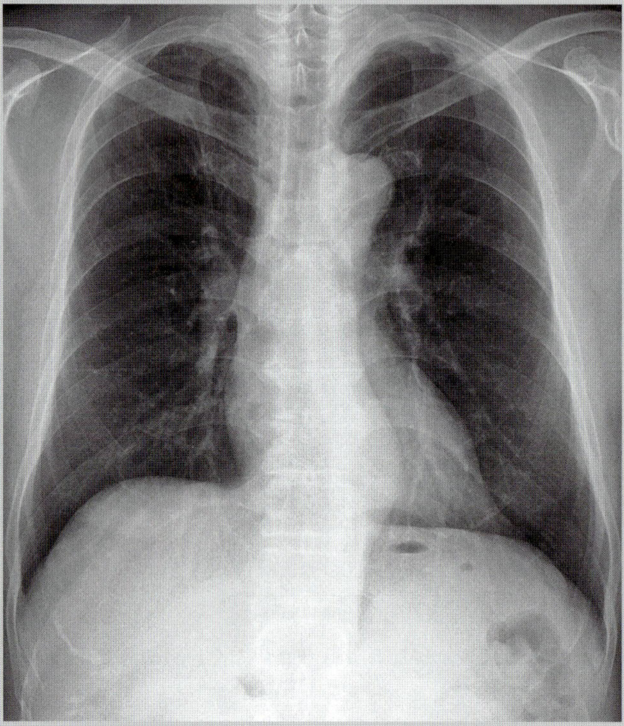

- 61 歳，男性
- 健診で胸部異常陰影を指摘され受診.

指 さてここまでで，胸部 X 線では見落としやすい場所があって，正面像だけでなく側面像が有用なことがあるってわかってもらえたかな？

研 はい，もう大丈夫です！

指 それでは勉強したことの復習もかねて，この画像を読んでみよう.

研 健診で胸部異常陰影を指摘されたということは，過去の健診画像と比較して変化があったということですか？

指 いい質問だね．とくに既往に慢性呼吸器疾患が存在する場合には，**新たな異常陰影を指摘するために過去の画像と比較読影する**ことは大切だ．過去に撮影した画像があれば，必ず確認して，目の前の画像と比較読影を行おう．週から月単位の過去の画像だけではなく，年単位の過去の画像とも比べることでさまざまな所見の変化に気がつくことができるんだ．Case 1 に関しては過去の画像はないので，この画像だけを読影してみよう．

研 はい，胸部異常陰影を指摘されたとのことですが，肺野には明らかな異常陰影は目立ちません．下行大動脈がやや蛇行していますが，心陰影の裏側にも異常陰影は認められません．骨や胸郭にも異常はなく，胸水貯留もありません．肺門の高さも適切です．心左縁の第 4 弓がやや不鮮明な気がしますが，これが健診で指摘された異常陰影でしょうか？

指 いや，これは心臓周囲脂肪が写っているだけだね．あとはどこか見落としやすいところを確認したかな？

研 心臓の裏側は確認しました．横隔膜の裏側は胸部 X 線の側面像で確認したいところです．あとは肺尖部ですか…．あっ，わかりました！　右鎖骨と第 1 肋骨の重なった部分にわずかに濃度上昇があります．左右差に気がつきました！　胸部 CT で，右肺上葉に notch を伴う結節影が確認されました．

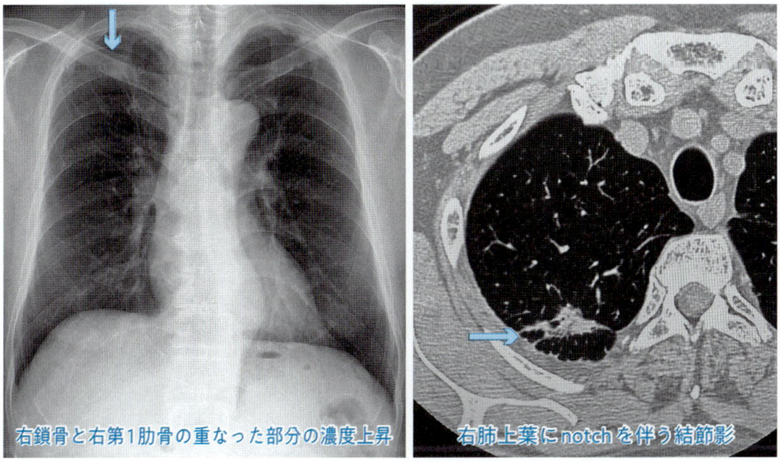

指 よく気がついたね．胸部 X 線の正面像で見落としやすい部分は，①両側肺尖部，②両側肺門部，③心臓に重なった領域，④横隔膜に重なった領域，だったね．

研 はい．健診での胸部異常陰影とうかがったので，まず肺野全体をしっかり確認して，読影の最後に見落としやすい部分をもう一度重点的に評価するつもりでした．

指 なるほど．見落としやすい部分をもう一度確認するという意識はすばらしいね．ところで，今読影してくれた流れですべて必要な所見を指摘できたかな？

研 えっ！　まだ他にも異常陰影があるんですか？

指 いや，そうではないのだけど確認しなくてはならない所見は異常な部分だけではないよね．さっきの読影の流れだと，縦隔部分の所見は指摘していなかったし，たとえ異常な所見でなかったとしても，正常所見を確認することも大事だ．たとえば心胸郭比を評価することも読影の基本だしね．

研 いわれてみれば…．評価し忘れていた項目が結構あったかもしれないです．

研修医がつまずいたワケ…

Case 1 は健診の胸部 X 線で異常陰影を指摘された男性であった．胸部 X 線の正面像で所見を見落としやすい部分である肺尖部に陰影を認めた．研修医はこの見落としやすい部分に読影の重点を置き，異常陰影を指摘することができたが，一方で縦隔や心陰影の評価など，読影すべきさまざまな項目の所見を確認し忘れてしまった．

Lesson!

胸部 X 線の読影のキホンは，正常構造と正常構造以外の異常所見を検出し，各領域でのチェック項目を 1 つひとつ確認していくことである．確認すべき項目は多岐に渡るが（「I．胸部 X 線読影のキホン」参照），以下のチェック項目を確認するとよい．

チェック項目	
①胸壁，軟部組織	**肩甲骨・椎骨・肋骨・鎖骨** 変形（□あり　□なし） 骨折（□あり　□なし） 皮下気腫（□あり　□なし）
② CP angle	□ dull　□ sharp
③横隔膜	描出（□明瞭　□不明瞭） 高さ（□正常　□高位　□低位） **横隔膜上**：心胸郭比（　）% **横隔膜下腹部臓器（胃・肝・脾・結腸）**：異常（□あり　□なし）
④縦隔	**心臓・動脈**：（□右　□左）　第（　）弓突出 **縦隔・肺境界線** □奇静脈食道線（右食道傍線）　□右気管傍線　□下行大動脈左縁
⑤気管・主気管支	偏倚（□あり　□なし） 途絶（□あり　□なし） 拡張（□あり　□なし） **気管分岐部角**：開大（□あり　□なし）
⑥肺門	高さ（□正常　□異常） 濃淡（□正常　□異常） 腫大（□あり　□なし）
⑦肺野	**上・中・下肺野** 血管影　偏位（□あり　□なし） 途絶（□あり　□なし） 拡張（□あり　□なし） 異常陰影（□あり　□なし） **葉間裂** 小葉間裂（□あり　□なし） 奇静脈裂（□あり　□なし） 下副葉間裂（□あり　□なし）

ここがポイント！

✔胸部Ｘ線は漫然と読影するのではなく，正常構造と正常構造以外の異常所見を検出し，各領域でのチェック項目を１つずつ確認していくことが重要である．

Case 2

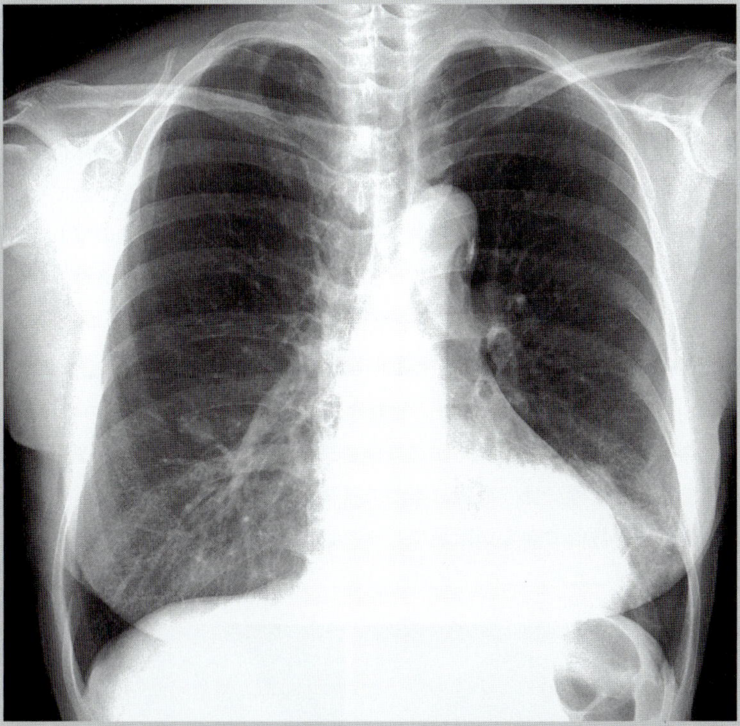

▪63 歳，女性
▪健診で胸部異常陰影を指摘され受診．

指 それでは気を取り直して，もう１つ胸部Ｘ線を読んでもらおうかな．

研 正面 PA 像で撮影されています．骨や胸郭は異常なく，心胸郭比は正常範囲内です．胸水貯留はなく，横隔膜も異常ありません．気管や縦隔も偏位や拡大は認めず，心臓の左右縁も突出していません．女性なので乳房によって全体的に肺の透過性が減弱していて，肺が白っぽく見えますが，肺野にも大きな陰影はなさそうです．左第４弓に接する部分にわずかに細長い浸潤影があるように見えますので，こちらが指摘された異常陰影ではないでしょうか．

指 指摘してくれた陰影は左下肺野の浸潤影ってことだね．どれくらいの大きさかな？

研 陰影の長軸は 4 cm 程度で，幅は 1～2 cm くらいでしょうか．

指 さて，指摘してくれた所見は当たらずとも遠からずだけど．ちなみに今回はどのようなことを意識して読影をしてくれたのかな？

研 はい．まずは骨・軟部組織を観察し，縦隔，気道系，肺門を観察し，最後に肺野を観察するような流れを意識しました．

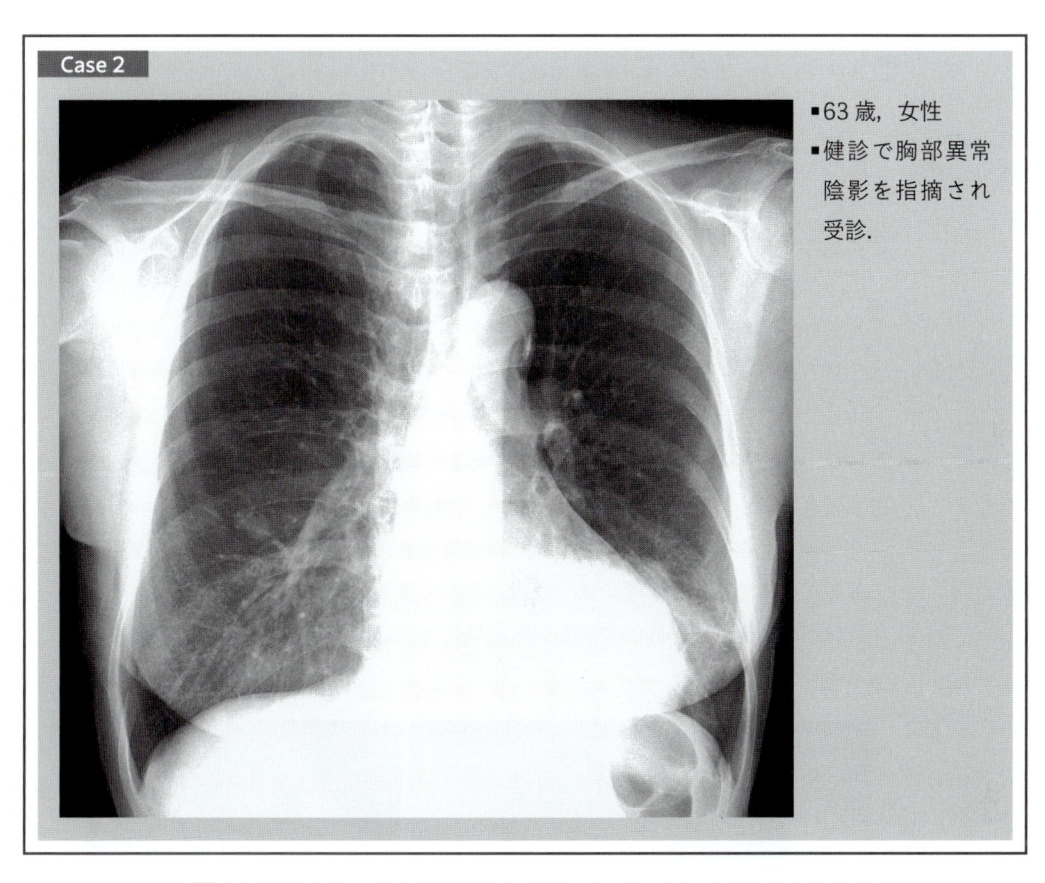

指 その流れはとてもいいね．胸部異常陰影を探しだすだけでなく，正常な所見も含めてさまざまな部分を見落とさないように読影してくれたね．ただ，実は今回は読影を行うためにまず真っ先に評価しなくてはいけない項目が抜けてしまっていたんだ．

研 ??

指 まずさっきの読影では，一番初めに正面 PA 像で撮影されているという撮影条件に触れていたね．撮影条件をまず確認することは鉄則だ．ちなみに確認するべき撮影条件って何だろうか？

研 撮影した体位とか，撮影方向とかではないでしょうか．

指 撮影条件を確認する際には，ぜひ 3 つを確認してほしい．**1 つ目は撮影体位**で立位とか臥位とかだね．**2 つ目は撮影方向**だ．正面からしっかりと撮影できているだろうか，斜位になっていないだろうか．正面像では X 線の照射方向のずれを評価してほしい．**3 つ目は放射線量**だ．さっきの読影で，全体的に肺の透過性が減弱していて肺が白っぽく見えるようなことを指摘していたと思うんだけど．

研 はい．女性なので乳房の影響もあると考えました．

指 実はさっき読影してくれた胸部 X 線は，放射線量は間違っていなかったのだけど，デジタル画像をディスプレイで見る際の階調処理が誤っていたんだ．本来胸部 X 線の正面像を読影する際には，心臓の裏側の椎体が確認できなければならないのだけど，全く椎体が評価できない階調になっていたんだね．さて，正しくウィンドウ処理した画像がこれだ．

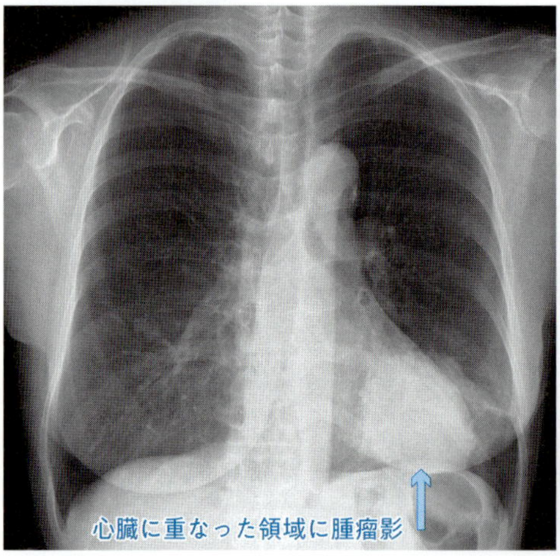

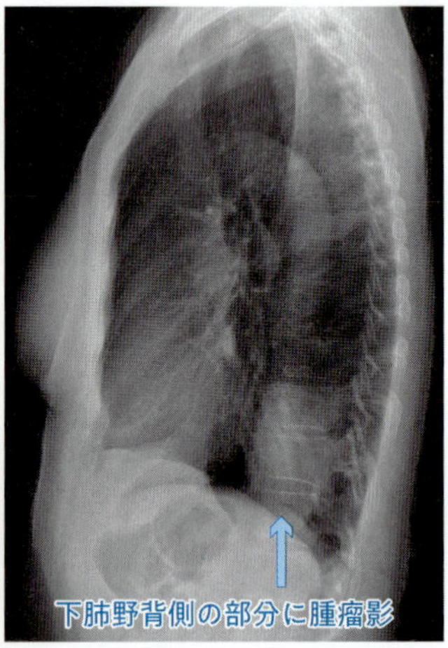

研 げげっ！ 心臓の裏側に思っていたよりも大きい腫瘤影があります．

指 そうだね．これならさすがに見落とさないよね．もちろん Case 2 は胸部 X 線の側面像でもしっかりと異常陰影が指摘できる症例だから，やっぱり側面像も大切だってことも認識できるよね．

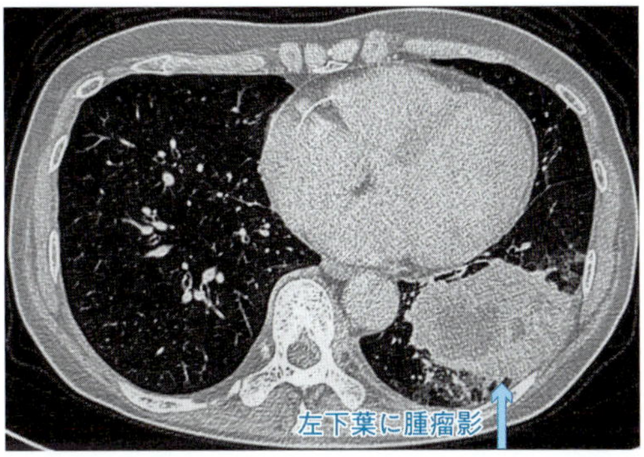

研 胸部X線を読影する手順のまず初めに撮影条件を確認して，**読影を行うのに値する画像なのかどうか**を確認しなくてはなりませんね．

指 とくに最近は昔ながらのSchaukasten（シャウカステン）ではなく，医療用画像表示用ディスプレイモニターを使用している施設も多いので，ウィンドウ処理にも注意しよう．

研修医がつまずいたワケ…

Case 2は心臓の裏側に大きな腫瘤影を認めていた症例である．胸部X線読影で見落としやすいポイントを習熟していても，目の前の写真が読影を行うのに値する条件を満たしているかどうかを研修医は評価を十分しきれなかった．**撮影条件および読影条件を必ず確認したうえで読影を開始しなければ，正確な所見が得られなくなる**．

Lesson！

検査のもつ再現性が担保された状態で読影を行うことが重要である．

撮影条件を確認する

1）撮影体位：立位（PA像）・臥位（AP像）・坐位（AP像）・ポータブル撮影など

- 立位正面像はPA像（検出器を前に置きX線を背部から照射して撮る）が基本であり，左右第1肋骨外側縁と第2肋骨外側縁の交点を結ぶ線が通常肺尖部より上にあるが，AP像では肺を横切る．亀背など脊椎に変形があると判断がむずかしくなる．
- 胃泡は体位によらず認められるが，立位では鏡面像を認めることがある．
- 肋骨は臥位では胸郭外側で折れ曲がったように観察される．
- 側面像は異常が疑われる側に検出器をおいて撮影する（右側ならLR像）が，撮影方向を指定しない場合は心臓が検出器に近いRL像で撮影されることが多い．フィルムに近い部分がより等尺大で鮮明に写し出されるためである．

2）撮影方向

正面像ではX線の照射方向のずれを判定する．正面からX線が当たっていれば，①左右の鎖骨胸骨端と椎骨棘突起または椎弓根との距離関係が等しく，②鎖骨頭と後部第4肋骨が重なる．鎖骨頭が右側に偏位している画像では，患者さんは左前斜位に偏った体勢で撮影されていることになり，前胸壁に接する心陰影は右方向に偏位する．反対に患者さんが右前斜位に偏った体勢で撮影された場合は，心陰影が左方向に移動するために，より拡大した心陰影として写ってしまう．鎖骨頭が第4肋骨より下部の肋骨と重なる場合，患者は前傾姿勢で撮影されたことになり，肺尖部がより広く写ることになる．

3）放射線量

線量が少ないと全体的に白っぽい画像となり，心臓の後方にある椎体の確認が困難になる．線量が多いと全体に黒っぽい画像となり，肺野末梢側の血管影が不明瞭となる．

読影条件を確認する

画像のデジタル化には「画素」と「階調」という２つの基本的要素が関係している．１枚のＸ線写真を人間の目では判別できないほどの小さな区画に分けることにより画像が数値化される．区切られた１つの区画を「画素（ピクセル）」といい，画像を構成する最小の単位となる．デジタル画像では１つの画素に対してさまざまな段階の灰色を使って画像の濃淡を表現しているが，これを「階調（コントラスト）」という．「画素」と「階調」という２つの要素により画像は数値化される．

読影する際のディスプレイモニターにはそれぞれ決まった画素数が設定されており，画素数を読影の際に変更することはできない（医用画像モニターは汎用より高い画素設定になっている）．一方で階調は読影の際に調整することが可能であるため，適切な階調に設定した状態で読影を開始すべきである．

ここがポイント！

- ✓胸部Ｘ線を読影する際，まず初めに撮影条件および読影条件を確認する．
- ✓読影条件を広い意味で捉えるのであれば，読影医の体調や眼精疲労も含まれるだろう．しっかり準備を整えて読影に臨みたい．

Case 3

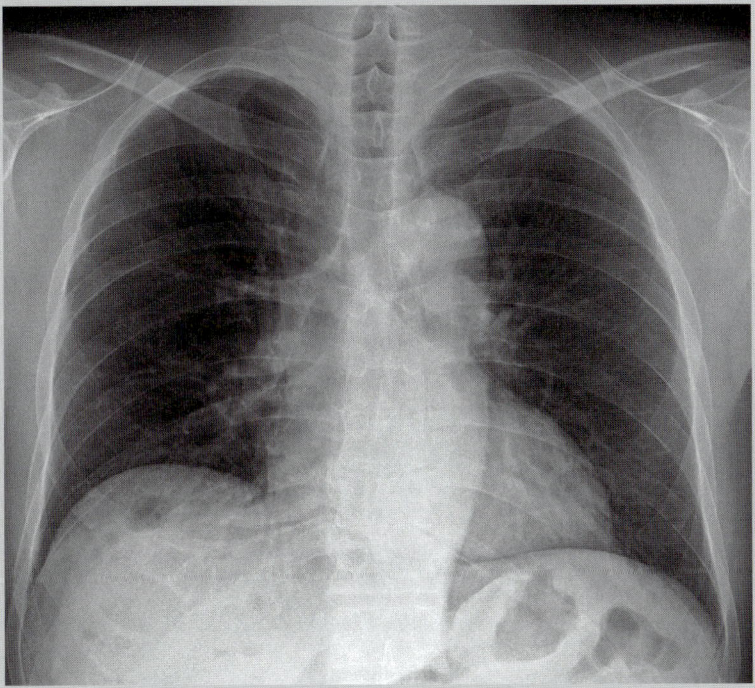

■65 歳，男性
■肺がん検診で胸部異常陰影を指摘され受診．

指 次はこの画像を読んでみよう．

研 撮影条件ですが，立位 PA 像の深吸気で撮影された割には肺容積が小さいと思います．心臓の裏側の椎体は確認できますので，階調は適切だと思います．骨・軟部組織に異常はありません．縦隔の拡大はなく，気管の偏位もありません．肺門も正常です．心臓はやや拡大している印象です．肺野にも異常陰影が見当たりません．見落としやすい肺尖部や心陰影の裏側にも明らかな異常は認めないと思うのですが．肺がん検診で指摘されたのはどこの部分だったのですか？

指 実は指摘された陰影は非常に小さい 3 個の結節影で，右下葉にあったんだ．撮影した CT を見てごらん．

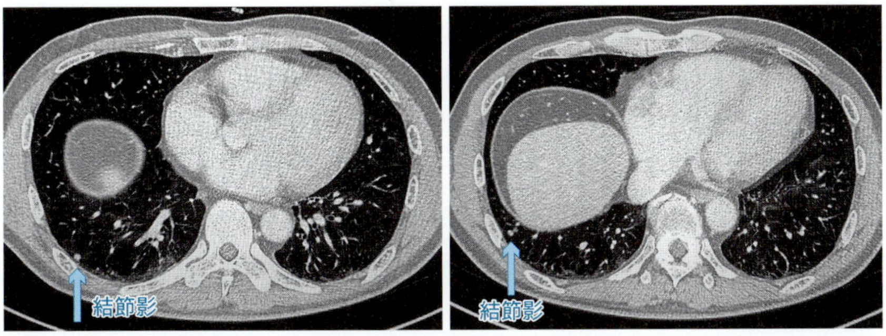

研 CT で右下葉の胸膜下に結節がいくつかあります．先生，この結節を胸部 X 線で指摘するなんて無理がありませんか？

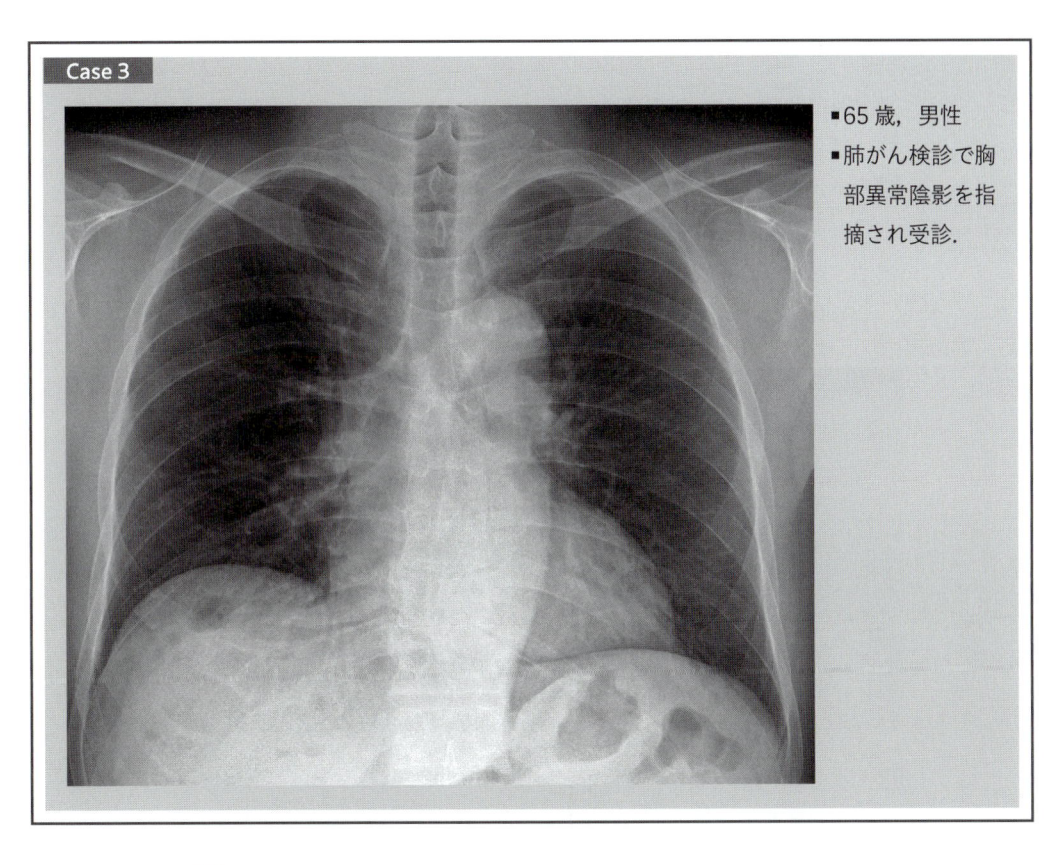

指 そうかもしれないね．しばらくこの結節を観察し続けたけど，変化しなかったんだ．炎症性小結節と結論づけたよ．

研 じゃあよかったですね．

指 あれ？ 他にも胸部X線で気がつくことはなかったかな？ 今注目していたはずの右下肺野で気になったことはないかい？

研 右下肺野の結節ははっきりしなかったですけど…．あ，右横隔膜の裏に胃泡みたいな黒っぽい陰影があります．

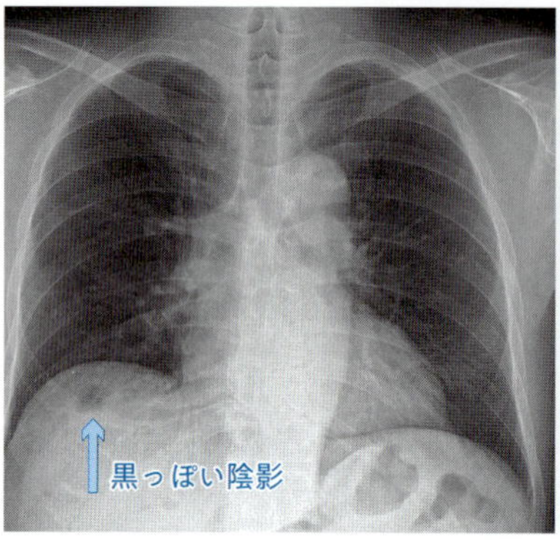

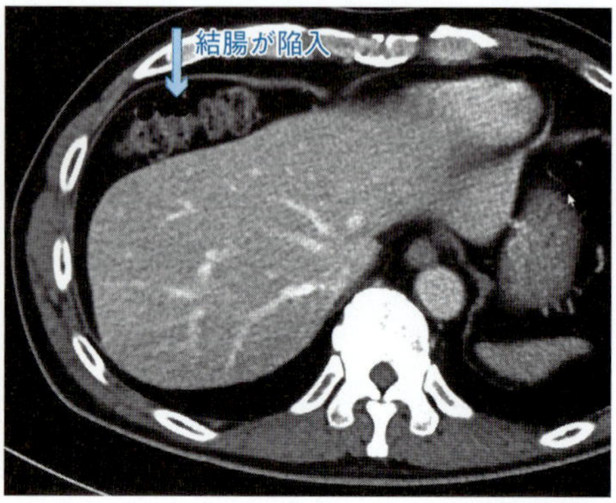

指 そうだね．CTを見てみると肝臓と右横隔膜間に結腸が陥入した状態だということがわかるね．これは「Chilaiditi症候群」といって1910年にギリシアの放射線科Demetrius Chilaiditiによって初めて報告されたんだ．日本では「肝・横隔膜間結腸陥入症」と呼ばれることが多いかな．一般的に無症状のことが多いけど，便秘・腹痛・悪心・嘔吐・げっぷ・放屁・息切れなどの非特異的な消化器・呼吸器症状が見られることもあるよ．患者さんは便秘しがちで悩んでいたけど，CTで腸管内に多量の便塊が貯まっていたんだ．慢性便秘の原因の1つになっていたのかもしれないね．

研 どこにどんな異常が隠れているか，胸部X線正面像だけでもさまざまなことが指摘できるのですね．

指 そうだね．こうなると短時間で見落としなく胸部X線を読影するためには，読影手順をルーチン化しておくことが大切かもしれないね．**胸部X線は肺野だけを見るための検査ではなくて，腹部や上肢の一部，頸部までを含んだ骨格や軟部組織もある程度評価できるし，もちろん縦隔や肺門も評価しなくてはならない**．そうすれば胸部X線でいくつか見落としやすい場所にある異常所見に気がつくことができるわけだ．「嫌い自治症候群」．指摘できたらかっこいいかもよ？

研 先生，字の変換が間違っていませんか？

（注：筆者は自治医大在籍中だが，現職場は大好きである）

研修医がつまずいたワケ…

Case 3は肺がん検診の胸部X線で異常を指摘された重喫煙歴のある男性であったため，研修医は肺野に注目して読影を開始した．病歴および身体所見から肺癌を疑って胸部Ｘ線の読影を行ったことはよかったが，一方で上腹部などの胸部Ｘ線で評価できる肺外臓器に目を向けなかった．

Lesson !

どのような順番で胸部Ｘ線を見ていますか？

胸部Ｘ線の一般的な読影の順番としては下図のように，まず胸部全体像を把握してから骨・軟部組織を観察し，縦隔，気道系，肺門を観察し，最後に肺野を観察することが推奨されている．

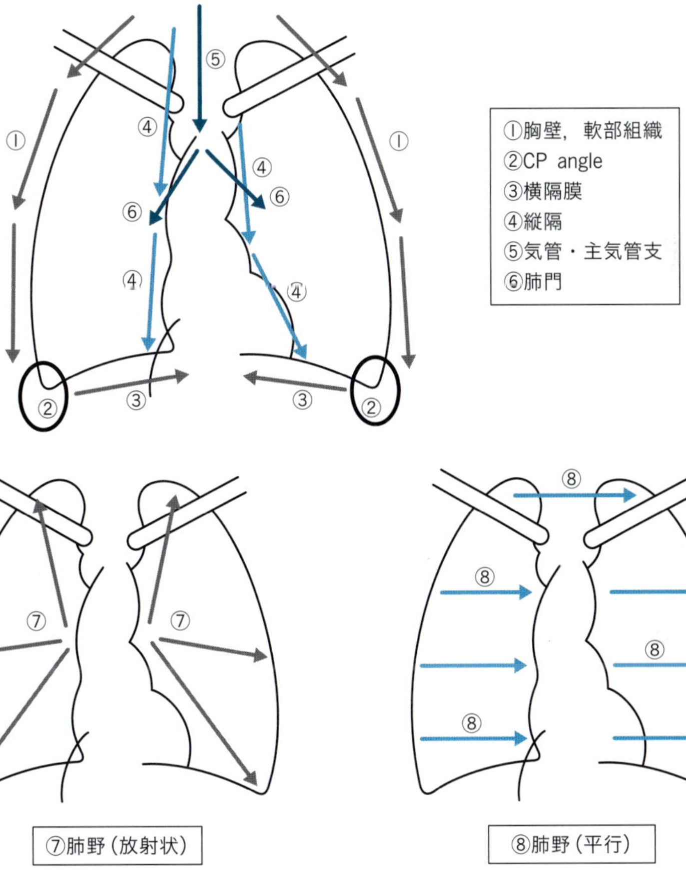

［杉浦弘明：胸部Ｘ線写真の基本的な読み方と所見の定義．基本がわかる！胸部Ｘ線診断，喜舎場朝雄（編），羊土社，東京，p.627〜635，2016 を参考に著者作成］

どのような順番で胸部Ｘ線を読影するかという点についてはさまざまな方法が提唱されている．「小三Ｊ読影法」や「フェルソンの呪文」などもわかりやすい読影方法である．

小三J読影法

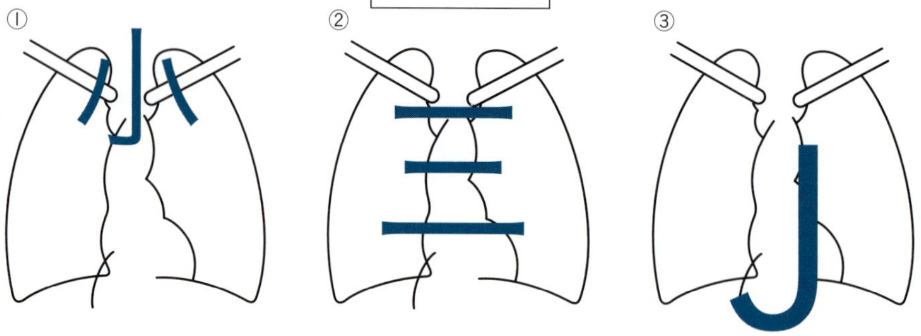

①「小」の字を書くように気管・左右の肺尖部を観察し肺尖部の濃度差を注意深く比較する．
②「三」の字を書くように左右の上肺野，肺門部，下肺野を比較しながら観察する．
③「J」の字を書くように上縦隔を左から右に追い，そして左心陰影背側，下行大動脈のシルエット，右横隔膜下を観察する．

［佐藤雅史：胸部単純写真とCTの読影法．日医大誌 **60**：48-51，1993を参考に著者作成］

フェルソンの呪文

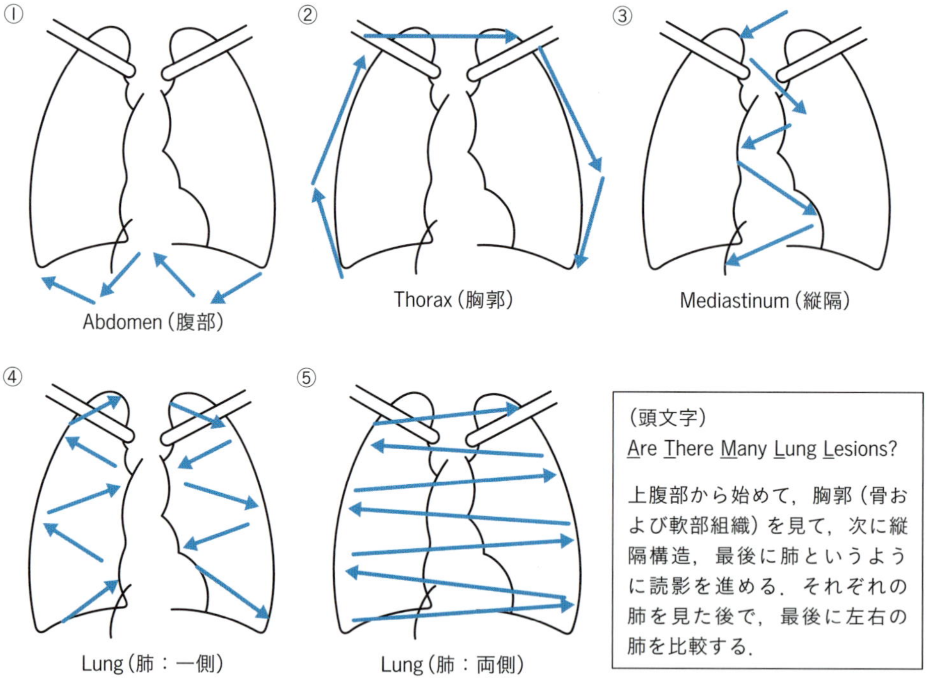

（頭文字）
Are There Many Lung Lesions?

上腹部から始めて，胸郭（骨および軟部組織）を見て，次に縦隔構造，最後に肺というように読影を進める．それぞれの肺を見た後で，最後に左右の肺を比較する．

［Lawrence R. Goodman：フェルソン 読める！胸部X線写真 楽しく覚える基礎と実践，改訂第3版．診断と治療社，東京，2016を参考に著者作成］

ここがポイント！

✔はじめは手間をかけて各領域のチェック項目をきちんと確認しよう．
✔どのような順番で胸部X線を読影するか，自分の読影ルーチンをつくろう．
✔慣れてくれば効率的かつ所見の取り忘れがないような読影ができるようになる．

2nd step 複数の病変を見落とさない

Case 4

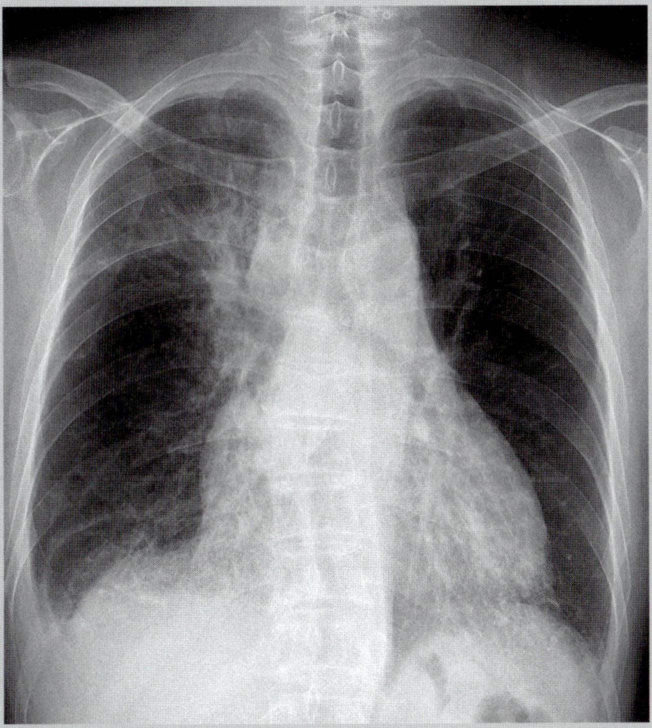

- 70 歳，男性
- 68 歳のとき多発性筋炎と診断され，経口ステロイド治療を行っている．

指 胸部 X 線を読影するルーチンをつくるメリットは，Case 1～3 のような見落としやすい病変を見つけることだけではないよ．たとえば Case 4 のような胸部 X 線はどうだろうか？

研 撮影条件は立位正面 PA 像です．胸壁と軟部組織には異常はありません．右の CP angle が dull になっていて胸水の貯留が示唆されます．また両側の横隔膜が網状影によって不鮮明であり，右横隔膜は第 6 前肋骨よりもやや高位に位置しています．心胸郭比は 58％で心拡大を認めます．

指 胸壁，軟部組織，CP angle，横隔膜と順番に見ていったわけだね．

研 縦隔陰影ですが，右第 2 弓と左第 4 弓が突出しているので，

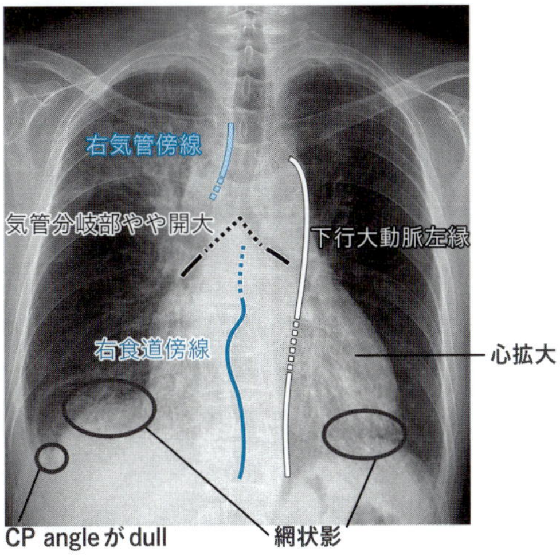

右房や左室の拡大が目立ち，結果として心胸郭比の増加を認めています．次に気管・左右の主気管支を見ると少しだけ気管分岐部が拡大しているように見えます．

指 気管分岐部の角度は通常どれくらいかな？

研 多くの教科書には右主気管支が25度，左主気管支が45度と書いてあります．Case 4では80度程度は拡大しているので，気管分岐下に腫瘤や腫大したリンパ節があるということですね．

指 いや，そうとも限らないよ．気管分岐部の角度が開くのは，気管分岐下に腫瘤があって左右気管支を押し広げる場合以外にも，主気管支が上方に引っ張られて，その結果角度が開く場合もあるんだ．**上葉の容積減少が著明であれば，主気管支がつり上がって気管分岐部の角度が開くことがある**ことは覚えておこう．

研 肺門は肺動脈，上肺静脈で構成されていますが，Case 4では右肺門と思われる場所のすぐ上に突出している箇所があります．右第1弓の突出とは異なる印象ですが．縦隔にも腫瘍があるのでしょうか．

指 そうだね．この辺りも見落としやすい部位だし，小さい縦隔病変は注意して見つけるようにしたいね．最低限確認すべき縦隔・肺境界線は，奇静脈食道線（右食道傍線），右気管傍線，下行大動脈左縁かな．Case 4では右食道傍線と右気管傍線をたどるだけで明らかに縦隔に何か腫瘍性病変があることがわかるね．

研 はい．下行大動脈左縁をたどっていくと…，なんだか，心臓の裏側の部分に陰影があるように見えます．

指 そのとおり．心臓の裏側にも病変がありそうだね．こういった見落としやすい場所も，もうしっかりと指摘できるようになったね．

研 最後に肺野を見ていきます．右上肺野に気管支透亮像を伴う浸潤影があります．心陰影の裏側の浸潤影の他にも，右下肺野にも網状影があります．横隔膜上につながっているように見えます．

指 読影お疲れさま．読影の順番を意識して胸部X線の所見を指摘していってくれたわけだけど，どうだったかな？

研 そうですね．これだけさまざまな所見があると，ただ漠然と胸部X線を見ているだけではいくつかの所見を見落としてしまいそうでした．この胸部X線を初めて見たとき，右上肺野の陰影がまず目に入ってきて，横隔膜付近の網状影や右胸水もすぐにわかりました．でも縦隔や心臓の裏側の陰影はもしかするとうっかり見落としてしまっていた可能性もあったと思います．

指 CTで確認してみると，やはり複数の所見があることがわかるね．

多発性筋炎に伴う間質性肺炎があり，縦隔型肺腺癌を合併していたんだ．癌性心膜炎や癌性胸膜炎も合併していて心嚢液や胸水が貯留していたわけだね．このように**複数の箇所にさまざまな異常がある場合にも，胸部X線を順番に読影することで所見を見落とさずに済む**わけだ．自分の読影ルーチンをつくるメリットはこのような場合にもあるって感じてもらえたかな．**とくに高齢者の胸部X線を読影する際には，異常所見は複数あることが多い**という意識をもつべきだね．

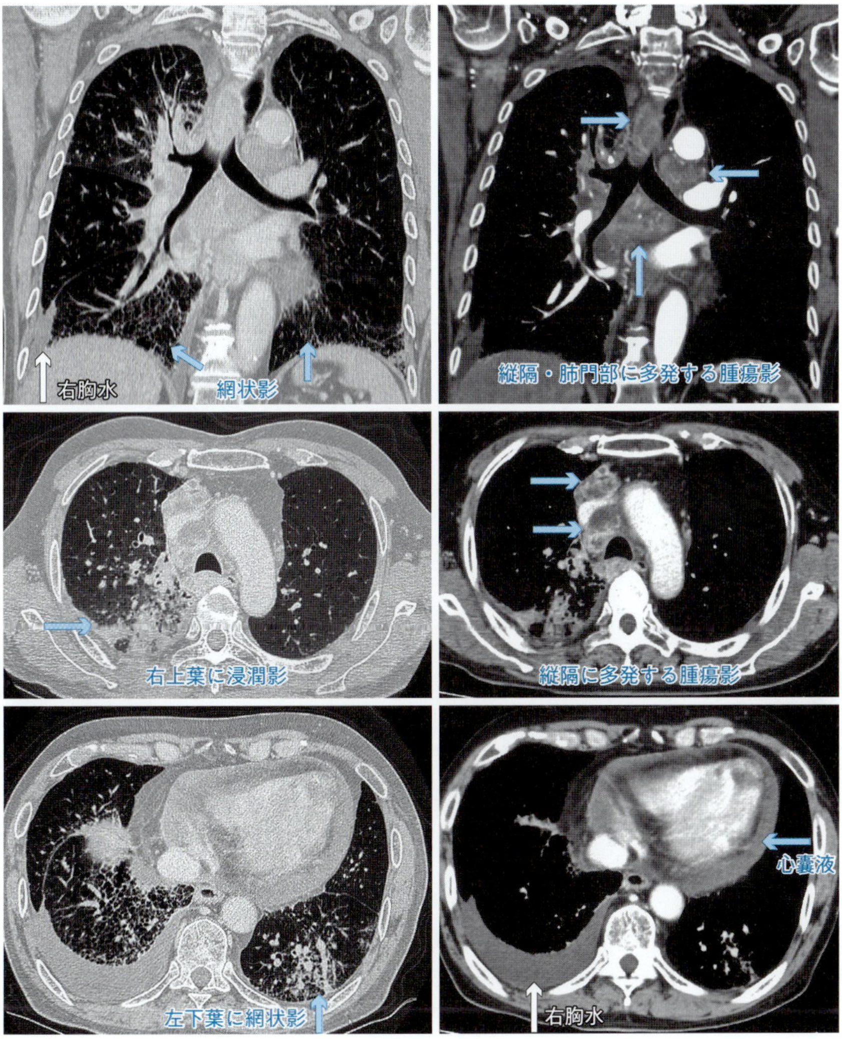

研修医がつまずいたワケ…

Case 4 では，容易に指摘できる所見とピットフォールとなりやすい所見が混在している．1症例につき，異常所見は必ずしも1つとは限らない．大きな異常所見に意識が集中してしまい，小さな所見を見落としてしまうということがないようにしたい．

Lesson！

所見が複数あるのは以下のような場合が多い．

①肺疾患の既往がある場合：細菌性肺炎，肺結核，非結核性抗酸菌症，塵肺，気管支拡張症，肺気腫など

②高齢者の場合

また肥満者や乳房の大きい女性などは胸部X線正面像では肺野を観察しづらいこともあるので，注意して読影する必要がある．

Case 5

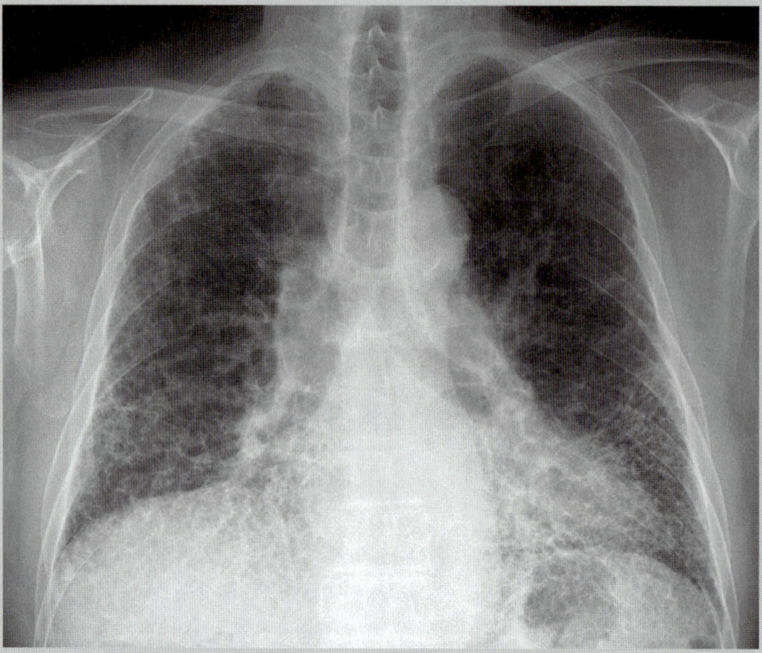

▪66 歳，男性
▪労作時呼吸困難と慢性咳嗽を主訴に受診．

指 この胸部 X 線は 66 歳男性で，労作時呼吸困難と慢性咳嗽を認めていた．では，今まで勉強してきたことを意識して，1 つひとつの所見を丁寧に読影してみよう．

研 これも複数の異常所見がありそうですね．まず撮影条件は立位正面 PA 像で，階調は適切であり心臓の裏にある椎体が確認できます．肩甲骨・椎骨・肋骨・鎖骨といった骨には変形はなく，軟部組織にも皮下気腫などの異常はありません．CP angle は sharp です．左右横隔膜は不明瞭であり，両側ともに高い位置にあります．心胸郭比は 63％と上昇しています．横隔膜下の腹部臓器には明らかな異常はなく胃泡が確認されます．縦隔の拡大はなく縦隔・肺境界線である奇静脈食道線，右気管傍線，下行大動脈左縁は描出されています．気管および主気管支の偏位や途絶はなく気管分岐部角も開大していません．右の肺門がやや高く左右ほぼ同じ高さに位置しているように見えます．肺野では両側びまん性に網状影を認めていますが，陰影の分布は下肺野優位で胸膜直下優位です．左右横隔膜は網状影によって不明瞭になっていて，胸膜直下や縦隔側の網状影と連なっています．全体的に肺の容積減少が目立ってい

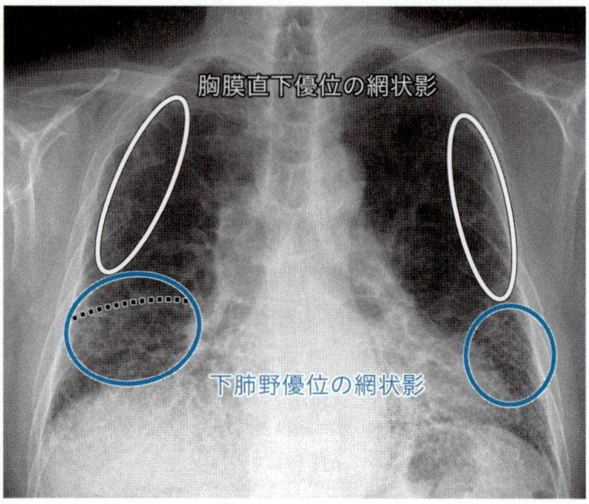

て，小葉間裂の位置（----）は右肺全体で見ると低い位置にあります．

指 小葉間裂が低い位置に見えるということは，どういうことかな？

研 下葉優位の網状影も目立ちますし，下葉の肺が縮んできているということでしょうか？

指 そのとおり．よく読影できました．これは特発性肺線維症の症例で，両側下葉の胸膜直下から蜂巣肺が長年かけて進行してきた症例だ．CT を見てみよう．小葉間裂の位置から，両側の下葉の著明な容積減少が確認できるね．

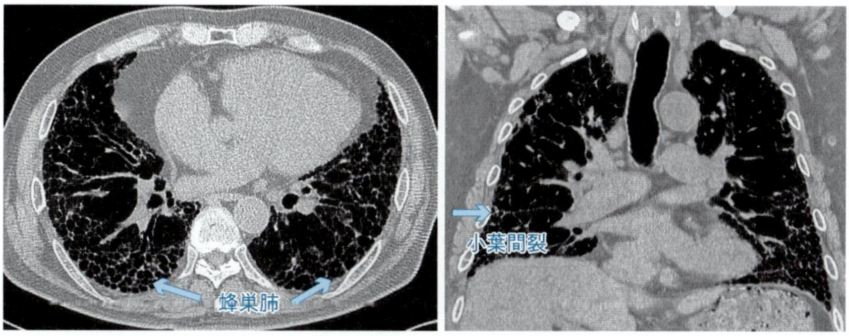

研 もっと複数の異常所見があるのかと思っていました．

指 要は Case 5 のようなびまん性肺疾患では病変が広範囲に及ぶけど，1 つずつ丁寧に所見をとって読影していくことで，その病態に近づくことができるんだ．何となく漠然と画像を眺めていてもびまん性肺疾患の胸部画像は読影できないよ．

研 そうですね．広範囲に異常陰影がある場合，複数の異なる病態が存在している Case 4 のような場合と，今回のような一元的に説明できる病態である場合があるわけですね．どちらにしても 1 つずつ丁寧に所見をとる大切さがわかりました．

指 葉間裂や解剖学的な位置の指標となる肺血管など，正常肺の解剖学的位置を知っておくようにしよう．肺のどの部分に異常があって，肺容積が増加ないしは減少しているかを読み取ることができるようになるよ．Case 5 で両側下肺の容積減少があることを，よく指摘することができました．

Lesson !

Case 5 はびまん性肺疾患の画像であり，一見広範囲に複数の異常な所見が存在しているような印象を受ける．やはり丁寧に読影し順番に所見をとっていくことで，最終的な診断にたどり着くことができる．

びまん性肺疾患の読影

びまん性肺疾患は，肺全体にびまん性に所見が分布しうる疾患の総称である．そのため左右の肺に比較的類似した所見を認めることが多く，左右差を確認して異常を認識するという手法がとれないことがある．そのため，びまん性肺疾患を読影するときは，正常肺の解剖学的位置を考えて所見を評価していくことが重要になる．**正常肺において，陰影を認めてはいけない領域や，肺血管の見え方**などを習熟しておく必要があろう．

正常な胸部X線では，**上肺野において胸膜から約2 cm，下肺野において胸膜から約1 cmの範囲で肺血管影を同定することができない**．つまりこの部分に何らかの陰影が認められた場合は，異常所見である可能性が高い．Case 5のような胸膜直下優位のびまん性肺疾患は，この部分に着目して読影することで，早期に発見できる．

肺容積の増加・減少を読み取るには

また**葉間裂**を把握しておくことで，肺容積の増加・減少を読み取ることが容易になる．胸部X線正面像では**小葉間裂**のみ確認できることが多い．側面RL像では**左右大葉間裂，小葉間裂**を確認できることが多い．

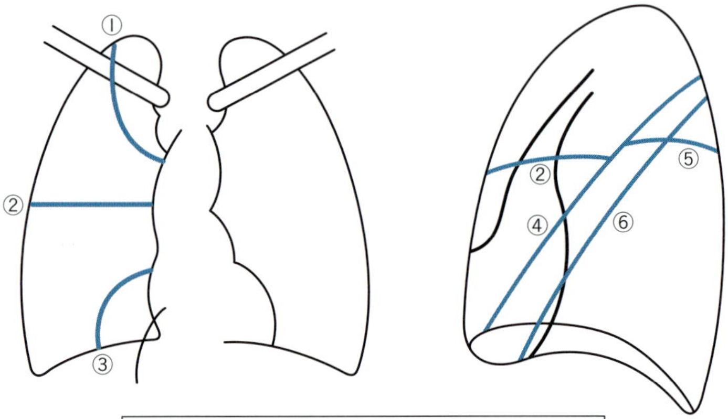

①奇静脈裂　③下副葉間裂　⑤上副葉間裂
②小葉間裂　④右大葉間裂　⑥左大葉間裂

これらを利用して**肺容積の増加・減少がどの部分にあるか**を予測することができる（p.17，18，「I．胸部X線読影のキホン」の図25，26も参照）．

ここがポイント！

- 病変が広範囲にある場合にも，読影する順番を決めて1つずつ丁寧に所見を確認していくことが重要である．やはり多くの時間と労力を必要とするが，自分の読影ルーチンに慣れてくれば効率よく読影できるようになる．
- 血管や葉間の見え方など，解剖学的構造を意識し，正常像との対比によって読影することが重要である．
- 異常所見を検出できてから，初めてその所見が何を意味するのか，病態はどのようなものか，さらなる検査（CTなど）が必要か，などについて考えることができる．

3rd step 自分なりの読影ルーチンを構築する

Case 6

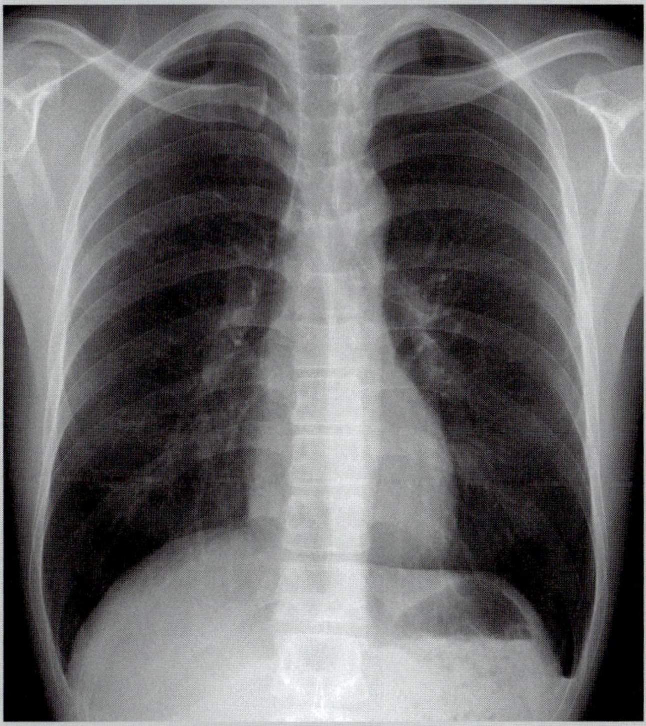

- 28 歳，男性
- 突然の左胸痛を主訴に受診.

研 自分の読影ルーチンはこれから頑張って築いていきたいと思います．先生の独自の読み方って何かありますか？

指 あくまで自分の個人的な経験から取り入れている読み方はあるのだけど．みんなに有益かどうかはわからないし，教えるほどのものではないからなあ….

研 ぜひ教えてください．お願いします．絶対に参考にさせてもらいます！

指 あまり教科書には載っていない方法だし，放射線科の専門の先生からは怒られそうだけど….まあ，あくまでここだけの話ってことで，あまり期待しないで聞いてもらえるかな？

研 はい！！

指 じゃあ Case 6 を見てくれるかな．読影してみよう．

研 胸壁，軟部組織に異常はありません．CP angle は sharp であり，横隔膜の描出も明瞭です．心拡大はなく，腹部臓器にも明らかな異常を認めません．縦隔ですが，心臓縁の弓の突出も目立たず，縦隔・肺境界線である右食道傍線，右気管傍線，下行大動脈左縁も明瞭です．気管・主気管支の偏位や途絶，拡張を認めず，気管分岐部角も正常です．左右肺門の高さを見ると左肺門がやや下降していて左右肺門の高さがほぼ同じになっています．肺野を見ると左上肺野に血管影が認められません．左上肺野の気胸を認めています．

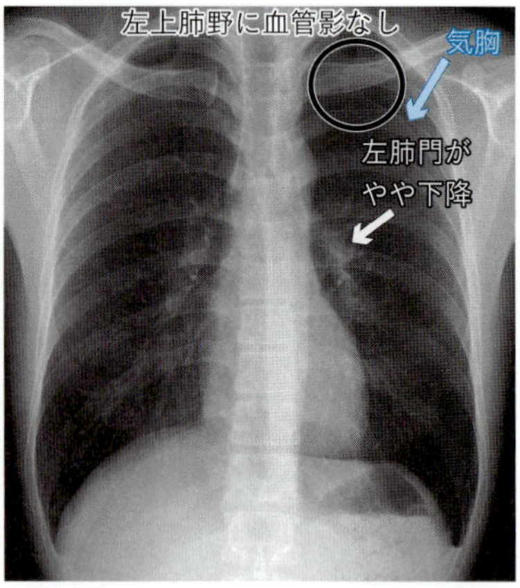

指 はい，よくできました．各領域でのチェック項目を1つひとつ確認できて，最終的な診断にたどりつくことができたね．

研 はい．でも先生独自の読み方って何だったのですか？

指 読影の順番というより，読影の変わった方法っていう感じなんだけど．これは昔ながらのシャウカステンではなく，医用画像表示用ディスプレイモニターを使用している場合に可能な方法なんだ．私は胸部X線を読影した最後に，画像を白黒反転させて肺野を確認するようにしているんだ．

研 ？？

指 今の気胸の胸部X線を白黒反転させるとこうなるんだけど．

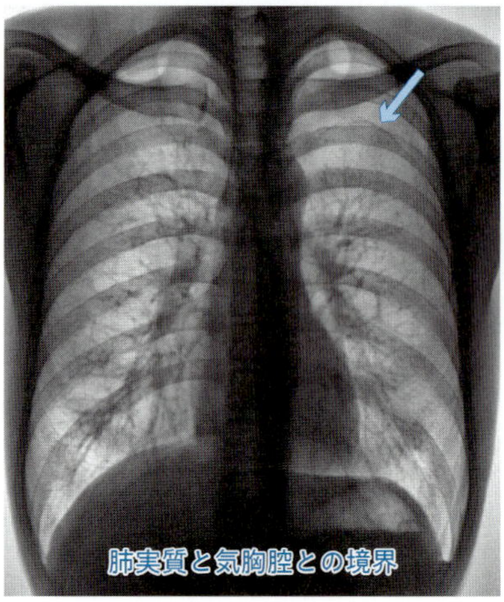

研 肺血管がより見やすくて，気胸であるとさらに容易に診断できる気がします．

指 そうでしょ．Case 6はわかりやすい気胸症例だったから，画像を白黒反転させなくてもすぐに診断にたどりつけたと思うけど．たとえば肺尖部のわずかな気胸を確認するときには，画像を白黒反転させるとわかりやすいこともあるよ．

研 でもこれは画像を読影する医師の感覚に起因するのではないですか？

指 そうそう．だけどこれは読影医次第というよりも，読影を行う場所もかなり関係するのではないかと個人的には思っているんだ．暗い読影室で画像を読影する医師もいれば，明るい診察室で胸部X線を読影する医師もいるはずだよね．胸部X線を読影している部屋の明るさによっても視認性は変わると思うんだ．視認性は色の明度に大きく影響するもので，**明度差が大きければ大きいほど見やすく，小さければ小さいほど見にくい**とされている．白と黒はもっとも明度差が大きいけど，モノクロ写真には白と黒の間にさまざまな濃さの灰色があるからね．胸部X線を医療用画像表示ディスプレイモニターで白黒反転させて発見できた気胸も今まででいくつかあったんだ．

研 そうですか．自分の読影ルーチンにも取り入れてみたいと思います．

Lesson!

Case 6 は左気胸の症例である．肺野の左右差に容易に気がつくことで診断可能である．しかし，たとえば両側気胸の場合や，鎖骨および第1肋骨が重なる付近の肺尖部の気胸の場合などは，十分に注意して読影を行っていても気胸に気がつくことができない危険性がある．

色の明度対比による視覚現象

胸部X線写真は白黒のモノクロームの世界である．色には「色相」，「明度」，「彩度」という3つの属性があるが，胸部X線の世界では「明度」しか存在しない．明度が高ければ白っぽく，低ければ黒っぽく写る．我々が「もの」を見るときには，網膜から脳にその「もの」が投影処理されて「画像」として認識している．その過程において色の明度対比による視覚現象がいくつかある（豆知識参照）．しかしこのような視覚現象によって，**実際には存在しない偽線や色を認識してしまうことがあるため，さまざまな方法で読影することが大切である**．

豆知識

- **マッハバンド（Mach bands）**
  微妙に濃淡の異なるグレーの領域が接触している場合に，暗いほうの領域の境界付近はより暗く，明るいほうの領域の境界付近はより明るく強調されて見えるため，実際には存在しない偽線がマッハバンドとして見える．

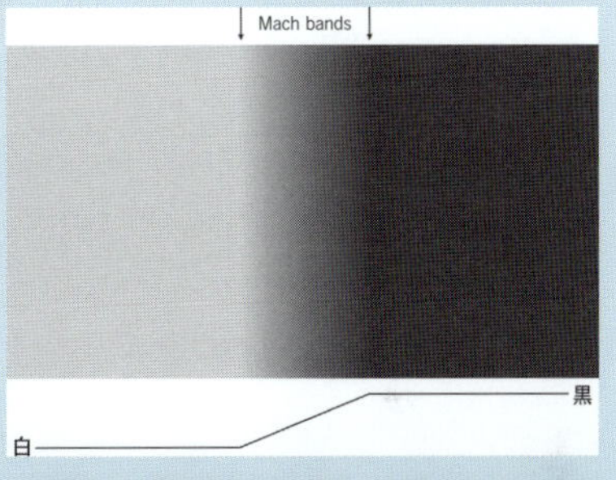

- **ハーマングリッド（Hermann Grid）効果**
  白の背景に黒の四角形を縦横等間隔に少し間をあけながら配置すると，白の帯が交差する箇所に影が見えてくる．これは，交差部分は他と比べて黒から少し距離があるため明度対比が弱くなり対比の差が生ずるからである．
- **辺縁抑制効果**
  右図において，縦横の白色線の交差点に着目すると，その部分のみ白く，他が暗く見える．

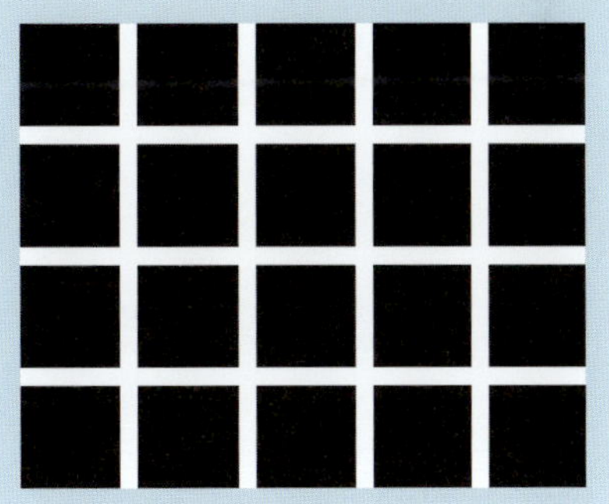

肺と縦隔構造物が接する境界面は，胸部X線で種々の陥凹や突出となって，線状影，索状～帯状影，辺縁像として認識される．これらの境界面にはX線の接線効果による真の線・線条（true line）以外に，実際には存在しない偽線（false line/band）が肉眼的に見えることがある．このような色の明度対比による視覚現象もあることを認識したうえで読影することも大切である．

ここがポイント！

- ✔一般的な読影の順番は1st～2nd stepで紹介したが，異常所見の見落としをなくすために，独自の読影方法も身につけたい．
- ✔色の明度対比による視覚現象がいくつかあり，医用画像表示用ディスプレイモニターで読影を行う場合は，明度を変化させたり，白黒反転させたりする方法も有用かもしれない．
- ✔胸部X線を読影するときには，個々の部位を凝視して所見をとることだけではなく，遠くから眺めてみることで新たな所見に気がつくことができるかもしれない．

文 献

1) 杉浦弘明：胸部X線写真の基本的な読み方と所見の定義．基本がわかる！胸部X線診断，喜舎場朝雄（編），羊土社，東京，p.627-635，2016
2) 佐藤雅史：胸部単純写真とCTの読影法．日医大誌 **60**：48-51，1993
3) Lawrence R. Goodman：フェルソン 読める！胸部X線写真 楽しく覚える基礎と実践，改訂第3版，診断と治療社，東京，2016
4) Chasen MH：Practical applications of Mach band theory in thoracic analysis. Radiology **219**：596-610, 2001

3 まさか！　なにも映っていないと思ったのに…

1st step　死角となりやすい部分は念入りに

Case 1

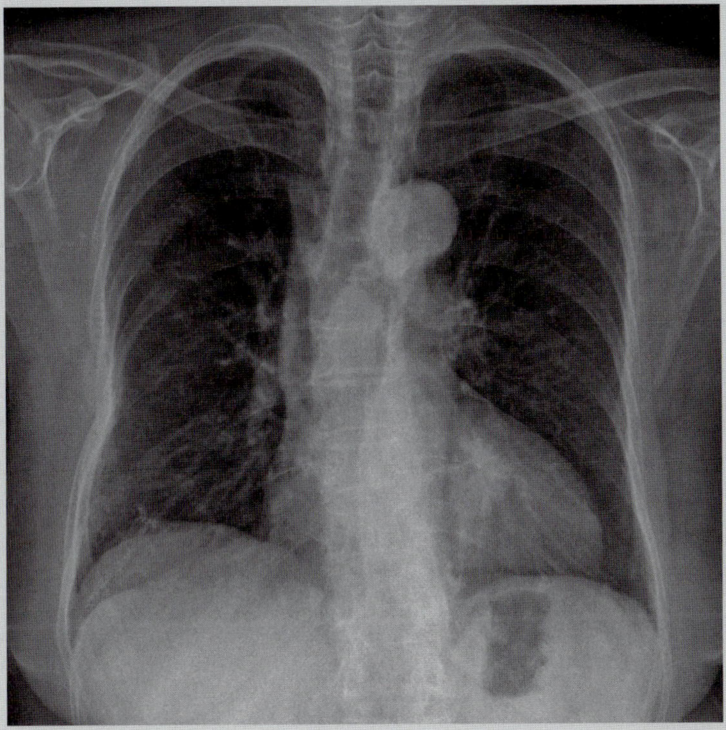

- 80 歳，女性
- 症状なし．

研 胸部 X 線ですが，骨，軟部陰影に異常はありません．両側肺門部も拡大などありません．肺の容積も問題ないと思います．肺野ですが，大きな異常はないですね！

指 そうかな？　よく見て．心陰影の裏はどうだろう？

研 えーと，そういわれると…．心陰影に重なって腫瘤があるように見えるような…．

指 そうだね．心陰影と重なっていてわかりにくいけど下行大動脈とのシルエットサイン陰性の腫瘤がありそうだね．胸部 X 線では心陰影や横隔膜などと重なる部分や肺門部など見逃しやすい場所があるから注意が必要だよ．

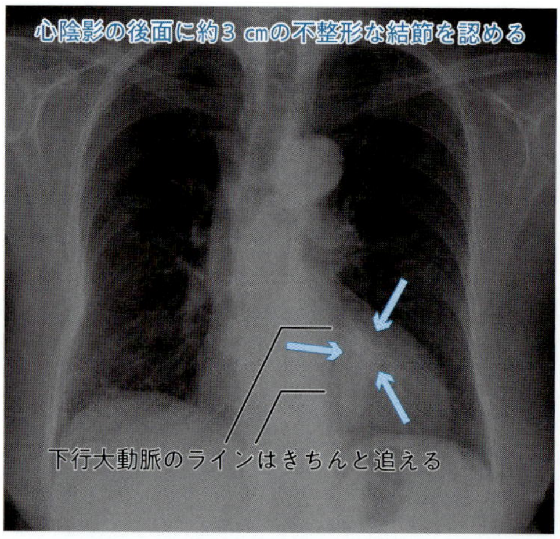
心陰影の後面に約3 cmの不整形な結節を認める
下行大動脈のラインはきちんと追える

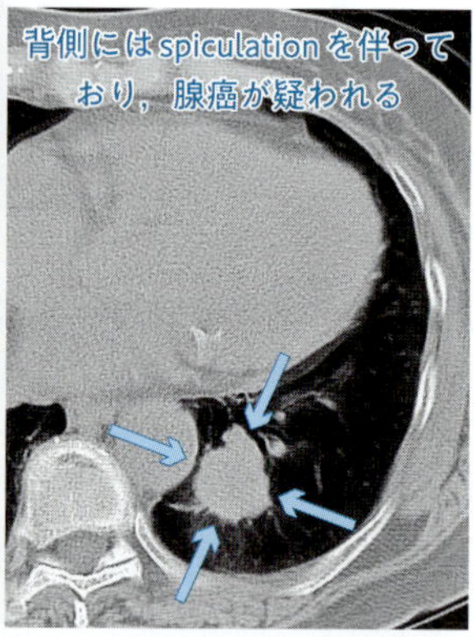
背側にはspiculationを伴っており，腺癌が疑われる

指 Case 1は気管支鏡検査で腺癌が検出されたんだ．こんなに大きな腫瘤でも胸部X線ではわかりにくいことがあるから，注意が必要だよ．

研修医がつまずいたワケ…

Case 1で研修医は胸部X線で死角となりやすい部分を見落としている．その原因としては以下のものが挙げられる．

> ① 順序立てて読影していない．
> ② 大動脈，心臓の裏の陰影に注目していない．

胸部X線の読影では，どうしても肺野の陰影だけに目がいきやすい．**どんな場合でも，自分なりにルーチンを決めて順序立てて読影をし，見逃しがないようにする**．とくに見逃しやすい場所（p.38，「III-1．正面写真ばかり見ていました…」の図1，2参照）は，より注意深い観察が必要である．

Lesson！

肺門部や心臓，大血管に重なる部分などは読影する際に見逃しやすい部位であり，とくに注意が必要である．**心陰影や横隔膜と重なる部分は，そこを走る大動脈や肺動脈のラインを追っていくと異常に気づくことがある**．

ここがポイント！
- ✔黒い部分だけが肺野ではない．心陰影と重なる部分もきちんと読影する．
- ✔心陰影や下行大動脈とのシルエットサインが有用なことがある．

2nd step　左右差を意識する

Case 2

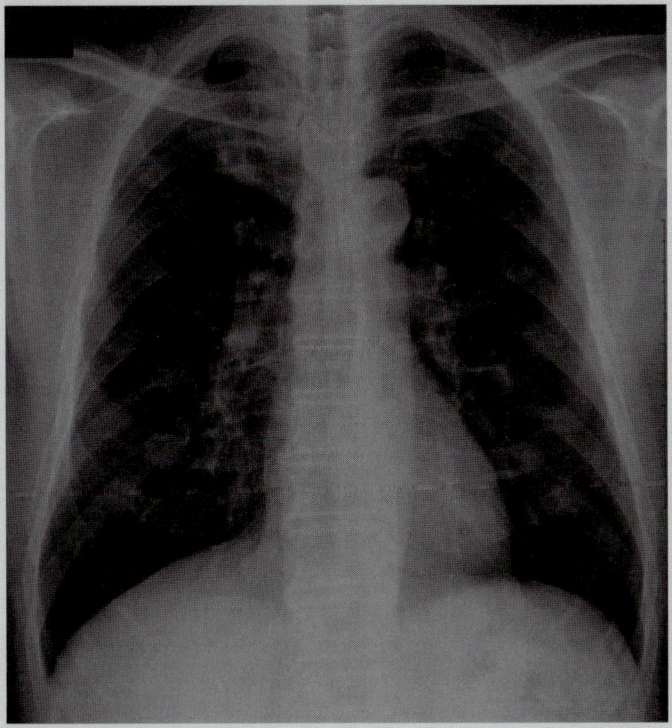

- 76 歳，男性
- 健診の画像所見で，とくに症状なし．

指 では，ほかにも見逃しやすい症例をいくつか見てみよう．この胸部 X 線の所見はどうかな？

研 骨・軟部陰影に異常はなさそうです．肺門部，縦隔にも異常はないと思います．CP angle も sharp で胸水貯留もなさそうです．肺野ですが，両側下肺野に肋軟骨の石灰化と思われる濃度上昇がありますが，その他に気になる所見はありません．

指 左右差はないかな？

研 うーん…．左右比べると，右上肺野は少し透過性が低下しています．

指 そうだね．この部分は**第 1 肋骨の腹側部と第 3・4 肋骨の背側部，鎖骨などが重なるので，非常に読影がむずかしい場所**でもあるんだ．また第 1 肋骨は肋軟骨の硬化をきたしやすいのも読影を困難にしている原因の 1 つになっているんだよ．正常でも結節影に見えたり逆に異常があっても見逃されたりすることが多いんだ．注意して読影するとともに，**左右差を意識することで異常を見つけることができる**場合があるよ．Case 2 は 3 年後に胸部異常陰影で紹介になり，このときには腫瘍は明らかに増大し胸水も出現しているね．生検では扁平上皮癌が出ていたよ．

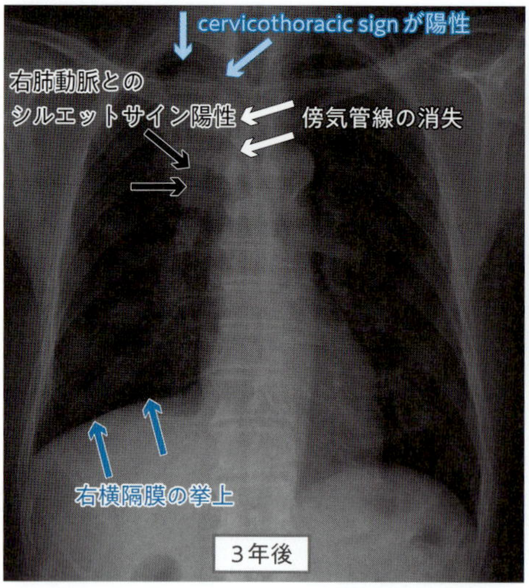

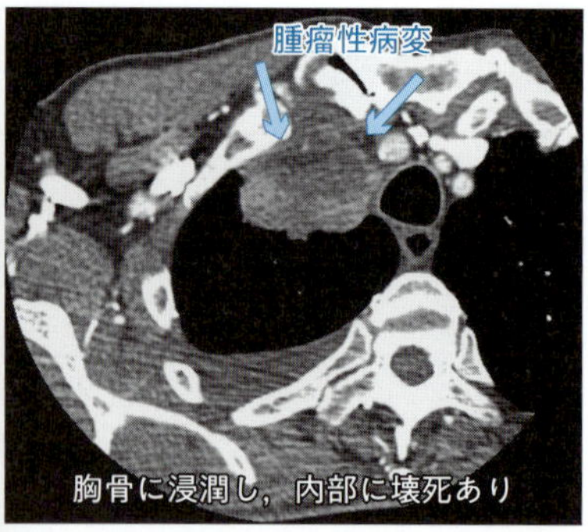

ここがポイント！

- 第1肋骨の腹側部はその他の肋骨や鎖骨と複雑に重なるため，読影がむずかしく注意が必要である．
- 第1肋骨は肋軟骨の石灰化を伴いやすい．
- 左右差を意識することが病変を見つける手助けになる．

3rd step 見落とさないためのさまざまなチェックポイントを押さえる

Case 3

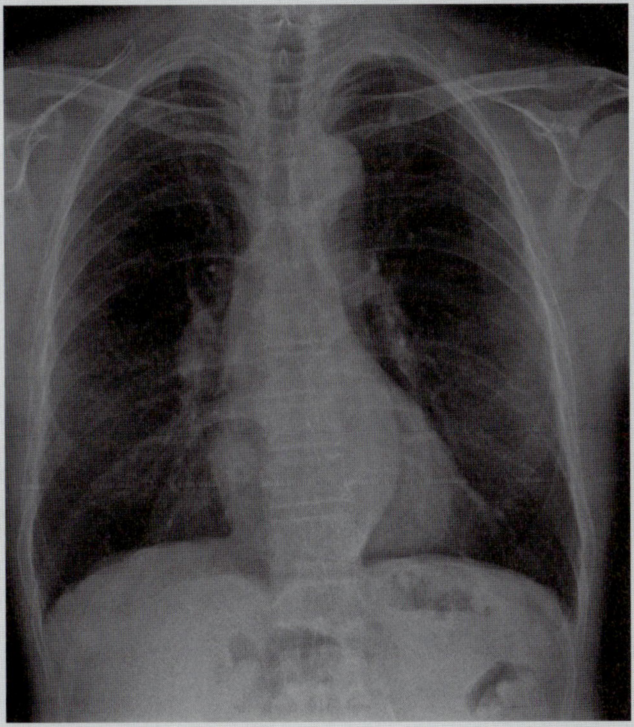

- 65 歳，男性
- 咳が持続するため受診．

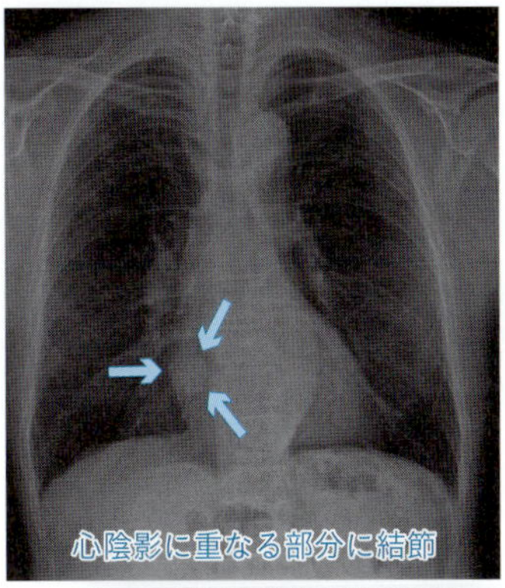

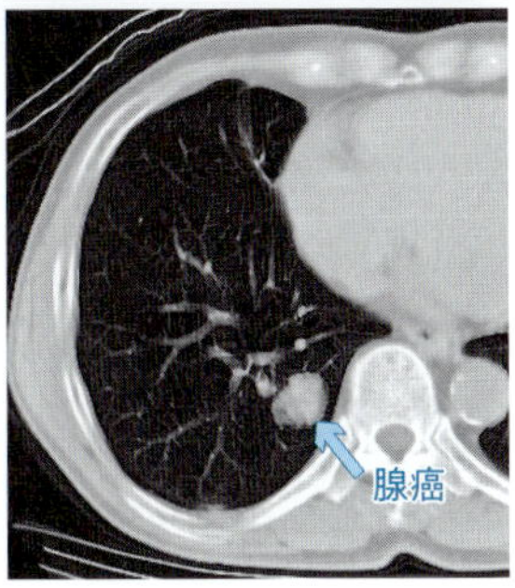

指 この胸部Ｘ線の所見はどうかな？

研 右の肺門部の腫大が目立ちます！

指 他には？ さっきの読影の手順を思い出して．

研 はい，胸部はOKで，左右差もなし…あっ，右下肺野の心陰影と重なる部分に結節がありそうです．

指 そう，手順どおりにじっくり見れば見落とさないよ．とくに**心陰影に重なる部分は，見落としが多いところだから注意が必要**だね．Case 3 も生検で腺癌を検出し，手術となった症例だ．

Case 4

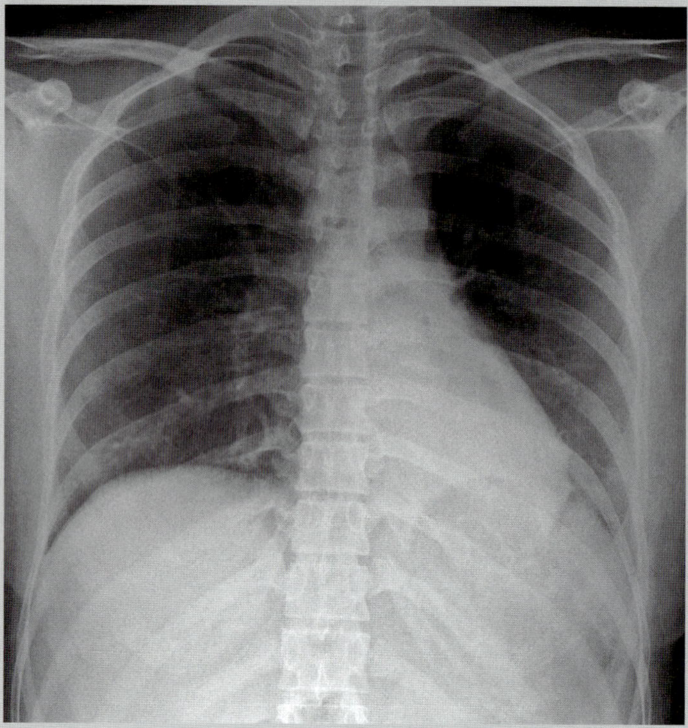

- 25歳，女性
- Guillan-Barré症候群で神経内科に入院．呼吸状態の悪化を認めた．

研 肋骨を数えると，第10肋骨が横隔膜より下にきているので肺の容量低下があると思います．原疾患による呼吸筋麻痺が疑われます．その他には左下肺野の透過性が低下しています．気管支透亮像などははっきりしません．

指 そうだね．確かに肺の容量低下はありそうだね．左下肺野の透過性低下の原因はなんだろう．他に所見はない？

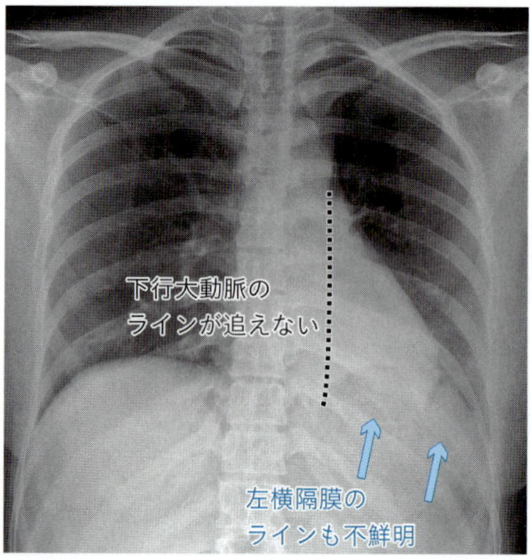
下行大動脈の
ラインが追えない
左横隔膜の
ラインも不鮮明

研 よくわかりません．

指 通常は見えるはずのラインをしっかり見ていこう．まずは横隔膜だけど，左の横隔膜は不鮮明だね．また下行大動脈の左縁も普通は見えるはずだけど，このX線でははっきりしない．心臓の裏の血管影も見えなくなっているよね．

研 確かに．いわれてみると….

指 **下行大動脈や心陰影など，通常は確認できるラインは常に意識して読影しないと見落としの原因になるんだ**．Case 4は嚥下機能も低下していて，誤嚥による左下葉の無気肺をきたしていたんだ．CTだとわかりやすいね．ただし露出不足の胸部

X線写真の場合，心臓や横隔膜に重なる部分の血管影や下行大動脈のラインが見えないこともあるから注意しよう．おかしいと思うときには，CTで確認することも怠ってはいけないよ．

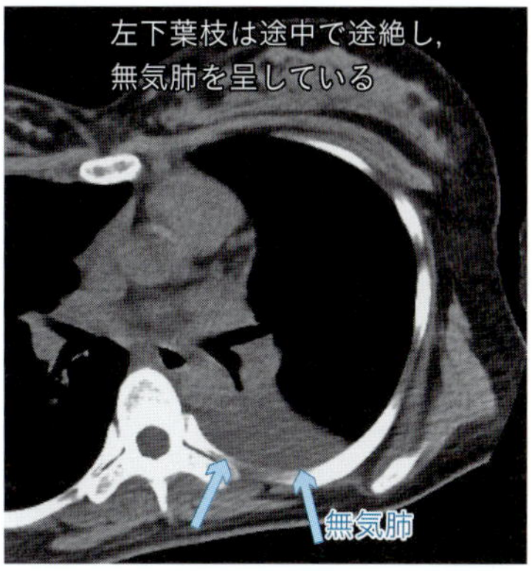

ここがポイント！

- 下行大動脈や横隔膜など，正常では見えるはずのラインを意識する．
- 肺の血管影が不鮮明であることも所見として大事である．
- 肺の容積を評価する．
- 露出不足の胸部X線では心臓や横隔膜に重なる部分の評価ができないことがある．

Case 5

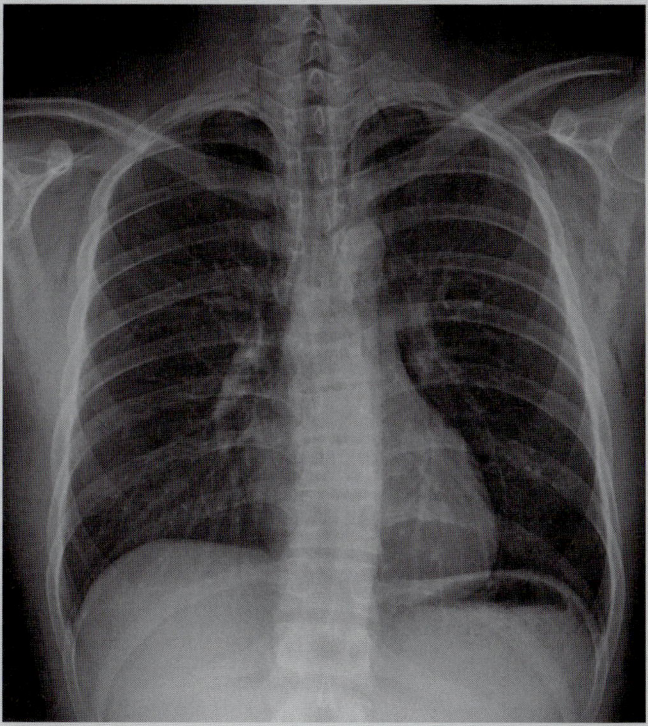

- 18歳，男性
- 元来健康．野球をしていて，突然咽頭異和感，胸痛，呼吸困難感が出現し受診した．

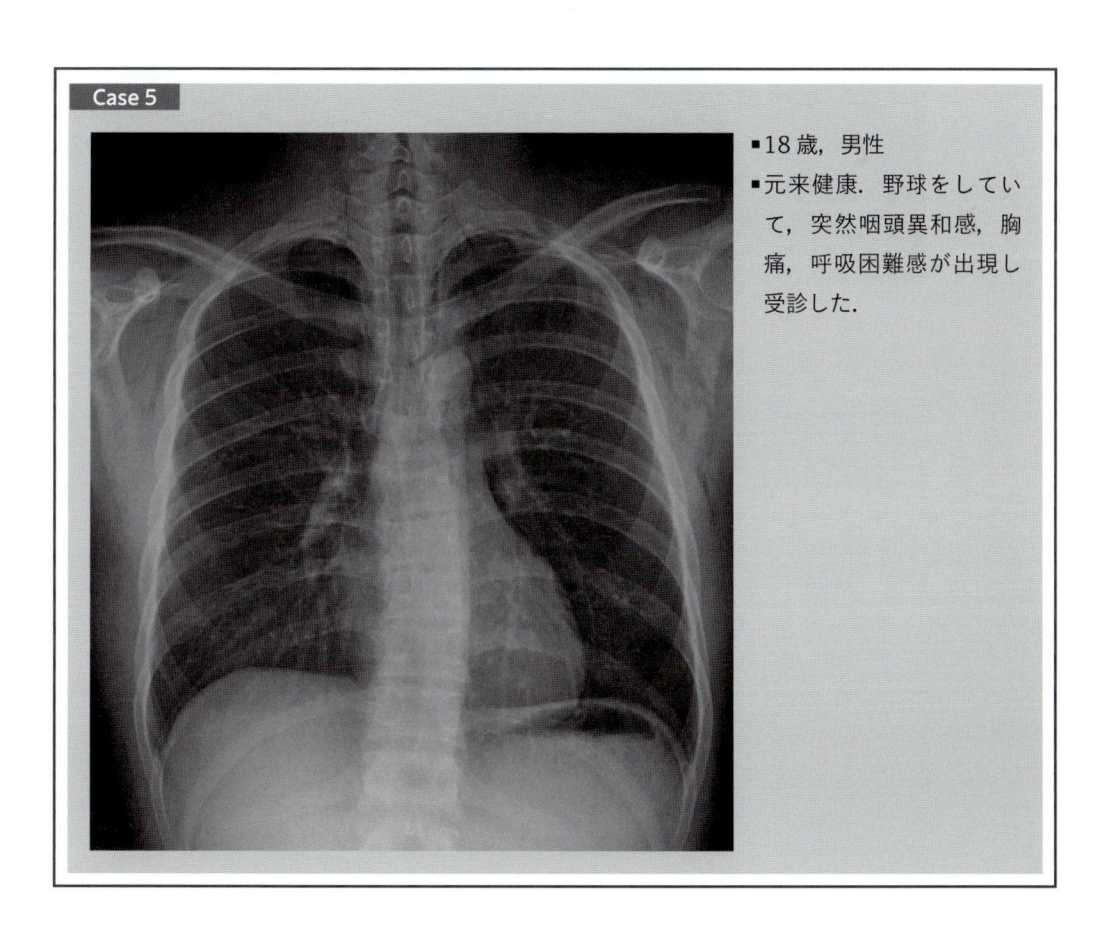

指 この胸部X線はどうかな．

研 病歴から考えると，突然の発症という点からは気胸や肺血栓塞栓症などは考えるべきだと思います．年齢を考慮すると心筋梗塞や大動脈解離などは順位が下がると思います．胸痛，呼吸困難からは胸膜炎や心膜炎なども鑑別に挙がるかと思いますが，突然の発症があいません…．画像所見ですが，肺野を見る限りでは，気胸ははっきりしないと思います．肺炎像や胸水貯留を疑う所見もありません．心拡大もありません．肺塞栓に認めるような肺野の浸潤影や肺動脈の拡張，狭小化などもありません．胸痛や呼吸困難の原因となるような疾患はなさそうですが，酸素化が悪ければ肺塞栓は否定できないといったとこでしょうか．

指 他に所見はないかな？ 肺の内部だけでなく全体に目を向けてごらん．

研 …あっ！ よく見ると頸部や腋下に皮下気腫がありそうです！ また気管周囲にエアが存在し，心陰影の外側に毛髪線が見えています！

指 もちろんCase 5は診察上，皮膚に握雪感を認めていたことも重要だった．とくに原因となるものも見つからず，特発性縦隔気腫と診断したんだ．

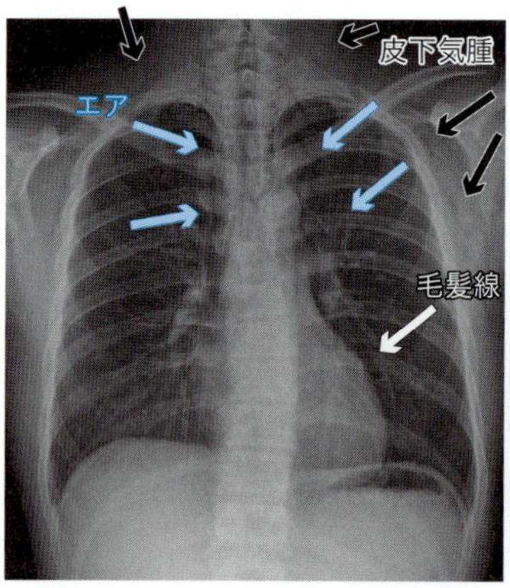

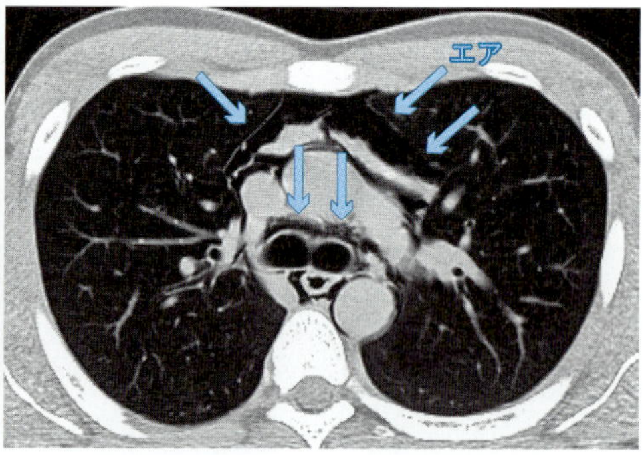

ここがポイント！

✓軟部陰影や縦隔陰影にも必ず目を向ける．

Case 6

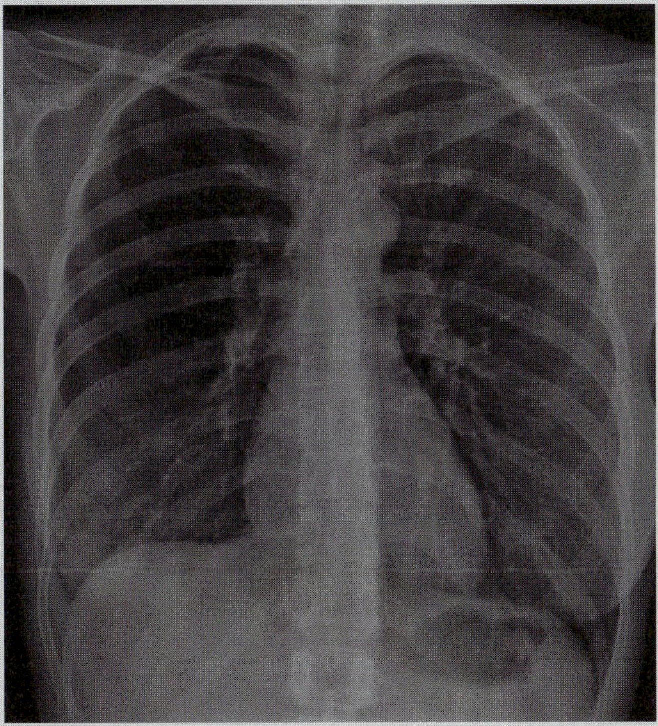

- 29歳，女性
- 基礎疾患はとくになし．1ヵ月前に胸痛，発熱，咳嗽を認め，近医を受診した．肺炎・胸膜炎の診断で入院加療を行ったが，改善に乏しいため紹介となった．

指 これは前医初診時の胸部X線だよ．

研 右下肺野外側に一部横隔膜とのシルエットサイン陽性の浸潤影を認めます．その他にはとくに気になるところはありません．細菌性肺炎として矛盾しない画像所見だと思います．抗菌薬に反応しないことを考慮すると抗酸菌感染症や器質化肺炎などが鑑別に挙がると思います．

指 胸部X線で他に得られる所見はないかな？

研 うーん，むずかしいですね．

指 左右差を見てみてごらん．左に比べると右肺野の透過性が少し亢進しているのがわかるかな．右肺野の血管影が左に比べて細くて少ないよね．

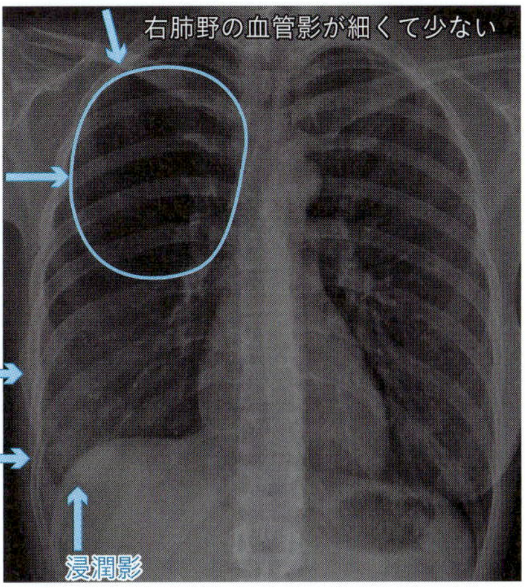

研 確かに．気づきませんでした．

指 造影CTを撮ってみると，肺動脈の主幹部から左右の肺動脈にかけて広範囲に造影剤の欠損像を認め肺動脈血栓症と診断したんだよ．それで，緊急で血栓除去をするために開胸手術を行ったところ，血栓と思っていたのは実は肺動脈に発生した腫瘍であり血管内膜肉腫と診断されたんだ．右下肺野の浸潤影は肺梗塞を反映した所見だったんだ．

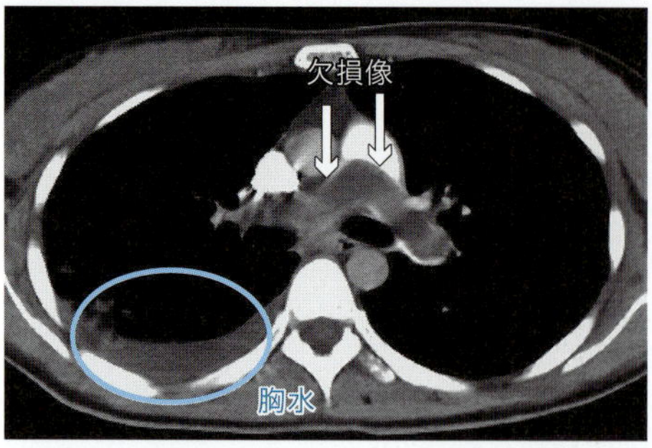

ここがポイント！

✔１つの所見にとらわれて他の異常を見逃さない．
✔血管陰影も左右差を必ずチェックする．
✔ルーチンどおりに見ていくことを忘れない．

4 とくに問題ないと思ったら，すりガラス影でした

1st step 画像にひそむ落とし穴

Case 1

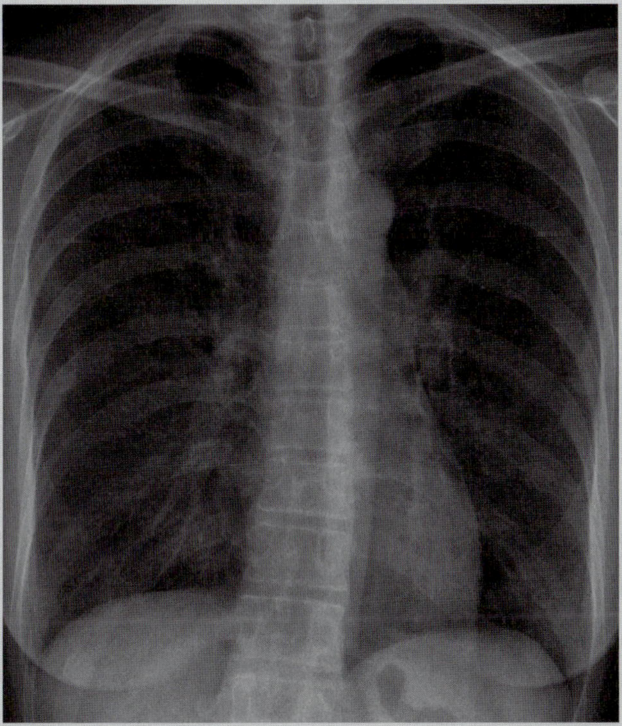

- 57 歳，女性
- 冬になり車のエアコンをつけるようになってから徐々に呼吸困難が増悪し，呼吸器内科外来受診．SpO_2 が 87%と低下があった．

研 胸部 X 線は骨・軟部組織に異常影はありません．肺の容積の増大，低下もありません．心拡大もとくにありません．肺野も均一でとくに問題はないと思うのですが….

指 ちょっと待って！　肺の血管影を見てごらん．

研 中枢側は見えますが，末梢に行くと….　急に追えなくなりますね．

指 そう，肺紋理が末梢に行くにつれて全くわからなくなることに気づいたかな？よく見ると，血管とは走行が異なる細かな粒状影が見える部分もあるね．

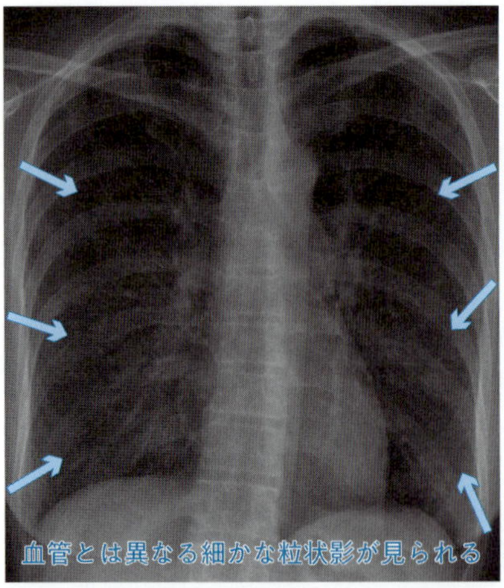
血管とは異なる細かな粒状影が見られる

研 確かに肺野全体が何となく淡い陰影で覆われています．肺野全体だったので，気がつきませんでした．

指 Case 1 では，肺野全体に細かな陰影があるね．**一見左右差や上下での差がなくても，血管影を見ることにより陰影を指摘しやすくなる**んだ．この患者さんの CT を見てみよう．一目瞭然で，小葉中心に淡いすりガラス影が肺野に均一にあるのがわかるよね．

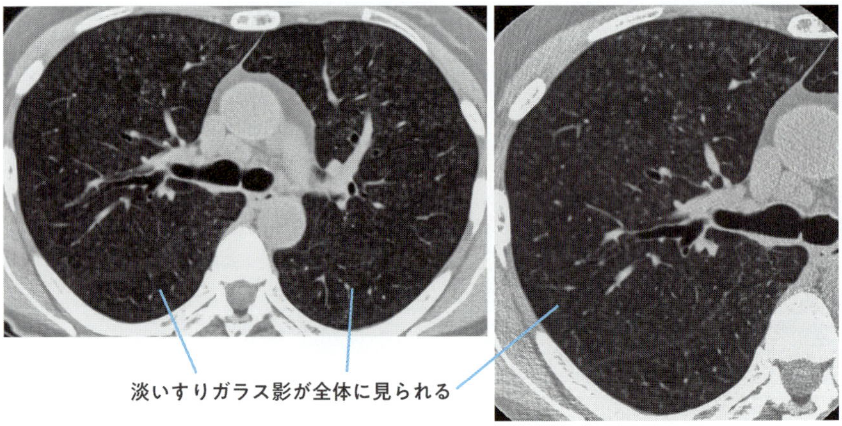
淡いすりガラス影が全体に見られる

研 CT で見ると淡いすりガラス影が肺野全体にあるということは…．

指 そう，典型的な急性過敏性肺臓炎の症例だよ．

研修医がつまずいたワケ…

Case 1 で研修医は胸部 X 線読影のピットフォールとなりやすい部分を見落としている．その原因としては以下のものが挙げられる．

① 肺野全体が均等であれば異常陰影の可能性はないと思っている．
② 肺血管影に注目していない．

すりガラス影は胸部 X 線ではわかりにくいことが多く，指摘できないこともある．

そのため，所見があるものは必ず見落とさないようにする必要がある．

Lesson！

すりガラス影の成り立ち

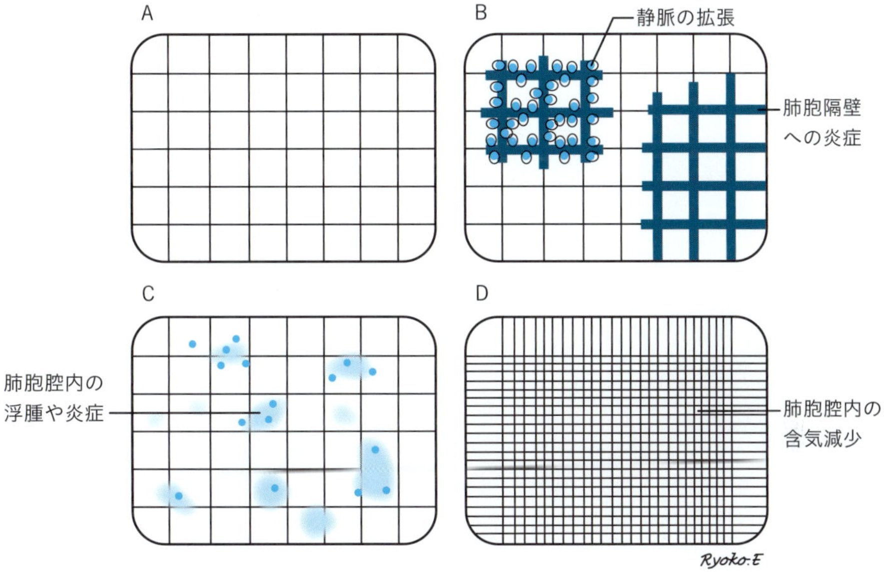

［佐賀大学放射線科　江頭玲子先生のご厚意による］

上図はすりガラス影を生じるための肺の変化を表したシェーマである．

- Bのような肺胞隔壁への炎症をきたすパターン（炎症細胞浸潤ありなしにかかわらず）としては，肺うっ血のように水による静脈の拡張，間質性肺炎などのような肺胞隔壁への炎症細胞浸潤や，一部の肺腺癌のように癌細胞の浸潤などが挙げられる．
- Cのような肺胞腔内の浮腫や炎症をきたすパターンとしては，肺うっ血や，肺胞蛋白症などが挙げられる．
- Dのように，肺胞腔内の含気が減少したためにすりガラス影に見えるパターンがあり，大きく分けてこの3つで説明がつく．

Case 1はBに示した肺胞隔壁への炎症と，一部Cに示した肺胞腔内の炎症を併せたすりガラス影である．疾患によってはBとCは合併することも多い．Case 1のように陰影が肺野全体にびまん性にあるようなタイプでは，陰影がかなり強くても見落とされることがあるので注意が必要である．

さらに軽微なすりガラス影は胸部X線ではほぼ見えないことも多いので，そのことを知っておくことも重要である．

ここがポイント！

✔肺野全体に陰影がある場合があるので注意が必要である．

✔肺野の血管影がしっかり追えるかどうか，不鮮明な部分がないかどうかの確認が必要である．

✔胸部X線では指摘できないすりガラス影が存在することを理解する．

2nd step　見える所見を引っかける

Case 2

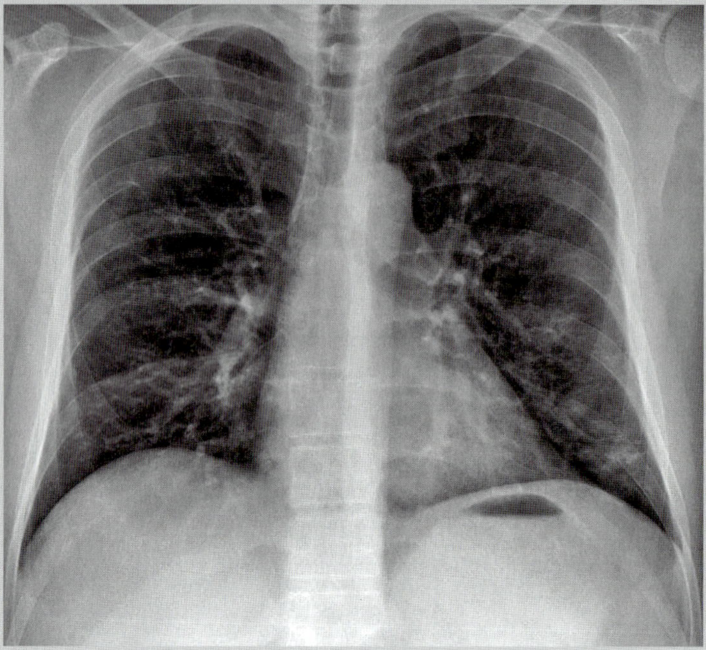

- 38歳，男性
- 喫煙歴なし
- 会社の健診で胸部X線の異常を指摘された．自覚症状はなし．

指　この患者さんの胸部X線の所見はどうかな？

研　左右下肺野に斑状影が見えます．心陰影と重なったところにも見えると思います．肺の容積減少もありますね．

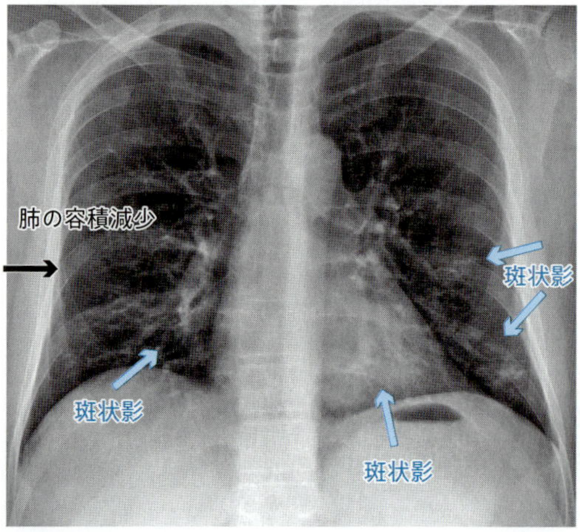

指　そうだね．ほかには？

研　う～ん，上肺野も異常なさそうですし….

指　そしたらこの患者さんの胸部CTを見てみようか．

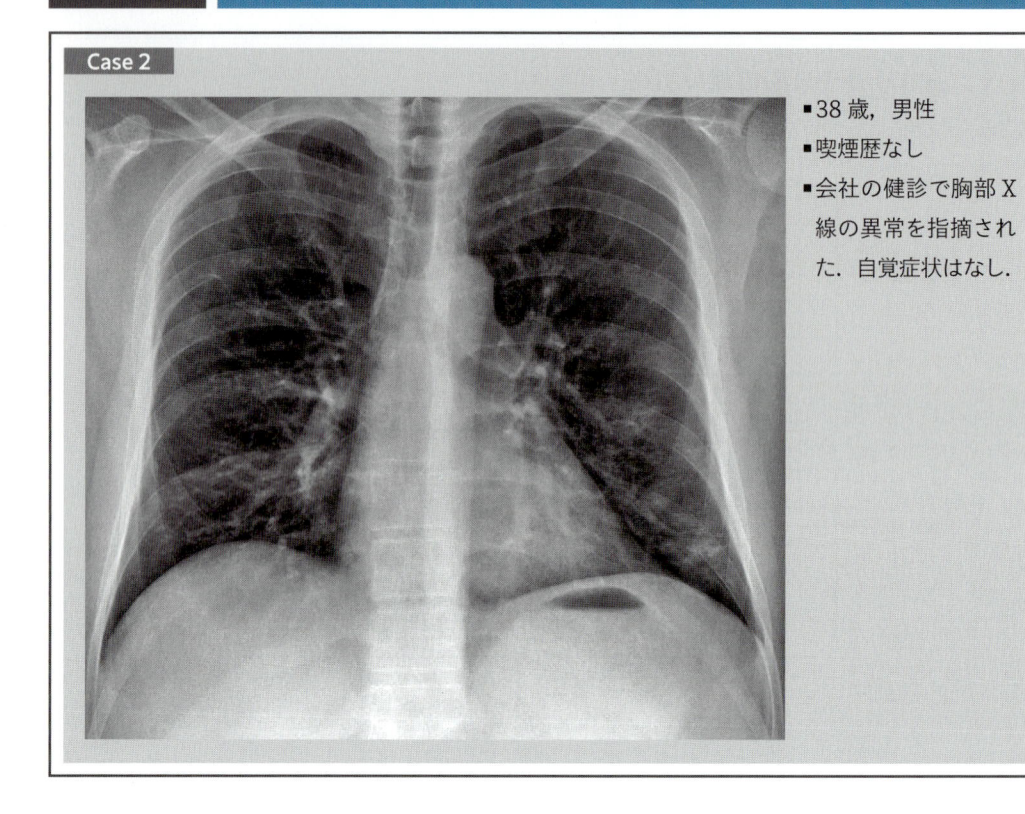

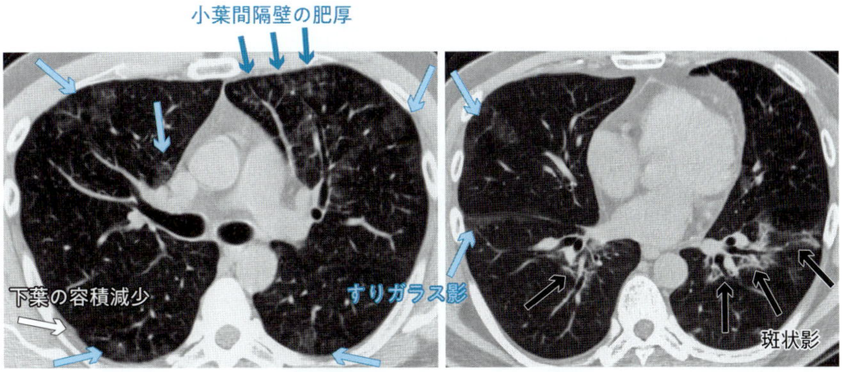

指 下肺野は確かに縮みを伴う斑状影があって，大葉間裂が正常肺より背側にあり，下葉の容積減少があるね．その他にも所見はあるかな？

研 上肺野にもすりガラス影と小葉間隔壁肥厚があります．これは，胸部 X 線だと全くわかりませんね．

指 そう，胸部 X 線では**一見正常に見える部分にもすりガラス影が存在する可能性がある**ことを知っておかないといけないね．これは肺胞蛋白症の患者さんだよ．

研 胸部 X 線で見える所見はほんの一部だったということですね．

研修医がつまずいたワケ…

Case 2 で研修医は①主に両側下肺野に多発する consolidation，②下葉の容積減少を指摘することができた．一方で，指摘できなかったことは以下のとおりである．

> ① 主に上葉にある単独のすりガラス影
> ② 上肺野の小葉間隔壁肥厚

Case 1 と同様に，すりガラス影や小葉間隔壁肥厚は胸部 X 線では指摘できないことがある．

ここがポイント！

✔すりガラス影だけではなく，周囲に consolidation などの陰影をきたすことがあるので，それらを見逃さないことが重要である．

Case 3

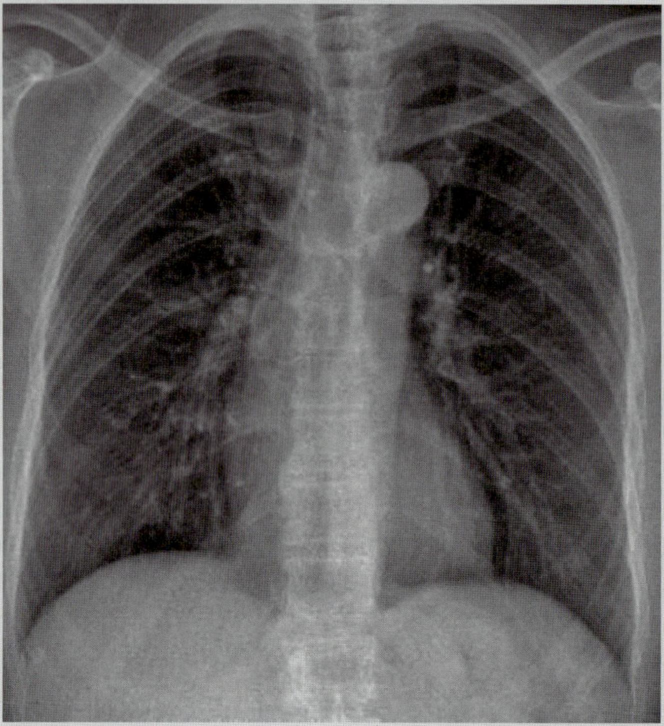

- 56 歳，女性
- 喫煙歴なし
- 腹部疾患にて偶然胸部 CT を指摘され，異常を指摘された.
- 自覚症状はなし.

指 では，この患者さんの胸部 X 線はどうかな？

研 この患者さんこそ，正常な胸部 X 線に見えます.

指 そうだね．X 線だけだと異常陰影はないように見えるね．では，この患者さんの胸部 CT を見てみよう．どうかな？

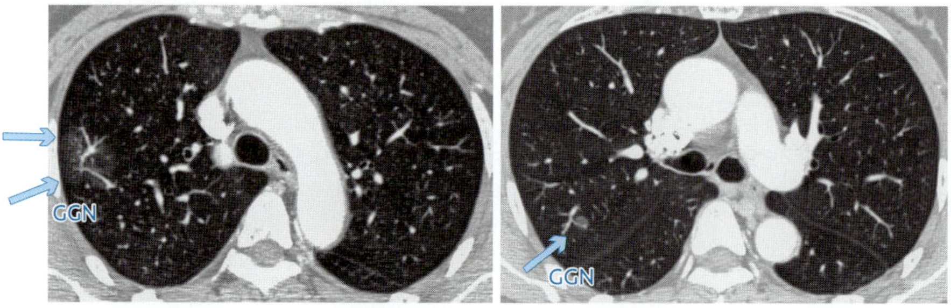

研 右上葉の血管周囲に 3 cm ほどの GGN (ground-glass nodule) がありますね．さらに少し背部には数 mm の同様の GGN があります.

指 そう，重複肺腺癌の症例なんだ．このように 3 cm の大きな癌があってもすりガラス影をきたすものは X 線ではわからないこともあるってことだね.

ここがポイント！

✔胸部X線において陰影は指摘できないので，専門医でも見落としうる．

✔胸部X線に異常陰影が指摘できなくても，実際はすりガラス影をきたす肺癌などの病変が隠れていることがある．

✔胸部X線での指摘には限界がある．

3rd step はたして本当にすりガラス影か？

Case 4

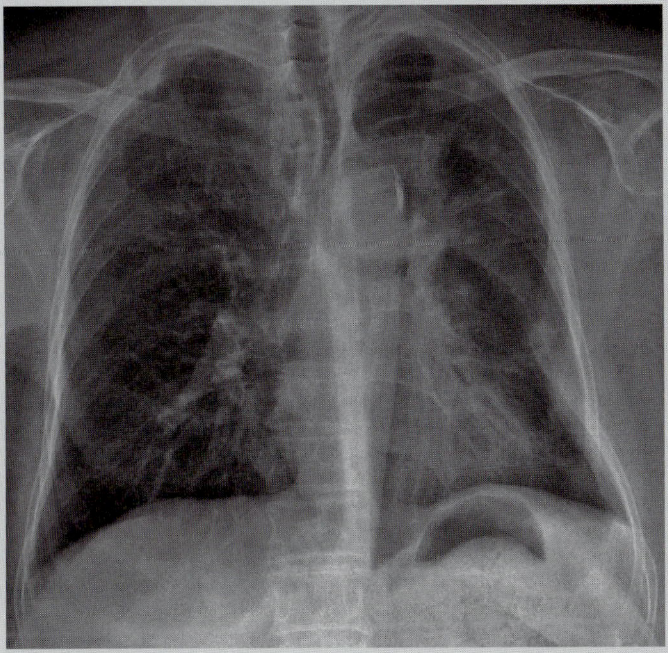

- 75歳，女性
- 喫煙歴なし
- 肺腺癌の治療中，効果判定目的に胸部CT施行された際に，異常影を指摘された．
- 自覚症状の増悪はなし．難聴あり．

指 今回はちょっと趣向を変えて考えてみよう．肺癌の患者さんだよ．この胸部X線はどうかな．

研 左上肺野の大動脈弓部に接してconsolidationがあります．あとは左右の肺野に小結節影が多発しています．

指 そしたら，その効果判定の胸部CTを見てみよう．

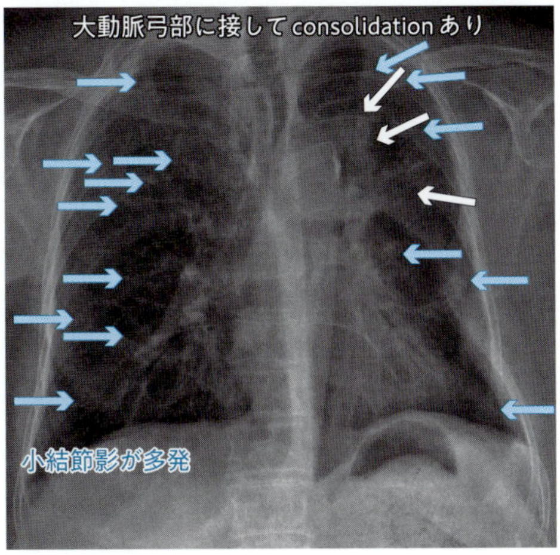

呼気時

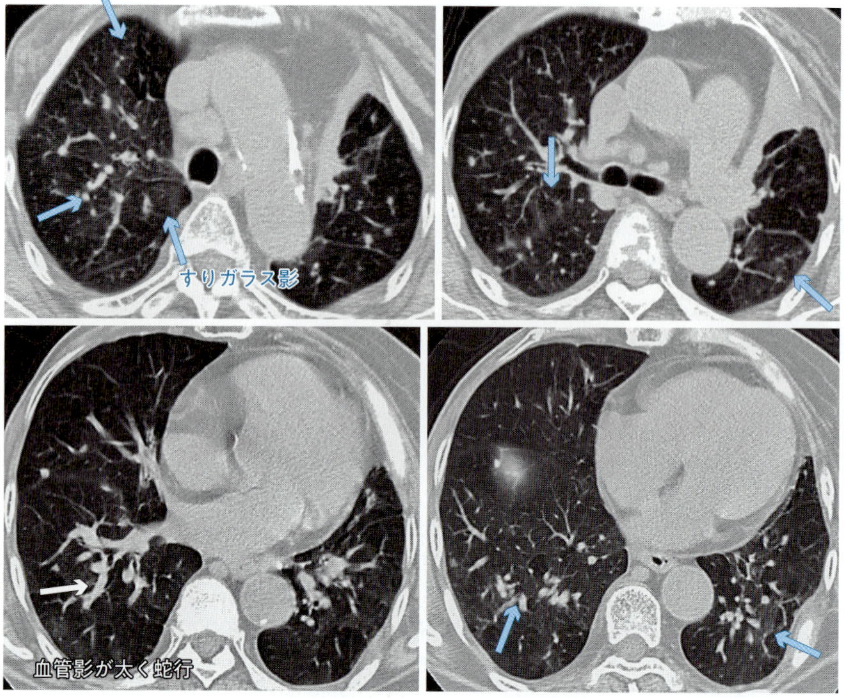

研 肺野全体にすりガラス影が多発していますね．化学療法中ということは，何らかの薬剤性肺炎や日和見感染症を疑うべきなのでしょうか．

指 ちょっと待った．この患者さんに出現したすりガラス影，よく見てごらん．小葉単位ですりガラス影があるところとないところがあるね．また，血管影が少し太く蛇行していること，肺野の容積が少し小さくなっていることに気づくことができたら，どうするかな？

研 この患者さんはひどい難聴でした．もしかして，この胸部CTが呼気の可能性はないでしょうか？

指 そう，この胸部CTは呼気になっている可能性があるね．患者さんに確認したら，CTの技師さんが「息を吐いて～止めてください！」といったように聞こえたので，めいいっぱい息を吐いて止めていたようだよ．深吸気で撮り直したCTがこれだよ．

深吸気時

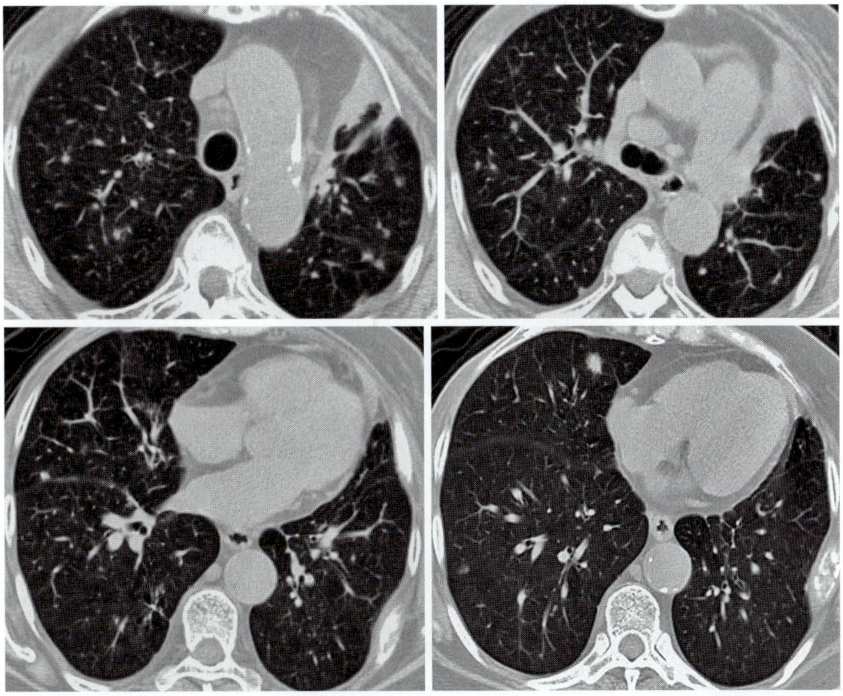

研 さっきのすりガラス影が見事にすべて消えてますね！　吸気と呼気の違いだけで，こんなにも画像が変わるとは知りませんでした．

指 これは，さっきのＤのシェーマを示した症例だね（p.77 参照）．含気が少なくなることで，すりガラス影に見えてしまうこともあるんだ．**CT を撮るときは，しっかり深吸気をしているかどうかも確かめる必要がある**ということだね．

ここがポイント！

✔一部の肺癌にはすりガラス影を呈するものがあり，胸部Ｘ線では見えないことがある．

✔胸部 CT の撮影時で深吸気になっていないと，本来病気ではないところにすりガラス影を呈することがある．

研 すりガラス影が胸部Ｘ線で見えないのであれば，見逃すことも多くなるのではないでしょうか？　どのように見ていればいいのですか？

指 胸部Ｘ線で見えないすりガラス影しかないものは，気づくことはむずかしいと思うよ．でも，Case 1 の急性過敏性肺臓炎の患者さんのように胸部Ｘ線でも読影できるものは見逃さないこと，また Case 2 の患者さんのようにすりガラス影だけではなく consolidation などの陰影を伴うものも多いので，**見える所見をしっかり捉える**ことが大事だね．あとは，胸部 CT で深吸気になっているかどうかも意識して読影することだね．すりガラス影についてよく理解できたかな？

研 はい，よくわかりました！　ありがとうございました．

5 この所見は異常なの？正常なの？

1st step 間接的にしか描出されない所見を読む

Case 1

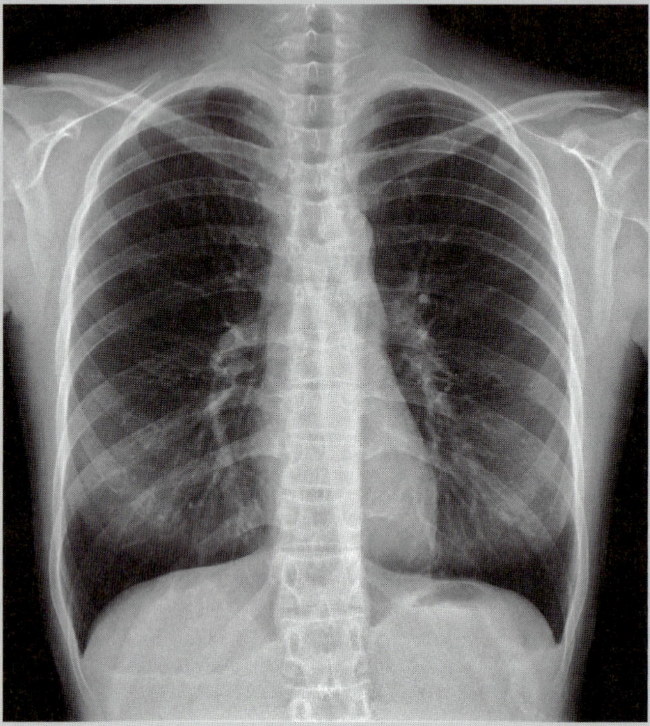

- 18歳，女性
- 喫煙歴なし．1年前より100 mほどの歩行で息切れを自覚していたが，1ヵ月ほど前から呼吸困難が増強．呼吸数22回/分，1秒率42.3%，SpO_2 92%，体温36.1℃，脈拍98回/分．胸部異常音を聴取せず．

研 この胸部X線は正面PA像です．骨・軟部組織に異常影はなく，肺野にも明らかな異常陰影はないと思います．呼吸困難感以外には，咳や痰といった呼吸器症状はないようです．なぜ息が苦しいんでしょうか？ 心拡大もありませんし，よくわかりません．若い女性ですし，心因性の息切れでしょうか？

指 でも酸素飽和度は明らかに低値で，過換気症候群などとは違う病態だね．肺の容積はどうかな？

研 あっ！ 大きいです．横隔膜がだいぶ低い位置にあります．第11後肋骨が横隔膜上に確認できるので，過膨張の状態です．肺の血管影が目立たず，黒っぽくて透過性が亢進しているようです．

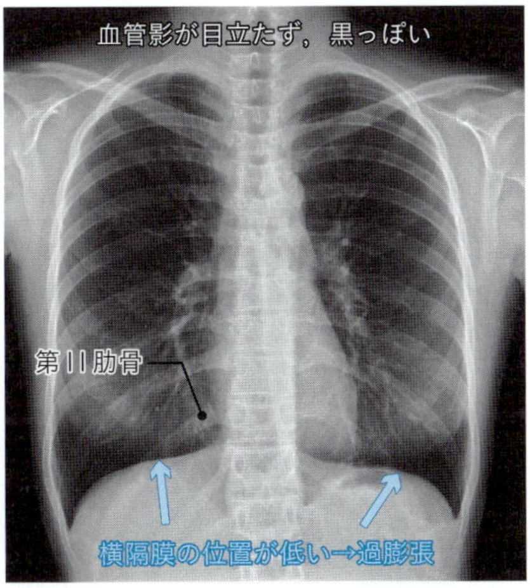
血管影が目立たず，黒っぽい
第11肋骨
横隔膜の位置が低い→過膨張

指 そうだね．でもどうして肺の過膨張が起こるんだろう？

研 原因として閉塞性肺疾患が考えられますが，喫煙歴のない未成年ですし，肺気腫や慢性閉塞性肺疾患（COPD）は考えにくいです．気管支喘息も診察所見や症状からは考えにくいと思います．

指 この患者さんの1秒率は42.3%ととても低いんだ．確かに強度の閉塞性換気障害の状態だね．ちょっと胸部CTを見てみよう．

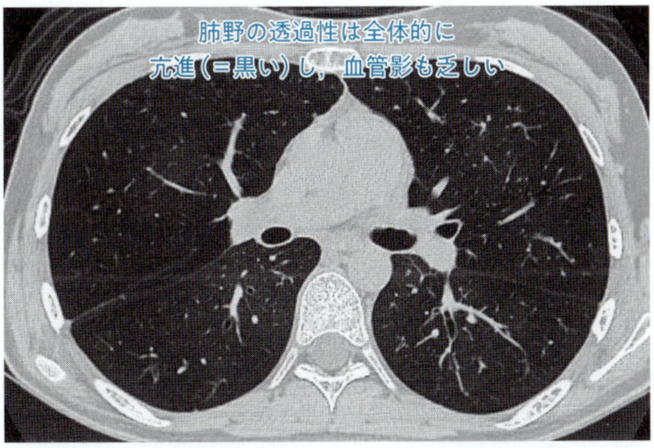
肺野の透過性は全体的に
亢進（＝黒い）し，血管影も乏しい

［佐賀大学放射線科　江頭玲子先生のご厚意による］

研 やはり気腫性変化はないようです．肺野の透過性は保たれていますし，粒状影もありません．異常所見があるようには見えません．何が起こっているんでしょう？

指 よく見てみよう．全体が黒っぽくなってない？　肺野の透過性は保たれているというより，全体的に亢進しているんじゃないかな？

研 あっ，いわれてみるとそうです．胸部X線所見と一致します．血管影も乏しい印象で，とくに末梢肺野で狭小化しています．そうか！　末梢気道が狭くなるような病変があって末梢肺が過膨張し，肺全体の容積増加と透過性亢進をきたしているんですね？

指 お見事！　Case 1は末梢血幹細胞移植後に生じた閉塞性細気管支炎なんだ．下肺野のCTでは，一部ですりガラス様に高吸収に見える部位があるけれど，実はこの部位が正常なのであって，多くの部分は閉塞性の気道病変の影響で過膨張になっているんだね．これを air trapping の所見というんだよ．

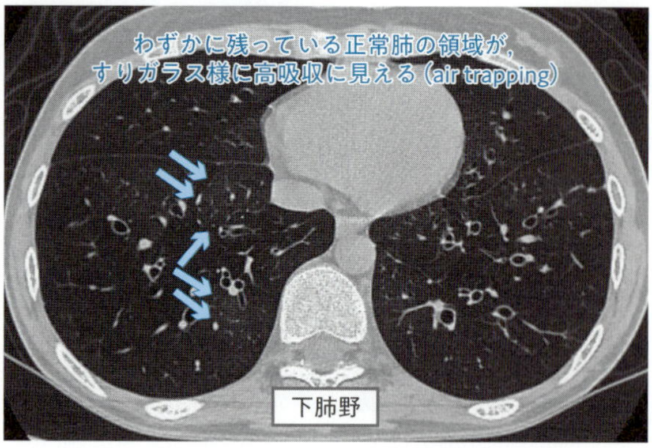

［佐賀大学放射線科　江頭玲子先生のご厚意による］

研 肺野に浸潤影や粒状影がないので，正常像かと思い込んでしまいました．

指 胸部 X 線の読影では左右肺の比較をしていくことが多いけれど，それだけでは Case 1 は異常に気づきにくいね．肺容積が増大していること，通常より肺が黒っぽいことに気づくことで，病態の推測ができるわけだ．**肺容積の変化は CT よりも胸部 X 線のほうが捉えやすい**から気に留めるようにしよう．この患者さんの移植前の胸部 X 線と対比してみると，血管影の狭小化も含めて異常が際立つね．

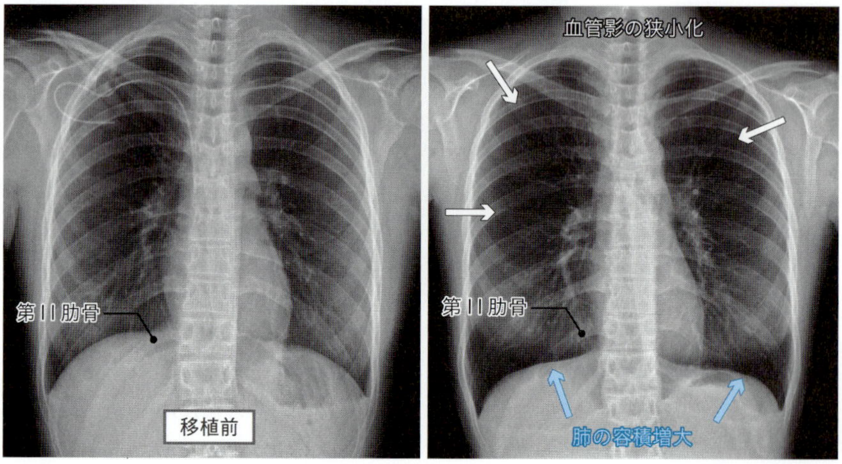

［佐賀大学放射線科　江頭玲子先生のご厚意による］

研修医がつまずいたワケ…

Case 1 で研修医は胸部画像診断でもとくに見落としやすい所見にやはり気づくことができなかった．その原因としては以下のものが挙げられる．

① 肺野内の肺異常陰影のみを探してしまう傾向がある.
② 肺容積（横隔膜の位置や肋間腔の広さ）の評価が不足している.
③ 肺血管の所見に注意を払っていない.

胸部 X 線でも CT でも，浸潤影やすりガラス影，あるいは粒状・結節状陰影といった“肺野異常陰影”が明らかでないと，正常所見だと捉えがちである．しかし，胸腔内には肺実質だけではなく気道，血管，リンパ管などが存在しており，これらの部位にも注意を払う必要がある．**呼吸器症状があるのに肺野異常陰影が明らかでない症例では，とくに気道と血管の所見を注意深く検討しよう**.

Lesson!

このように胸部 X 線を読んでいませんか？

胸部 X 線の読影の際には，まずは肺容積の大きさ，横隔膜の位置や肋間腔の広さ，肺血管影の太さなどに注意を払う必要があることは，誰もが知っている読影のキホンである．しかしながら，Case 1 のように労作性呼吸苦がある一方で喫煙歴もないとなると，肺野に浸潤影やすりガラス影などの肺胞性陰影を探してしまいがちである.

低酸素血症を含めた呼吸器症状があるにもかかわらず胸部 X 線が一見正常に見える場合，気道病変（とくに細気管支病変）の存在も疑うようにする．後述するが，細気管支炎の多くは，画像上では小葉中心性粒状影として直接捉えることができる．しかし Case 1 のように細気管支病変そのものは画像所見としては描出されず，病変による閉塞性変化の影響で二次的に生じた肺の過膨張（air trapping）などの所見から，細気管支病変の存在を間接的に類推するほかない症例もある．Case 1 のような閉塞性細気管支炎の画像はその典型である.

再確認：肺の過膨張所見

肺過膨張をきたしている肺では，胸部 X 線上で横隔膜は全肺気量（total lung capacity：TLC）のレベルまで押し下げられ，第 7 前肋骨以下，後方では第 11 肋間以下に位置する．また同時に横隔膜は平坦化し，CP angle が dull になる．さらに X 線の透過性亢進により肺野の血管陰影の狭小化や消失が見られる.

細気管支炎の CT 所見[1)]

二次小葉レベルの気道は HRCT での描出限界より細く，細気管支は描出されない．このため伴走する気管支肺動脈の陰影から推測することになる（二次小葉と細葉，終末細気管支と呼吸細気管支の解剖学的な関係，およびそれらの HRCT 所見については p.24～25，「II．胸部 CT 読影のキホン」を参照）.

1）小葉中心性粒状影パターン

細気管支壁やその周囲間質への炎症細胞の浸潤を認めるもので，CT 所見から病変部を直接的に小葉中心性粒状影として捉えることができる．代表的な疾患は，びまん性汎細気管支炎（DPB），抗酸菌感染症などである（p.29，「II．胸部 CT 読影のキホン」の図 5 も参照）.

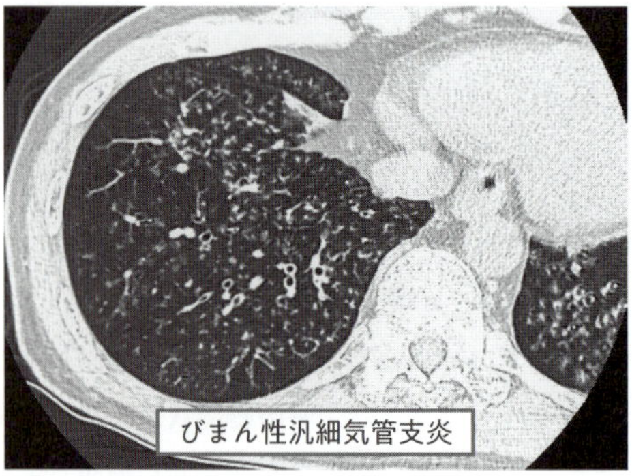
びまん性汎細気管支炎

2）過膨張パターン

代表疾患である閉塞性細気管支炎では，細気管支壁の肉芽形成と線維化が本態であり，周辺肺実質の含気増加もあいまって，病変部を直接的に確認することは困難となる．主要な所見は，air trapping すなわち小葉（あるいは肺実質）の容積増加と透過性亢進である．病変部位の内部の血管は狭小化し，残存する正常部位と斑状・地図状に濃淡不均一なモザイク状陰影を呈する．呼気時の HRCT では正常部位は吸気時よりも高吸収を示すため，病変部は air trapping により正常部より低吸収な地図状の拡がりとして描出されやすくなり，通常の吸気時での撮影よりモザイク状陰影の検出が容易になる（p.34，「II．胸部 CT 読影のキホン」の図 14 も参照）．

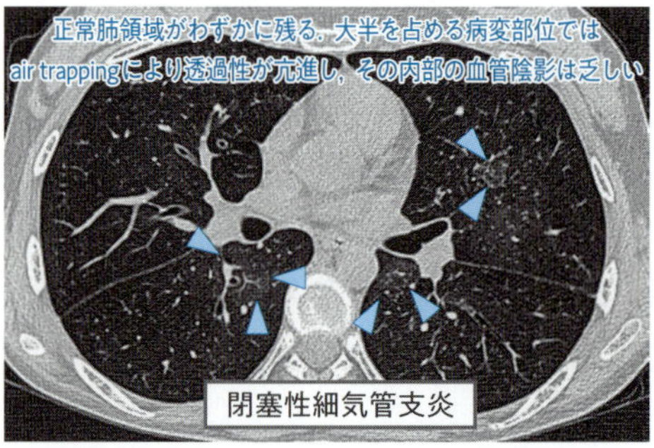
正常肺領域がわずかに残る．大半を占める病変部位では
air trappingにより透過性が亢進し，その内部の血管陰影は乏しい
閉塞性細気管支炎

［佐賀大学放射線科　江頭玲子先生のご厚意による］

ここがポイント！

- ✔呼吸器症状が認められるにもかかわらず胸部Ｘ線写真が一見正常に見える場合，気道病変（とくに細気管支病変）の存在も疑う．
- ✔その際には肺の容積の評価も重要となる．
- ✔細気管支病変の画像所見は，肺の過膨張や透過性亢進として間接的にしか描出されない場合がある．

2nd step 胸部 X 線では異常を指摘できないときは？

Case 2

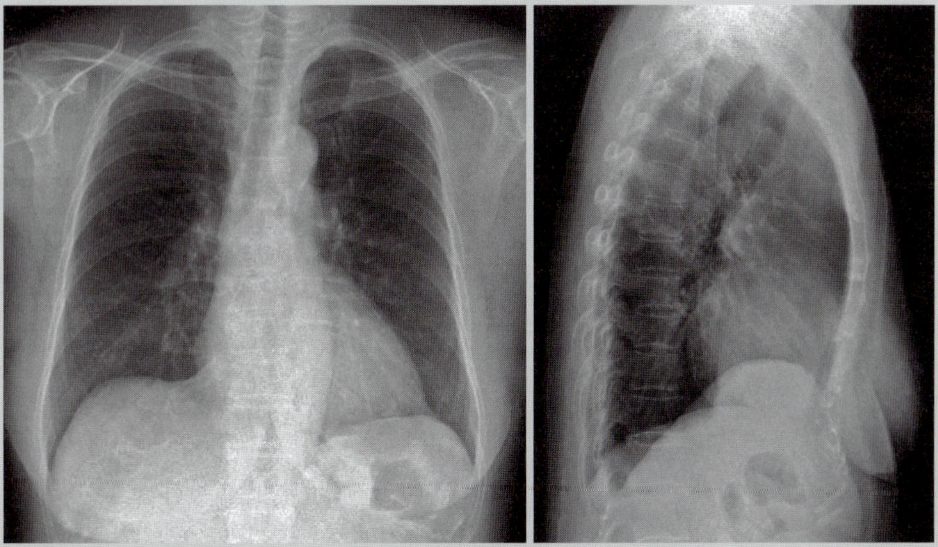

- 71 歳，女性
- 喫煙歴なし．30 年来の難治性喘息．吸入に加え，経口ステロイドや抗 IgE 抗体などを併用して治療中だが，胸部の重苦しさと頑固な咳嗽が遷延している．呼吸数 18 回 / 分（呼気延長），SpO_2 93%．強制呼気の終末にかすかに喘鳴を聴取．FEV1 1.77 L（予測値の 59.6%），1 秒率 54.3%．

指 せっかくいい機会だから，モザイク状陰影で細気管支病変が診断できる症例をもう 1 例見てみよう．

研 正面像では，やや上肺野の透過性が亢進している印象ですが，肺野にはとくに異常はないと思います．縦隔や肺門部陰影も異常はなく，心陰影や血管の腫大もありません．横隔膜の位置は正常範囲だと思います．第 11 後肋骨が横隔膜下に隠れており，肺の過膨張所見は明らかではありません．

指 けれど酸素飽和度は低値だね．どう考える？

研 やっぱり細気管支に病変があるのでしょうか．強制呼気時に喘鳴も聴取できるようです．

指 では胸部 CT を見てみよう．

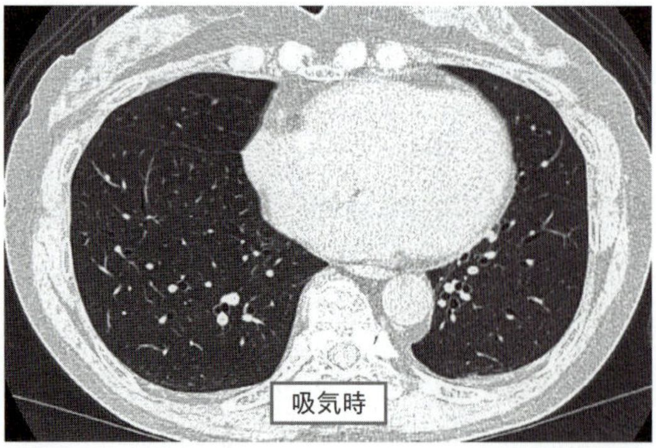
吸気時

研 肺野には浸潤影やすりガラス影を認めず，粒状影や気腫もありません．脈管の腫大などの異常所見はなく，気管支の拡張像や壁の肥厚などの変化もないと思います．異常所見を認めず，正常に見えます．

指 気管支喘息の典型像的な所見として，気管支壁の肥厚や気道内の分泌物貯留が知られているけれど，胸部CTでもとくに異常所見はない．でもこの患者さんは酸素化が不良で，閉塞性換気障害を呈しているわけだね．ちょっと呼気時のCTを見てみよう．

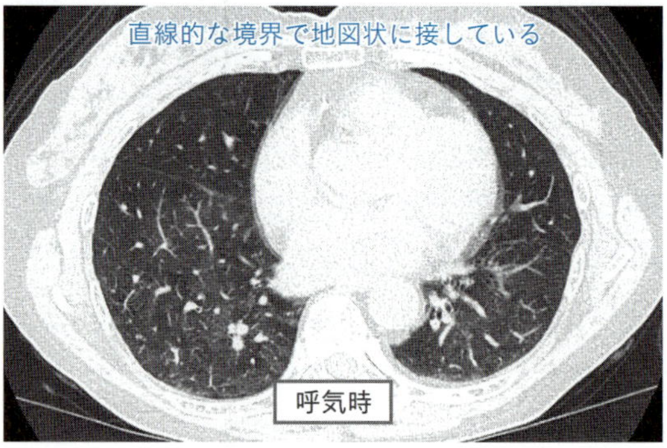
直線的な境界で地図状に接している
呼気時

研 両側下葉では，白っぽい高吸収な部分と黒っぽい低吸収な部分が直線的な境界線をもって地図状に接しています．モザイク状陰影ですね．

指 気管支喘息でも，このように呼気時のCTを撮ることで，細気管支病変の存在が明らかになるんだね．**正常部位は呼気時に高吸収病変として白っぽく描出されるけれど，細気管支病変があるエリアはair trappingによって容積増加と透過性亢進が生じる**んだ．実は中葉や舌区は全体的に低吸収になって黒っぽく見えているね．高吸収領域と隣り合っていないと見落としがちだけれど，これらの部位にもair trappingが認められているよ．

ここがポイント！

- ✓胸部X線の所見からは説明できない低酸素血症の患者では，細気管支病変の評価（胸部CTや呼吸機能検査）を行う．
- ✓細気管支病変の検出にはHRCTのモザイク状陰影が有用で，とくに呼気時の撮影で描出されやすい．

Case 3

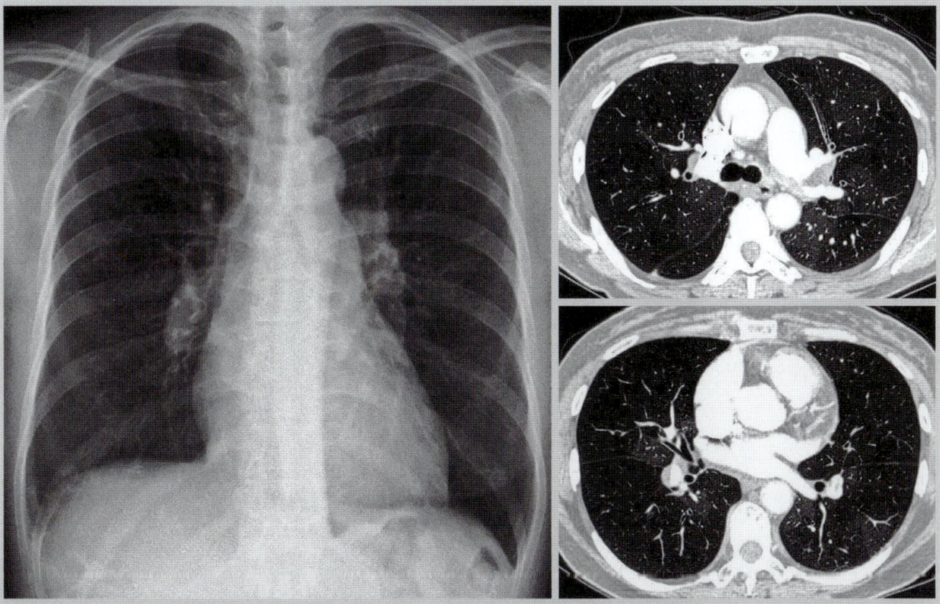

［慶應義塾大学放射線診断科　杉浦弘明先生のご厚意による］

▪53 歳，女性

▪主訴：労作時呼吸困難で紹介受診．喫煙歴なし．既往歴はとくになし．

▪半年前から労作時呼吸困難が出現．喀痰，発熱はない．血算，生化学検査はいずれも正常範囲内であった．酸素飽和度は安静時 96%，100 m 歩行にて 84%．呼吸機能検査にて% VC 106%，1 秒率 78.2%．

指 最後にもう 1 例検討して理解を深めよう．とくに既往歴がない 53 歳女性で，労作時呼吸困難を訴えての受診だね．胸部 X 線の所見はどうかな？

研 正面像では…．とくに異常はないように思います．肺野に陰影はなく，過膨張もありません．少し肺門が腫大しているのかもしれませんが…．また細気管支病変なのでしょうか？

指 確かに肺動脈が少し拡張しているように見えるけれど，その他には明らかな異常所見はなさそうだね．では CT を見てみよう．

研 肺野条件の胸部 CT は…．あっ，わかりました．肺実質は濃淡不均一でモザイク状陰影を示しています．やっぱり細気管支病変があるんじゃないかと思います．あれ？　でも閉塞性換気障害は認められないんですね．

指 確かにモザイク状陰影が確認できるね．でも換気障害は呈していない．実はこの患者さんの拡散能は%DLco は 54%と低下しているんだよ．どういう病態だろう？

研 換気は正常で肺や気道には問題がないのに拡散能が低いとすれば…．もしかして肺毛細血管の血流が低下している…んでしょうか？

指 そのとおり！　この患者さんのモザイク状陰影の部位をよく見ると，相対的に低吸収を示す領域では，高吸収域と比較して血管が細い傾向なのがわかるかな？

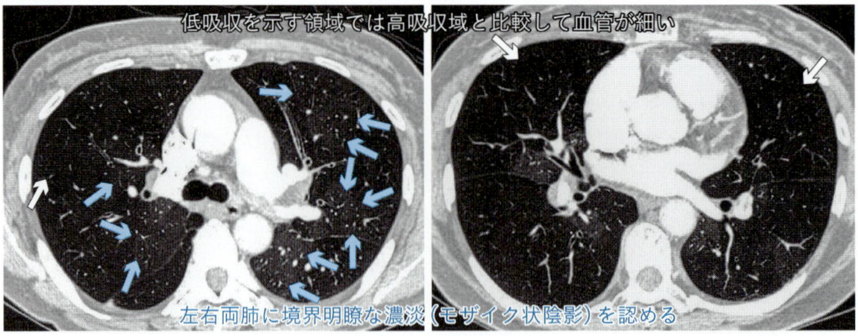
低吸収を示す領域では高吸収域と比較して血管が細い
左右両肺に境界明瞭な濃淡（モザイク状陰影）を認める

［慶應義塾大学放射線診断科　杉浦弘明先生のご厚意による］

研 はい，狭小化していると思います．

指 血流が低下している領域が黒っぽく低吸収になり，血流が保たれているあるいは亢進している領域が白っぽく高吸収になっているんだね[2]．この患者さんの造影CTと肺血流シンチグラムを見てみよう．

研 造影CTでは，両側の肺動脈内に血栓を認め，肺血流シンチグラムでは，両側肺に多数の欠損像を認めます．慢性の肺血栓塞栓症の症例だったんですね．

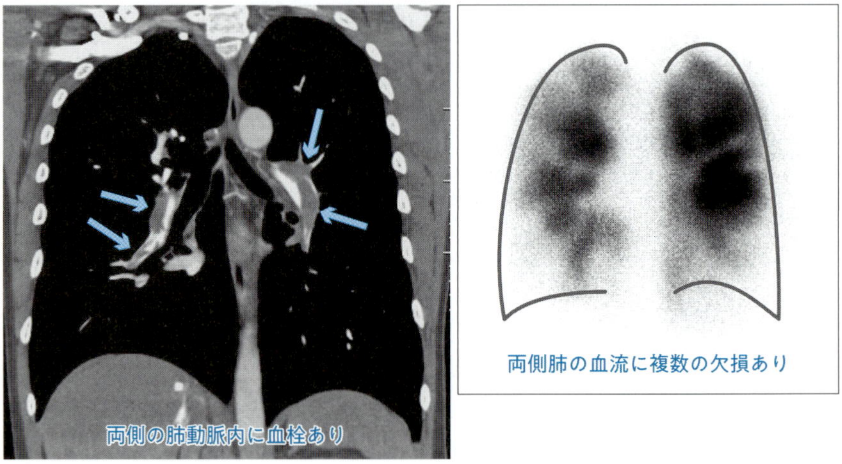
両側の肺動脈内に血栓あり
両側肺の血流に複数の欠損あり

指 お見事！　低酸素の症状がある患者では，胸部X線写真で異常を指摘できない場合，**血管病変の評価**も重要なんだ．胸部CTでモザイク状陰影というと，どちらかといえば細気管支病変によるものを考えがちなんだけれど，Case 3のように部分的な肺血流の低下を反映して生じることも認識しておく必要があるんだよ．

ここがポイント！

✔胸部X線写真が一見正常でありながら，低酸素血症の症状がある患者では，血管病変（血流阻害の有無）の評価も重要である．

✔胸部CTのモザイク状陰影は，肺血管病変，すなわち血流が低下している領域と血流が保たれている領域とが混在することでも生じる．

指 胸部X線が正常に見えても，よく見ると正常ではなかったり異常所見が隠れていたりするんだよ．

研 読影の基本事項として習った肺容積の評価ですが，改めて重要であることがわかりました．とくに細気管支病変の検索の手がかりになることが印象的でした．

指 低酸素血症をはじめとした呼吸器症状がある患者の診療では，胸部X線が正常に見える場合，問診や理学所見，さまざまな検査結果を含めて気道病変（とくに細気管支病変）と血管病変の検索をする必要があることも理解できたかな？

研 はい．その中でCTのモザイク状陰影も有用な所見で，その成り立ちの理解が病態の把握と診断につながっていくこともわかりました．ありがとうございました．

文 献

1) Takahashi M et al：Bronchiolar disease：spectrum and radiological findings. Eur J Radiol **35**：15-29, 2000
2) King MA et al：Chronic pulmonary thromboembolism：detection of regional hypoperfusion with CT. Radiology **191**：359-363, 1994

6 肺血管や骨，しっかり追えていますか？

1st step 肺血管の分布を追う

Case 1

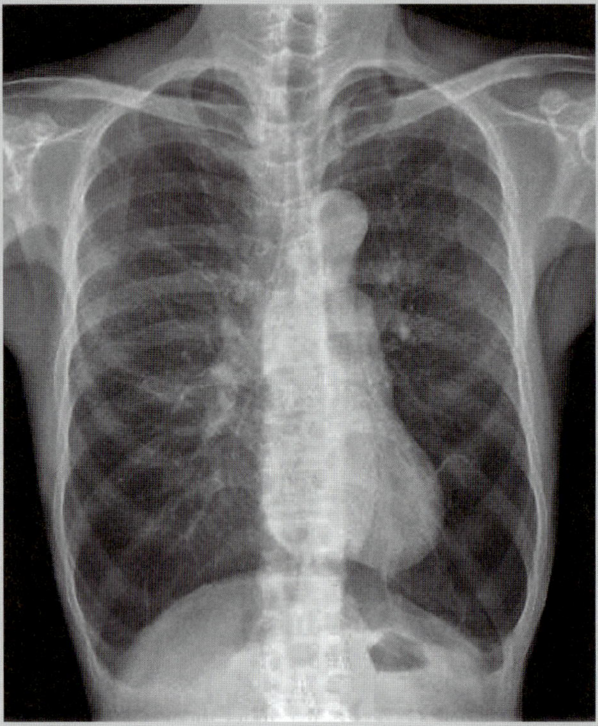

- 60歳代，男性
- 3年前より労作時呼吸困難あり．肺炎で他院入院となり，低酸素血症を指摘された．

研 胸部X線は立位正面像です．骨・軟部組織に異常影はありません．横隔膜が両側低位ですが，とくに肺野は異常ないと思います．低酸素の原因は，胸部写真だけでははっきりしません．

指 先生，ちょっと待って！ **横隔膜が両側低位**だし，**CP angle も dull** だ．COPDじゃないの？

研 そんなに肺野が黒くないので….

指 肺野が黒い，というのは教科書にも載っているし，有名な所見だね．でも，最近の胸部X線はコンピュータ処理をされていて，**COPDでもあまり黒々と見えないことが多い**んだ．

研 では，どうやって判断すればいいんでしょうか．

指 黒い，というのとニュアンスは似ているけど，血管影を追ってみると参考になるよ．もともと肺の血管はこんな風に（右図）肺門から枝分かれしながらだんだん細くなっているよね．

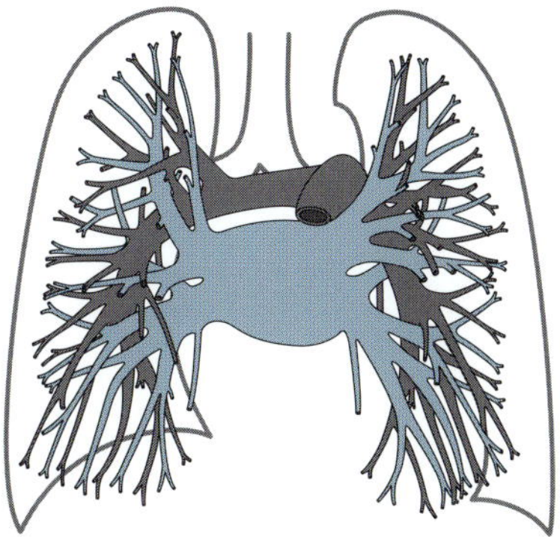

指 肺門付近の肺動脈は径が1 cm程度あり，**分岐するにしたがってだんだん細くなる**．末梢の胸膜近くになると0.5〜1 mmぐらいまでになるんだ．肉眼の分解能が0.5 mmだから，肉眼で見えるギリギリの幅まで細くなってるということだ．

研 この血管を1つひとつ追う，ってことですか？

指 血管はたくさんあるんだから，1つひとつは無理でも，**左右を見比べながら末梢に向かって追っていく**，という感じで見ていくといい．

研修医がつまずいたワケ…

Case 1では研修医はCOPDに特徴的な所見を無視してしまった．その原因としては以下のものが挙げられる．

> ①「肺野が黒い」という文言に引きずられて，血管影の密度を確認していない．
> ② 読影時に，肺の大きさ（横隔膜の高さ）を確認しなかった．
> ③ 肺や心臓の形，CP angleに注目していない．

基本的なことではあるが，胸部X線写真は肺野だけを見ればいいというものではない．全体像から得られる多くの情報を統合するのが読影である．そして肺野の見方も血管影を意識する必要がある．

Lesson！

COPDの読影の方法と考え方

COPDに特徴的な所見は，肺の過膨張である．胸部X線写真をぱっと見たときに「肺が大きい」ことに気づけば，COPDを疑わなければならない．

健常者では右第10肋骨と横隔膜が交差するところ，Case 1では第12肋骨が横隔膜と交差し，**横隔膜低位**である．**CP angleもdull**，**心陰影も小さめ**であり，典型的な過膨張所見である．

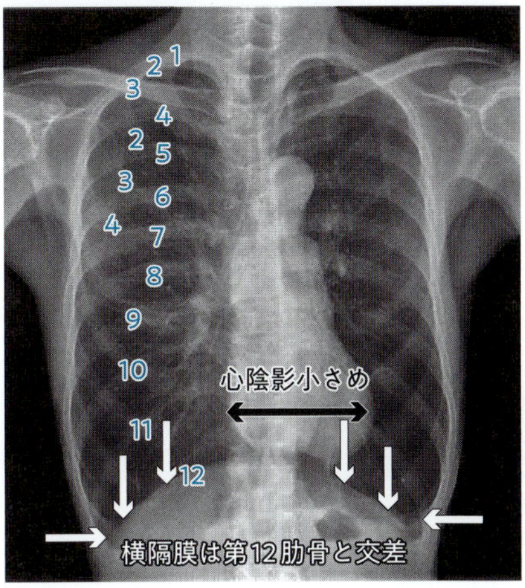

正常肺と肺野を比較してみると，過膨張，ってことはCOPD（気腫病変）があると考えられるので，そのエリアには肺が少ないはず….

正常像の血管影は，ほぼ空気である肺内を，血液（水の密度）が通っている血管が，肺門を中心に放射状に枝分かれして少しずつ細くなりながら拡がっていく．

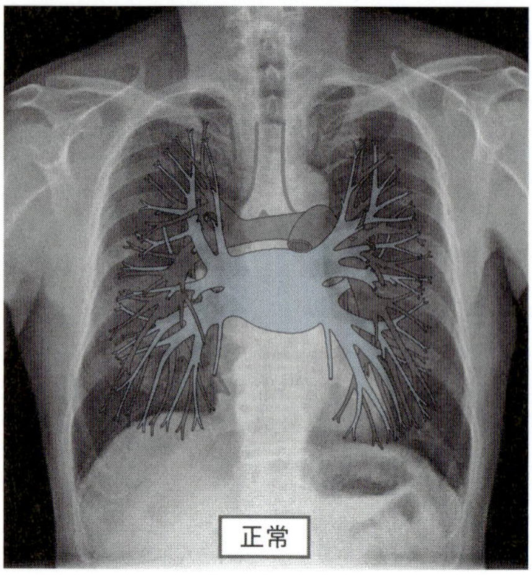
正常

立位正面像であれば，下の肺野に行く血管のほうが重力によって多く血液が流れるため，太めに見え，**上の肺野に行く血管の1.5～2倍の太さになる**といわれている．

それを意識して，肺野を見ていく．左右で同じ高さにある血管は同じような太さだと考えてよいので，左右を比較しながら，**濃度の差，違和感がないか**を確認する．

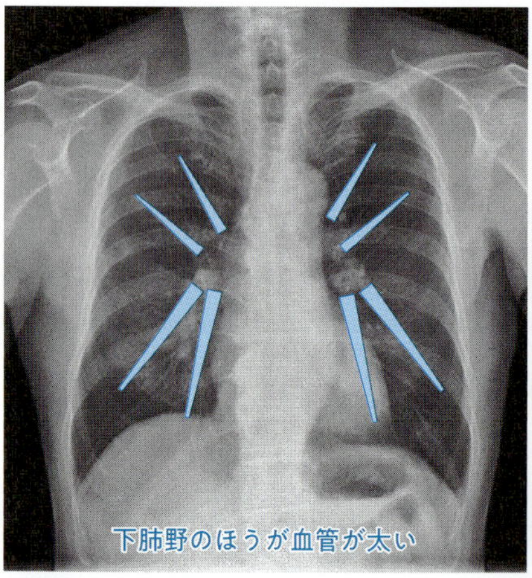
下肺野のほうが血管が太い

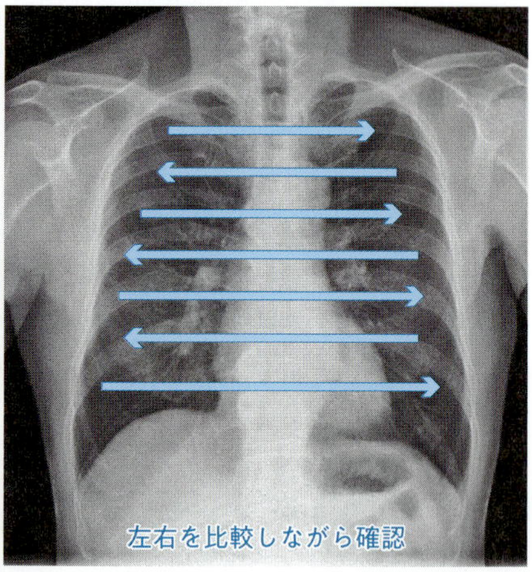
左右を比較しながら確認

Case 1 の胸部 X 線では，両側下肺野の血管影が少ないように見える．

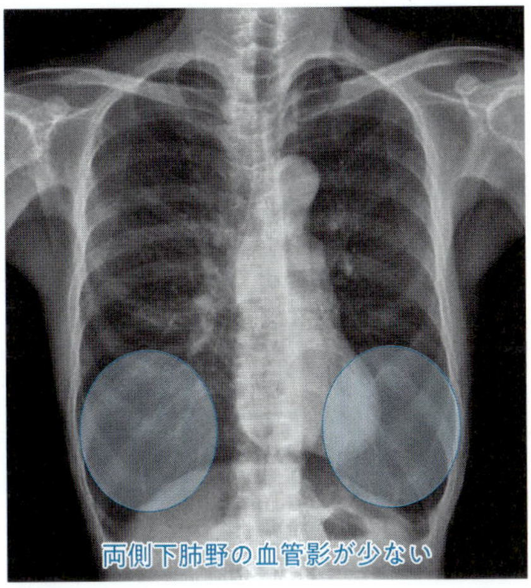
両側下肺野の血管影が少ない

COPD（気腫病変）があると，その部分の肺胞＋血管が減り，そのエリアに行く血流自体も減るために，気腫の存在するところのみならず，中枢の血管径も細くなる．CT で正常例と比較して提示する．

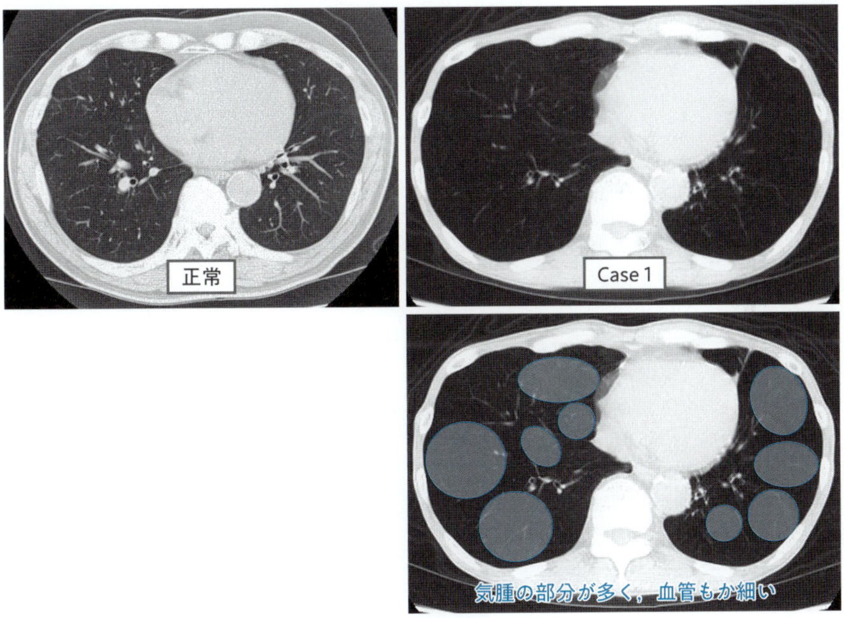
正常
Case 1
気腫の部分が多く，血管もか細い

ほぼ同じ高さでのスライスだが，血管の太さが正常例と全然違うことがわかる．また，気腫（真っ黒）の部分が多く，その間の血管もか細い．これらの所見が，胸部 X 線における血管影の少なさに通じる．

ここがポイント！

✔肺野以外の所見を必ず確認する．

✔血管影を追うときにも左右差がないかを意識する．

Case 2

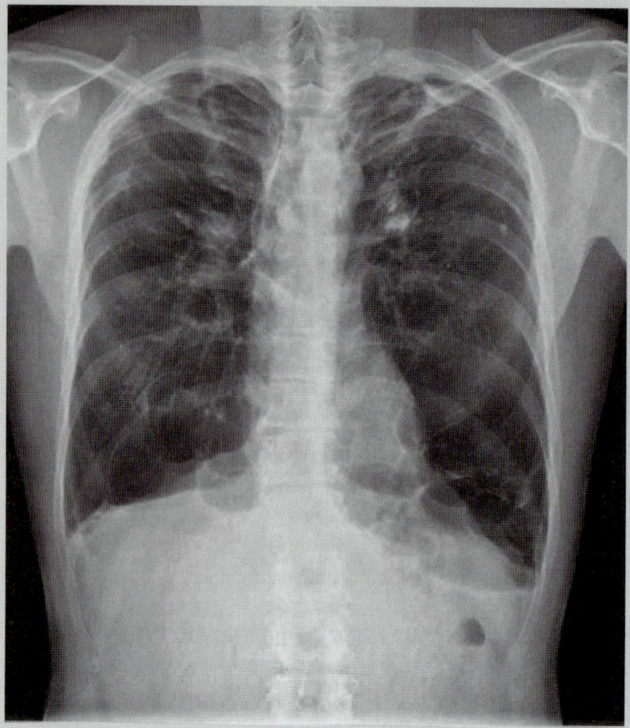

- 50歳代，男性
- 幼少時より喘息コントロール不良であった．1年前に気胸で治療歴がある．喫煙歴なし．今回転居により前医より紹介となった．

指 この患者さんの胸部X線の所見はどうだろう？

研 胸部X線は立位正面像です．骨・軟部組織に異常影はありません．両側の血管影が下肺野で見えなくなっていますから，今度もCOPDだと思います．

指 先生，ちょっと待って！　血管影がない＝COPDじゃないよ．この辺に線が見えないかな？

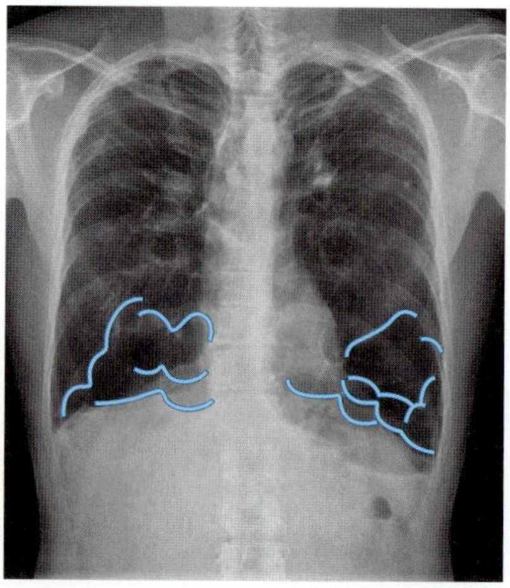

研 あっ．わかりました！　気胸ですね！　気胸の既往がある，つまり2回目の気胸，これは手術ですね！

指 ちょっと待って，落ち着こうか．もちろん気胸でも血管影が途切れるし，正常肺との境界に線が見える．でも，CT を見てもわかるんだけど，これは嚢胞なんだ．

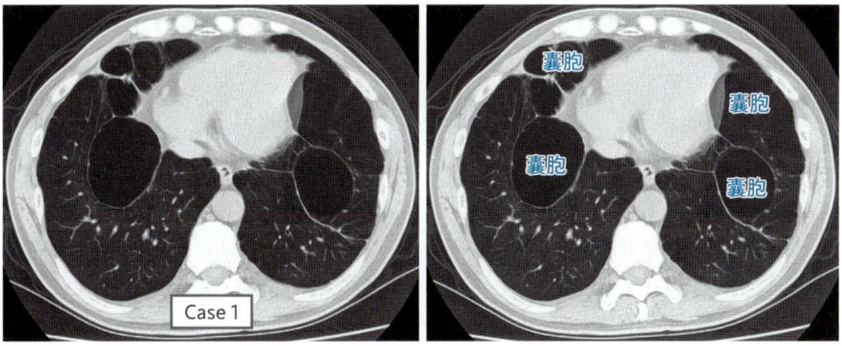

研 嚢胞…．気胸とどう違うんでしょう？

指 嚢胞の話をする前に，気腫・COPD の成り立ちについても知っておこう．気腫と嚢胞はよく似ている病変だからね．気腫は，主に喫煙が原因で，肺胞壁がいつの間にか溶けてなくなってしまってできた，がらんどうの空間なんだ．正常肺は，3億個程度の肺胞が集まってできているけど…．その肺胞がいつの間にかなくなって**空気だけになってしまった空間**，それが気腫なんだ．

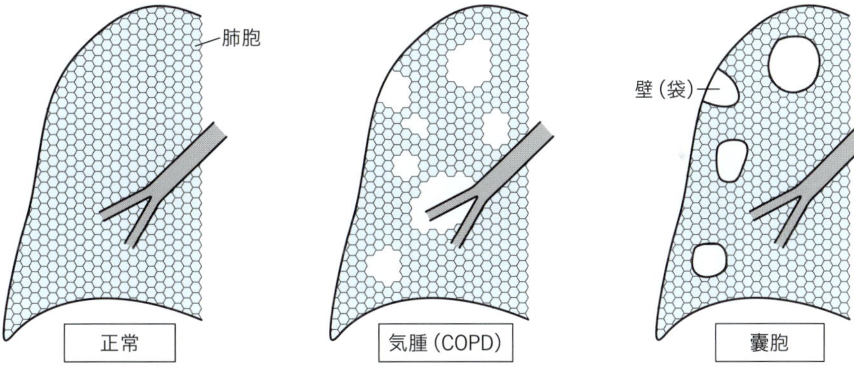

研 気腫と嚢胞はどういう関係なんですか？

指 嚢胞というのは**肺の中にできた袋**のことをいうんだ．例えば気腫の縁が膠原線維などで裏打ちされ，空気のたまった空間と肺胞の間に壁ができると，その場所は袋のようになるので嚢胞と呼ばれるよ．嚢胞にはそんな風に気腫からできるもの以外に，生まれつき存在しているもの，胸膜の一部が牽引されてできるもの，線維化に伴ってできるものなどがある．

研 嚢胞についてはよくわかりました．それじゃ，気胸との違いはどうなんですか？

指 気胸は肺の外の胸郭内に空気がたまった状態だから，肺の外縁が線として見える．嚢胞と気胸，どちらも空気のたまった空間と肺との間に境界線が見えるんだけど，気胸の場合，袋としての**肺が胸腔に向かって凸**になるだろう．

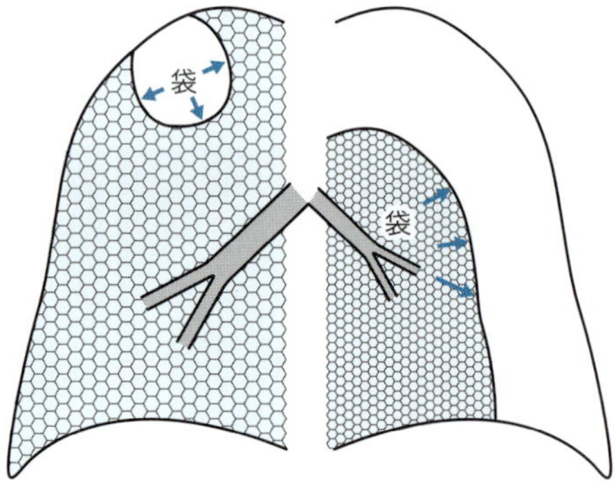

囊胞っていうのは，肺内にできた「袋」だから，**肺側に向かって袋が凸になる**，と考えるとわかりやすいかな．

研 よくわかりました．

指 気胸は，たとえばこんな風に，肺が胸腔に向かって凸になって見えるんだ．

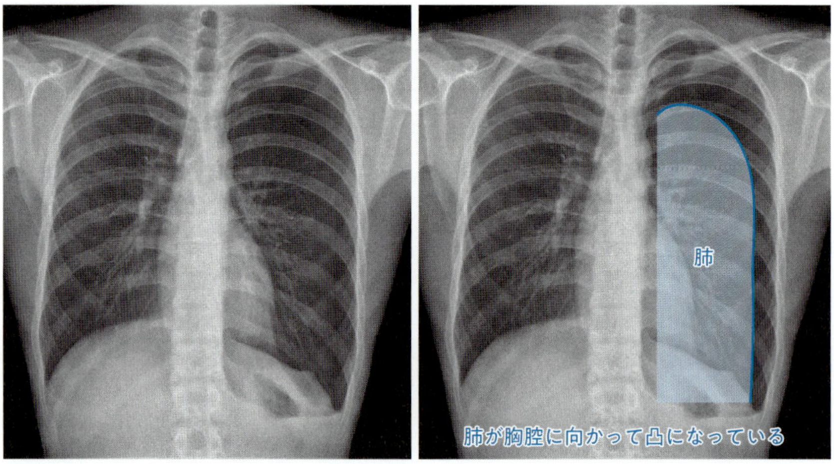

ここがポイント！

✔囊胞は袋なので，肺側に向かって凸になる．

✔気胸の場合は，胸腔に向かって肺が凸になる．

Case 3

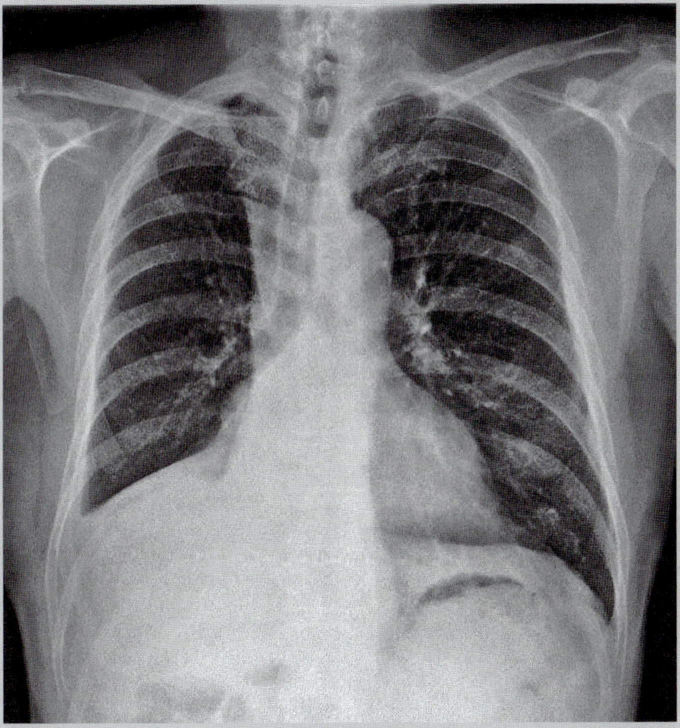

- 60 歳代，男性
- 主訴：労作時呼吸困難
- 既往歴：40 歳代から糖尿病
- 喫煙歴：20 歳から 40～50 本 / 日.
- 半年前から咳嗽が出現，徐々に増悪し，喀痰や呼吸苦も出現したため，前医を受診した．抗菌薬（アジスロマイシン）による加療を行うも改善せず，CT を施行したところ，異常影を認めた．

指 最後はこの症例．血管影の復習のつもりで見ていこう．

研 右と左で血管影の見え方が違います．右の血管影が全体的に少ない気がします．

指 よく気がついたね．他に気づくことはあるかな．

研 気管と縦隔が右に偏位しています．それから，右の横隔膜が上がっているようです．

指 ということは，どういうことかな？

研 右肺の容積減少があるんでしょうか？

指 そのとおり．ということは，何が考えられるだろう？

研 片側の容積減少ですから，肺切除術後とか，無気肺とかでしょうか？　既往に手術歴はなさそうですから，無気肺が考えられます．

指 そう，そのとおり．2 週間前の胸部 X 線を見てみよう．今回との違いはどのあたりかな？

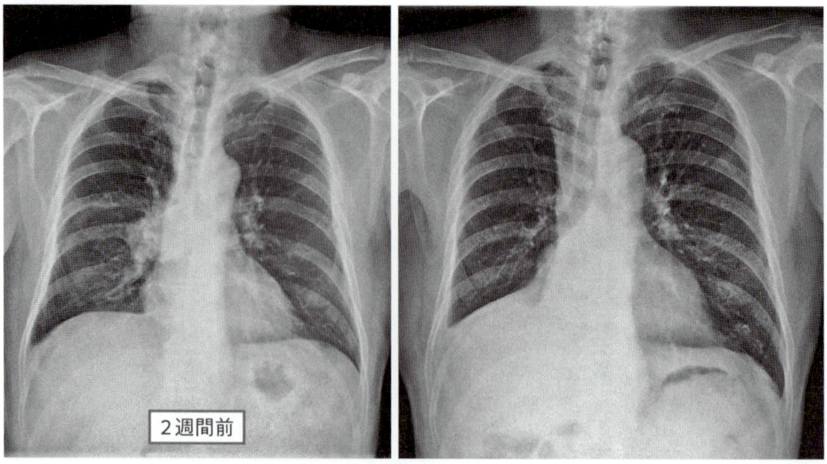

研 2週間前は右肺門部に腫瘤影があります．今回の写真と比較すると右の血管影はよく見えています．比べるとCase 3ではずいぶん血管影が少ないですね．肺野も少し黒っぽく見えますし，腫瘤は少し下に下がって，下肺野の挙上した横隔膜と一体になっています．この真っ白のエリアが無気肺なんでしょうか．

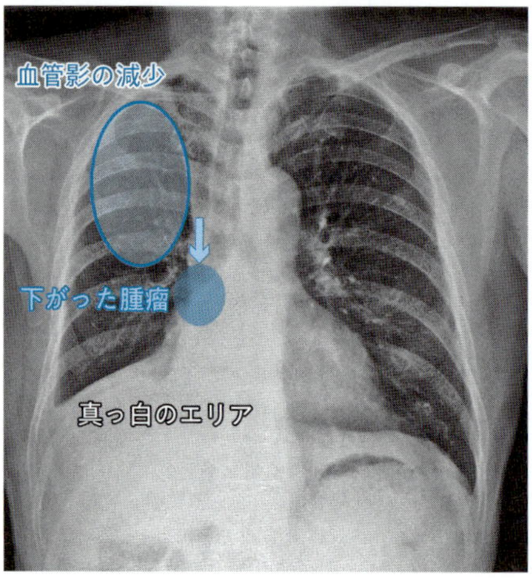

指 そうだね．横隔膜挙上だけでなく，無気肺もその真っ白のエリアに含まれていると考えられる．CTでは，中枢に外向きに凸の腫瘤があり，それに引き続いて無気肺が見られるよ．

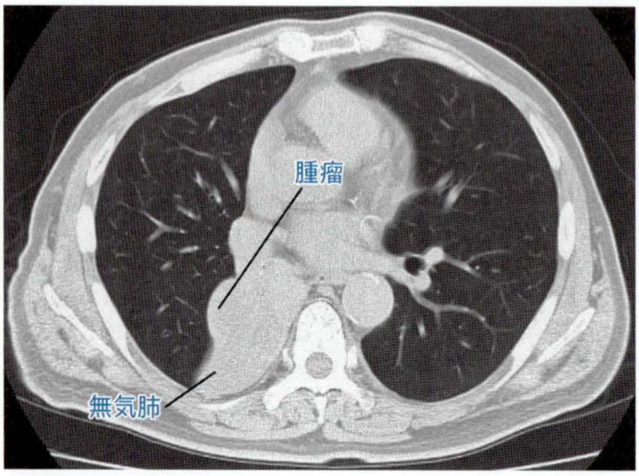

研 無気肺が起こったことで血管影の密度が減ったのはどうしてなのでしょうか？

指 無気肺というのは，気道が閉塞し，その場所以降の肺に空気の出入りがなくなることで，その部分の空気が抜けてなくなり，肺がしぼんでくる現象だよね．

研 それはわかります．

指 一部が縮んだら，残り，健常部はどうなると思う？

研 そうか．健常部は引き伸ばされるんですね．だから，**血管影が疎になる**のですね．

指 そのとおり，よくわかったね．無気肺部が縮むことで，健常部は引き伸ばされ，血管影が疎になる．あたかも，気腫性病変のように見えることもあるんだ．

研 よくわかりました．

ここがポイント！

✔無気肺では，病変部の容積減少が起こるために，健常部が引き伸ばされ，血管影が疎になる．

✔同時に，容積減少によって縦隔や横隔膜が引っ張られる．

2nd step 骨を追う

Case 4

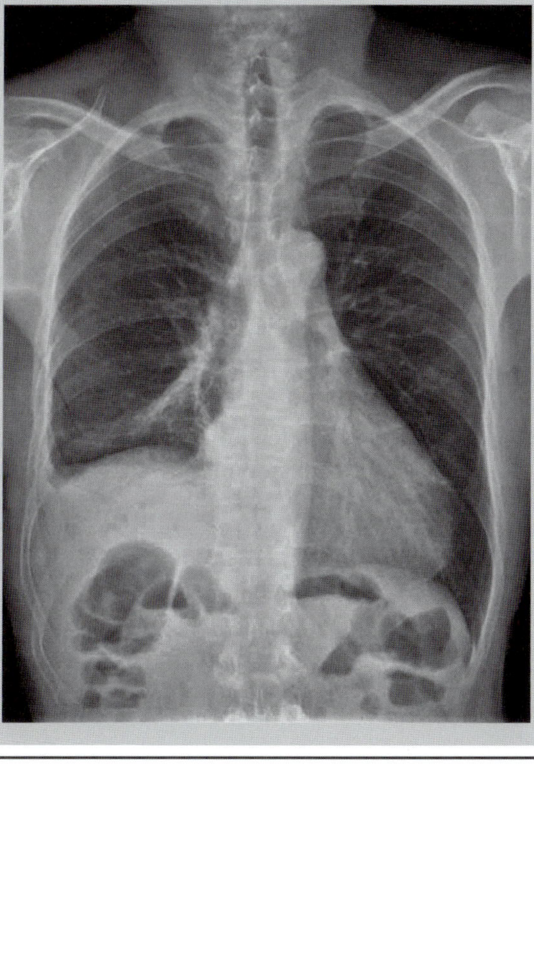

- 60歳代，男性
- 持続する右背部痛を主訴に受診．認知症があり，転倒や受傷したことは覚えていないという．

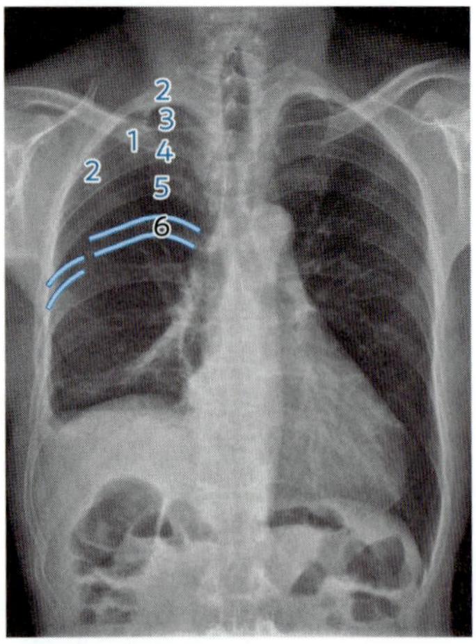

研 この胸部 X 線では，右の CP angle が dull で，右に胸水貯留があるようです．胸膜炎による痛みでしょうか．

指 確かに右胸水貯留はあるけれども，所見はそれだけかな？

研 肺野にはとくに何もなさそうですが….

指 骨・軟部組織はどうだろう．骨の陰影を追ってみると，何か気づかない？

研 あっ！ 右の肋骨が途切れています．

指 そうだね．肋骨を上から数えると，**第 6 肋骨の後ろ側（後第 6 肋骨）が途中で離断**して，位置もずれている．肋骨に限らず，骨の連続性はしっかり見ればよく見えるので，見落とさないようにしたいね．

研 でも，すべての患者さんで，肋骨や他の骨を全部たどるのって，結構大変じゃないですか．

指 もちろん，すべての症例の見える骨全部をたどるのは大変だね．でも，肺野を見るときには左右差を見ていくわけだから，丹念に見ていれば違和感があったはずなんだ．それに Case 4 は「右背部痛」という訴えがあったよね．

研 そうですね．ただ，胸水があったようなので，痛みの原因がそっちかなと決めつけてしまって，その後の読影がおざなりになってしまったかもしれません．反省です．

指 Case 4 の場合，痛みは結構ピンポイントで，右肩甲骨の少し下あたりに強い圧痛があったんだ．

研 その情報があれば，気づきやすかったと思います．

研修医がつまずいたワケ…

Case 4 で研修医は骨折を見逃してしまった．その原因としては以下のものが挙げられる．

> ① 臨床情報を意識していなかった．
> ② 肺野の目立つ所見に引きずられ，丹念な読影が途絶えた．

病変は肺野に存在しているが，1 つ所見を捉えたことで油断すると，他の所見を見逃してしまう恐れがある．骨も含めて肺野の左右差を意識して丹念に既存構造を追い，少しでも違和感があればしっかり確認する必要がある．

Lesson !

骨の陰影に異常が現れるような症例では，多くの場合には痛みなどの症状が自覚されていることが多い．したがってそのような臨床情報を知ったうえで読影にあたることで，痛みがある場所に着目し，胸部X線で異常影を発見する感度を上げることになる．

高齢化で認知症などがある症例では転倒などの病歴が明らかでないことも多く，また，痛みの訴えもはっきりしないことがあり，診察を通して圧痛や叩打痛などの確認をする必要がある場合もある．

骨病変の確認には骨の連続性を追う．肋骨を数えるときに左右差を確認するとよい．連続性が途切れているときには骨折や溶骨などの病変が想定される．

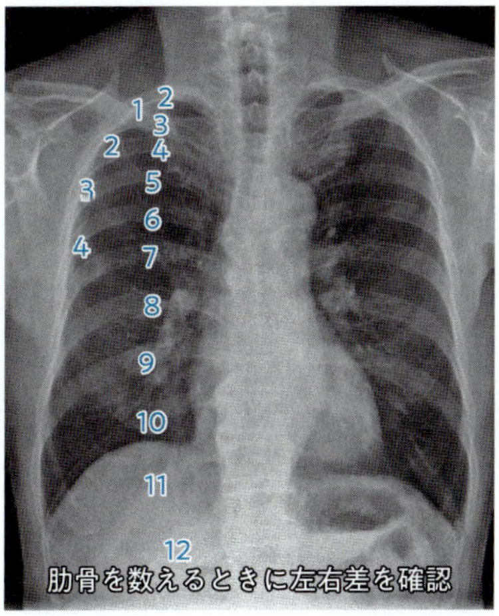

ここがポイント！

✔胸部X線写真を見る前に，できる限り臨床情報を収集する．

✔骨の連続性を，左右差に気をつけてたどる．

Case 5

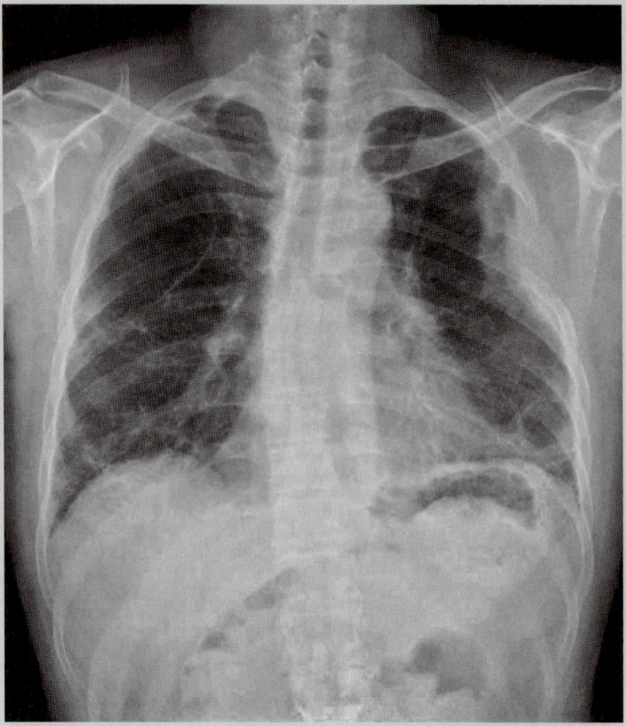

■60歳代，男性
■徐々に悪化する左胸痛を主訴に来院した．

指 じゃあ，最後にこれまでの総仕上げになるような症例を見てみよう．この胸部X線はどうだろう？

研 右肺野に，肺血管が途切れているところがあります．ここ（⇨）に線があって，そこまでで血管影が止まっています．この線は肺側に向かって凸ですから，囊胞であろうと考えられます．

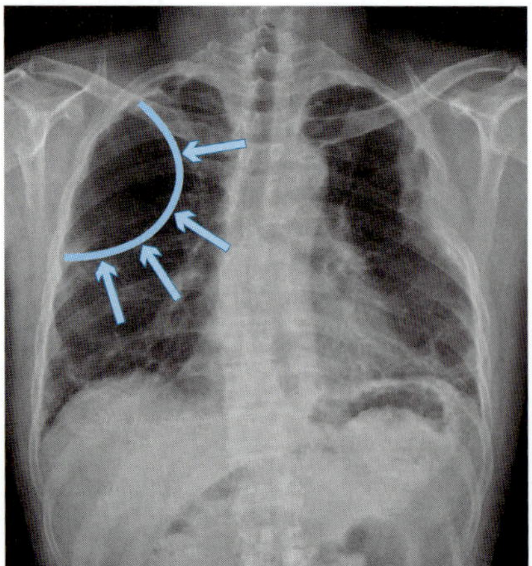

指 そうだね．肺血管は見慣れてきたかな．**1つ所見を見つけても油断せず**，他にも異常がないかを探そう．

研 反対側の左肺野に濃度が高いところがありますね．

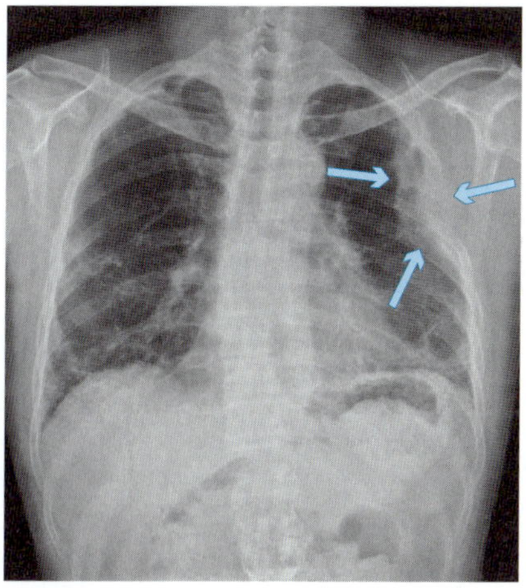

指 この部分は，一体どんな性質をもっているのかわかるかな？

研 白く拡がっていますから…．浸潤影でしょうか．

指 う～ん．濃度の高い部分が，何かをしている．それによってそこの性質がわかるんだけど…．よ～く見てみよう．

研 えっ．一体何をしてるんですか？

指 いや，何かしているというほどでもないんだけど…．これまでの流れで，骨の走行に注目してみよう．

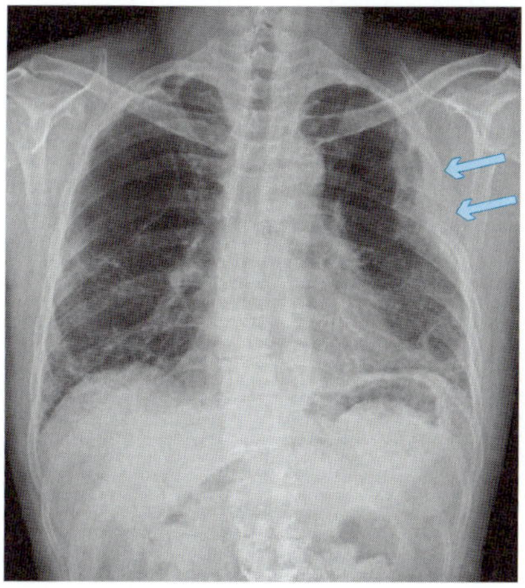

研 あっ．白い部分の中で肋骨が途切れているのが見えます…．

指 そうだね．CT を見てみよう．

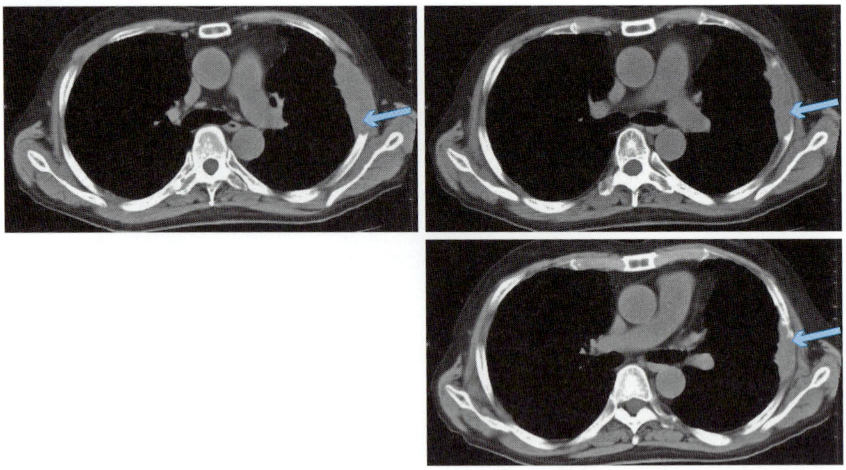

指 矢印のところで骨が蝕まれているのがわかるね．つまり，「溶骨性変化がある」ということだね．これでこの陰影の鑑別診断はわかるかな？

研 「溶骨」ということは，腫瘍性疾患になるでしょうか？

指 そうだね．もちろん炎症性の疾患でもカリエスなど，溶骨性の病変を起こすものはあるけれど，可能性が高いのは腫瘍性疾患だね．

ここがポイント！

✓血管影や骨陰影を追うときには必ず左右差を意識する．

7　画像だけで判断してしまいました…

1st step　読影手順の最後に考慮すべきことは？

Case 1

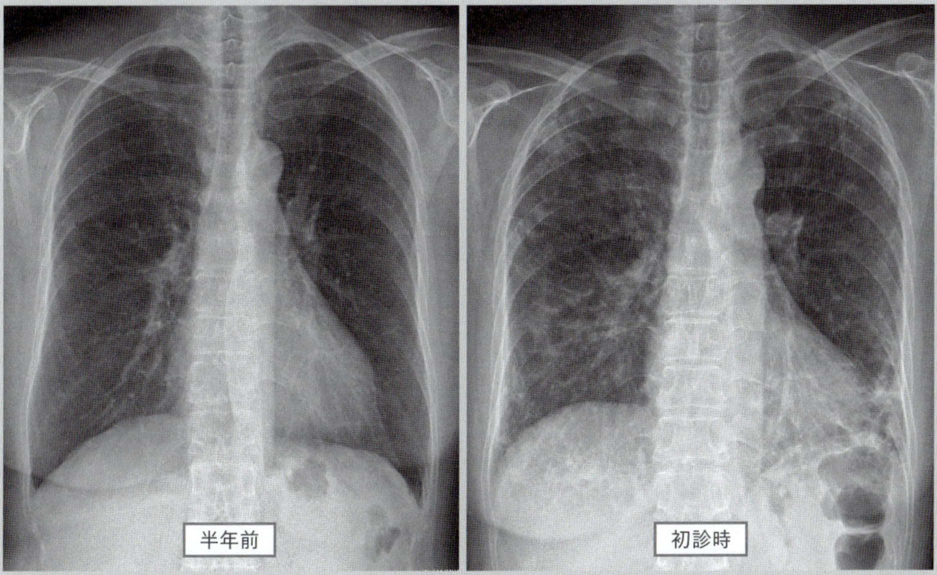

- 67 歳，女性，非喫煙
- 2 週間前から，胸部 X 線により気管支肺炎と脱水症として近医より入院加療依頼.
- 普段はテニスを楽しむなど活動的であった. 過去に特記すべき既往なし. 2 週間前から全身倦怠感が著明となり，1 週間前から発熱が生じ，夜間に 38℃台の熱があった. 症状が持続したため，近医に受診し，すぐに紹介された. 咳嗽の自覚は乏しかった. 2 週間前に顔と手に皮疹が出現して，皮膚科に受診していたが，顔は花粉症，手は白癬といわれていた. 喀痰なし. 直近の温泉使用なし. 海外渡航歴なし. 庭いじりなどはしていない.

指 この患者さんは半年前に胸部 X 線を撮影していたようだね. 今回と比べてどうかな？

研 半年前の胸部 X 線は，ほぼ正常と思いました. 今回の胸部 X 線は上肺野から下肺野にかけて，両肺に浸潤影を認め，下肺野などに少し濃いところも認められると思います. 他にも，とくに右下肺野は気管支壁の肥厚が認められると思います. 喀痰はないので気管支肺炎や異型肺炎を考えたいと思います.

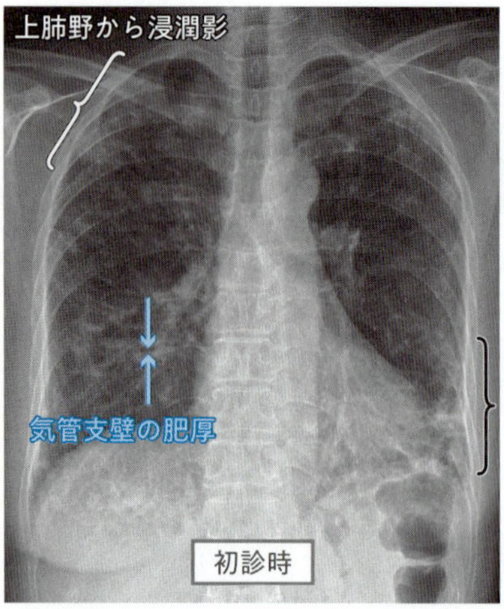

指 陰影の確認だけど，区域性かどうかはわかるかな？

研 非区域性のように思いますが，自信はありません….

指 では，身体所見はどうだったか，教えてくれるかな．

研 血圧（BP）112/61，脈拍数（PR）110 整，呼吸数（RR）22，体温（BT）37.8 ℃，Glasgow Coma Scale（GCS）15．SpO_2 94％（室内気）．チアノーゼなし．胸部聴診所見では，両側背部の下肺野で軽度の fine crackles が聴取されましたが，雑音は陰影から想像するより軽度でした．気管支肺炎疑いとして，非定型肺炎もカバーできる薬剤を開始したいと思いますが．

指 ではただちに抗菌薬を開始するのかな？　その前に，もう少し経過について気になる点があるんだ．確かに急性経過だけど，気管支肺炎だけにしては，腑に落ちない点があると感じるな．一度，一緒に診察に行ってみよう．

問診を追加すると，2 週間前から食事もとれなくなっており，1 週間前からは，臥床が主体になっていた．四肢の筋肉痛も自覚していた．鼻汁や咽頭痛はなく，周囲にインフルエンザの罹患者もいなかった．受診後，呼吸状態は時間単位で悪化してきている．酸素投与が開始されており，半日ですでに 6 L の酸素を要するようになっていた．

来院時の一般血液検査：WBC 7,990（Stab 5.6, Neutr 85.6, Eos 1.0, Bas 0.5, Mon 2.1, Lymph 5.1），Hb 12.0, Ht 35.9, Plt 38.4, AST 55, ALT 20, ALP 194, LDH 416（n 124–226），CK 327, Alb 2.1, Cr 0.48, glucose 109, CRP 6.36．酸素投与後の動脈血二酸化炭素分圧上昇はなかった．

指 さあ，気になる身体所見があると思うんだけど，どうだい．

研 そうですね….そういわれてみると，この手の白癬といわれていた発疹は，何か意味があるんでしょうか？

指 初診時の両手の手指の爪周囲および指腹，第 2 関節と第 3 関節の背側に紅斑が認められるね．一緒に確認してみよう．第 2 指の橈側側面から腹側はとくにびらんを伴うような皮疹が認められる．これは機械工の手（mechanic's hand）が考えられるね．顔は手と同様な紅斑だけど，眼瞼結膜の発疹や色調変化は明らかではないね．

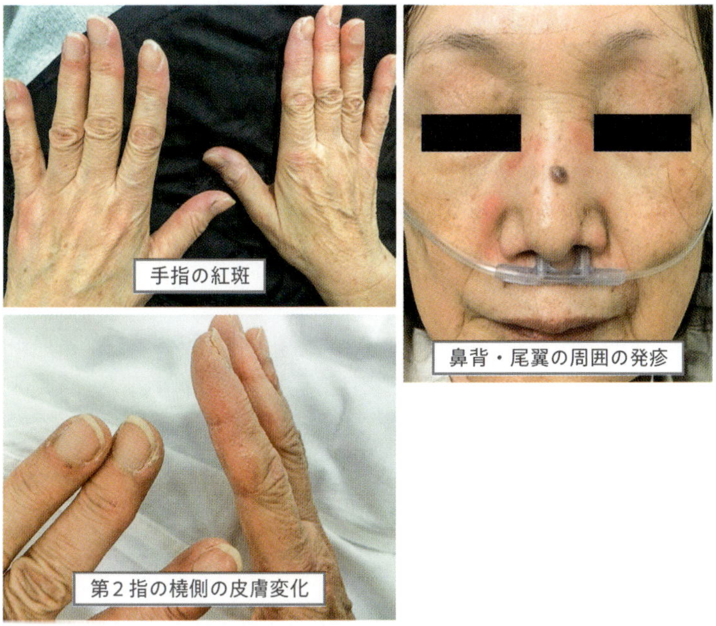

研 顔の発疹も重要だったんですか．気づきませんでした….

指 筋肉痛もあるようだね．筋力低下は…徒手筋力検査法（manual muscle testing：MMT）で明らかな低下は認めないね．手と顔の発疹，筋肉痛と脱力感．さて，鑑別診断で最重要なものはなにかな．

研 ん～，経験したことはないのですが，膠原病でしょうか？

指 そうだね．それも皮膚筋炎に伴う急速進行性間質性肺炎が疑える．さあ，急いで対応するよ．大急ぎだ！

研修医がつまずいたワケ…

Case 1で研修医は，主に胸部X線から気管支肺炎と異型肺炎を疑って治療を開始しようとした．ただし，以下は念頭に置いておくべきである．

> ① 胸部X線だけでは診断をしぼれない場合がある．
> ② 胸部X線を見てから身体所見を再確認しないといけない場合がある．

重症の肺炎を見ることが増えてくる一方で，両肺に広がる気管支肺炎も時に経験するであろう．インフルエンザのシーズンなどにはとくに注意したいところである．

Case 1の場合，患者は手の発疹を気にしていたことがわかる．皮膚筋炎から考えた場合には，皮膚所見を丁寧に診て，皮膚筋炎に特徴的な所見を積極的に探しに行くことが求められる．なぜなら，**急速進行性間質性肺炎は生存率が低い**ことが知られており[1]，できるだけ早期の強力な治療が必要であるためである[2]．すなわち，**皮疹から最悪の可能性を想定できるか**がポイントである．初診時のCT所見としては，小葉内の網状陰影が少ないという報告もあり，Case 1はそれに合致していると考えられる[3]．

Lesson!

胸部X線読影のみでなく，身体所見の確認とあわせた総合的な評価がポイントとなる．ここでは，身体診察についておさらいしたい．

身体診察を大切にしていますか？

呼吸器疾患一般で，体表の視診や身体所見の照合で，聴診所見以外に筆者が必ずルーチンで確かめるものは以下のとおりである．

1) 頸部周辺の所見

- いわゆる気管短縮（short trachea）：輪状靱帯と胸骨切痕の距離（crico-sternal distance）が短くなる．COPDに代表される肺の過膨張などを反映する．
- 補助呼吸筋の所見：視診では，胸鎖乳突筋の肥大はまたCOPDなどで見られるが，悪液質を合併するほど進行すると萎縮してしまう．一方，前斜角筋の収縮の触診は，慣れると容易に補助呼吸筋の使用状況がわかる有用な診察手技である．
- 甲状腺触診：甲状腺機能亢進や低下を疑う所見がないかとともに必ず確認しておきたい．
- 頸部・鎖骨上窩リンパ節：頸部は比較的わかりやすいが，鎖骨上窩リンパ節を触知できるだけで，リンパ節が腫れる疾患を想起できるだろう．左鎖骨上窩リンパ節であれば，Virchowリンパ節転移から下部食道癌や大腸癌などの消化管癌も考慮する一方，右鎖骨上窩リンパ節であれば，右胸腔内の病変の転移などが考えられる．
- 鎖骨上窩の吸気時の陥凹の視診
- 頸静脈怒張および頸静脈波の視診

2) 体幹の所見

- 胸郭の変形：COPDでは樽状胸郭を視診で判断できる．横隔膜の平低化が重度になると吸気の終わりに下部胸郭が内側に引き込まれるHoover徴候が有名である．
- 姿勢：前屈みで呼吸を整える状態．

3) 四肢の所見

- 爪の色調，変形
- ばち指：肺癌，特発性肺線維症を考慮に入れるために非常に重要である．
- 橈骨動脈の触診：bounding pulseは呼吸の様子とあわせて高二酸化炭素血症も推測できる．

ここがポイント！

✔胸部X線で陰影の分布を把握したうえで，鑑別診断の手がかりになる身体所見がないかをしっかり把握する．

✔問診で呼吸器症状の他に気になる変化がないかを患者によく確める．

Case 2

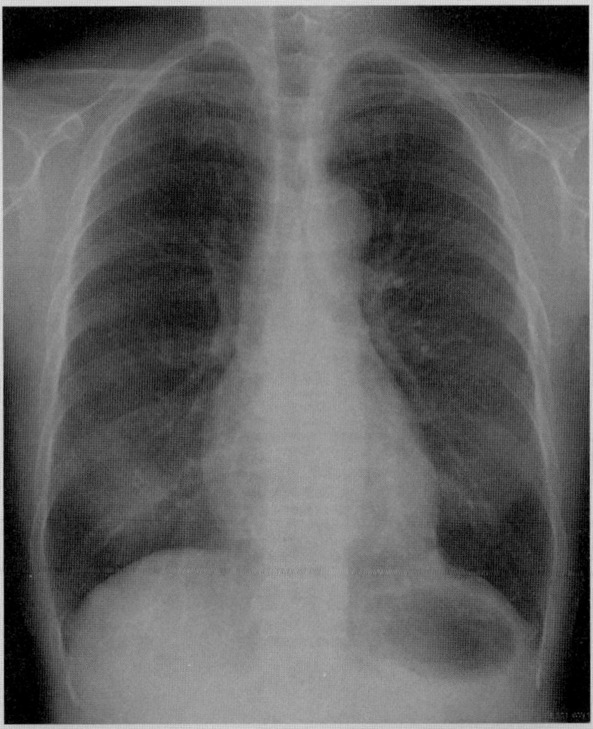

- 57 歳，女性，非喫煙
- 喘息診断の既往があった．普段は，喘息に対する治療を受けていなかった．1ヵ月前より乾性咳嗽が増加し，喘息発作として治療を受けていた．呼吸困難を感じて他院に受診した際に胸部X線で異常を指摘され，精査目的で紹介受診となった．日常生活に支障はない．熱も明らかではなかった．手の指に皮疹が出てきており，他院で主婦湿疹と診断されていた．

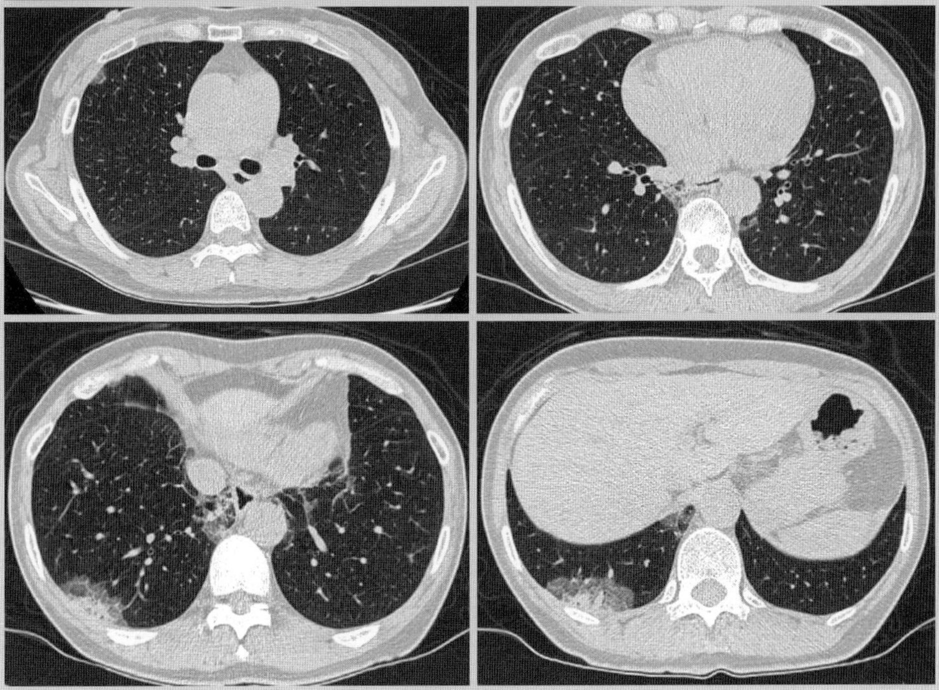

研 先週の初診外来で担当した患者さんです．胸部X線では，右下肺野にすりガラス影を認めました．女性のため乳房の陰影の可能性も少し疑い，胸部CTを依頼し，肺の陰影であることを確認しました．

指 なるほど，よく見落とさなかったね．では，胸部CTを見たうえで，胸部X線に戻って追加できる所見はあるかな．

研 右肺上葉にも胸膜直下にすりガラス影が小さく見られます．また，下葉の肺底部近くの縦隔側にもすりガラス影がありますが，胸部X線では確認できませんでした．

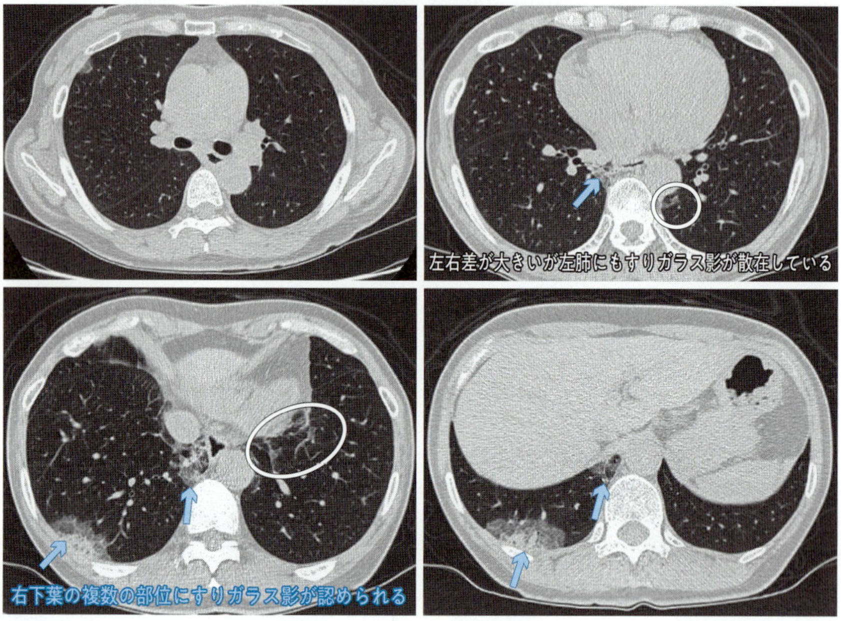

指 そうだね，それは少しむずかしいと思う．さて鑑別だけど，どう考える？

研 CTを見てからですが，再度聴取した病歴からは，喘息以外に特別なアレルギー歴はなく，サプリメントや最近の新規薬剤使用歴もありませんでした．関節痛の自覚もなく，熱もありませんでした．BP 106/63, PR 77, RR 16, BT 37.7℃，SpO_2 98%（室内気）でした．胸部聴診所見では雑音もありませんでした．

指 それで，先週の外来ではどう説明して対処したのかな？

研 鑑別診断として，特発性器質化肺炎（COP），慢性好酸球性肺炎（CEP）などを疑いましたので，血液検査を実施して，今日の先生の外来に再診の予約です．

指 なるほど，では来院されたら一緒に診よう．

■■■ **患者さんの再診終了後** ■■■

研 先週（初診時）も少し手の発疹はあったような感じでしたが，今日みたいにはっきりしていませんでした．眼瞼の紅斑には気づきませんでしたが，今日ははっきりしていました．背中の紅斑もこんなにはっきりしていませんでした．

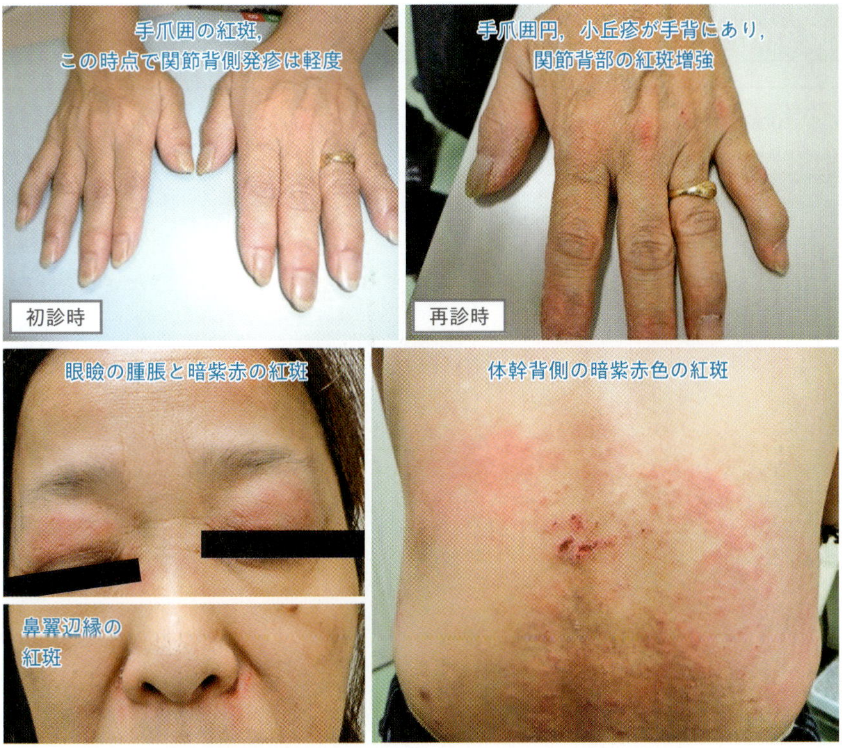

指 そうだね，これはきわめて重要な所見だね．

研 手は Gottron 徴候，眼瞼はヘリオトロープ疹でしょうか．背中の痒みを伴う暗紫赤色の紅斑も重要なのでしょうか．

指 うん，これは手と眼瞼はもちろん体幹の紅斑も皮膚筋炎の特徴でいいと思うよ．次に確かめる所見は？

研 前回聞き逃していましたが，筋肉痛があるといわれていて，両側大腿が痛いようです．筋力は低下していないと思います．

指 うん，そうだね．おそらく皮膚筋炎に伴う間質性肺炎だろうね．初診時にもっと診断に近づけていなかったか，これからどうするか急いで相談しよう！

研修医がつまずいたワケ…

当初の胸部 X 線では右下葉の浸潤影が優位に見られたが，CT では複数の部位に陰影が認められ，すりガラス影を伴う一方で，軽度の変化は上葉にも認められていた．分布は最外層主体であり，この点で**特発性器質化肺炎（COP）**と**慢性好酸球性肺炎（CEP）**が鑑別すべき疾患であった．また画像の特徴からは**浸潤性粘液性腺癌**も除外が必要だった．もしこれらであれば，1 週間後の再診でも問題はなかっただろうが，皮膚筋炎に伴う間質性肺炎であればそうはいかない．

Case 2 でも，早期に確定診断へと導く手がかりは皮疹であった．初診時にも発疹は手指には認められていた．眼瞼のヘリオトロープ疹は急速に出現してきたようだが，手指の特徴的な所見から初診時に皮膚筋炎を疑えたかもしれない．

2nd step 緊急を要する疾患の可能性は？

Case 3

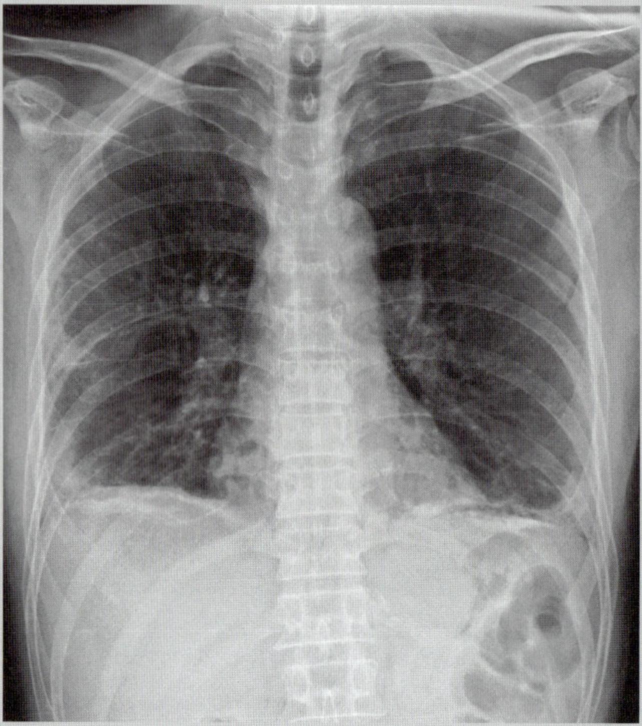

▪53歳，男性，現喫煙（30本/日×35年）

▪生来健康で，一戸建て住宅などを主とした大工をしていた．3週間前より，38℃台までの熱が出現して力が入らず，はしごが登れなくなってきた．全身倦怠感も加わったため近医受診し，胸部異常陰影を指摘されて紹介になった．咳嗽はなし．痰は普段に比べてやや増加していた．自営業で，普段健診など受けたことはなかった．

研 両側の横隔膜面に濃い陰影が認められます．職業に由来する石綿胸膜斑も疑います．その背景に両側の下葉の気管支周囲の淡い網状影と右上葉に軽度のすりガラス影を認めます．

指 なるほど．建築業だけど，石綿を扱ったかどうかは確認する必要があるね．この胸部X線で，横隔膜の石灰化と判断するのは早計じゃないかな．横隔膜と陰影の間に隙間があるように見えない？

研 あ，そういわれると，そう見えてきました．すると，喫煙者ですし，作業環境から，レジオネラ肺炎なども考慮すべき陰影とも考えますし，その他の感染性肺炎も否定できないと考えます．とても体力を消耗している様子で重症感があるので，急いで抗菌薬を開始したいと思います．

指 喀痰は確認したのかな．

研 喀痰検査は，Geckler 3群，好中球とGPC chainが散在する程度で貪食像は認めませんでした．

指 さっき下葉の陰影について話したけど，下葉の容量はどうなっているかもう一度確認してみよう．

研 少なくとも右肺は小葉間裂と横隔膜の距離が近くなっているように思います．

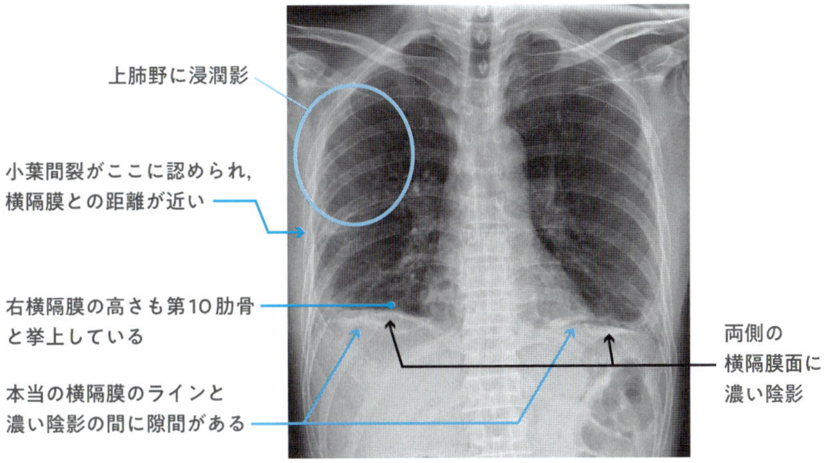

上肺野に浸潤影
小葉間裂がここに認められ，
横隔膜との距離が近い
右横隔膜の高さも第10肋骨
と挙上している

指 そうだね．では下葉の容量減少といえば？

研 え～．下葉の容量減少は，縮みを生じるような病態として，まず間質性肺炎，とくにUIPやNSIP，あるいはCOPなどがあると教わりました．この患者さんは，熱があって，3週間で症状が生じてきているとすると早い経過ですね…．緊急で治療が必要な急性経過の間質性肺炎を疑わないといけないでしょうか？

指 そうだね．さあ，急を要するよ！　患者さんの診察に行こう．

> **初診時身体所見**：BP 128/75, PR 80, RR 30, SpO_2 93%，BT 37.9℃，GCS 15．末梢冷感なし．頸部リンパ節腫大なし．心音異常なし．少し体動するだけでSpO_2 89%まで低下．

指 さて，この顔の発疹は？

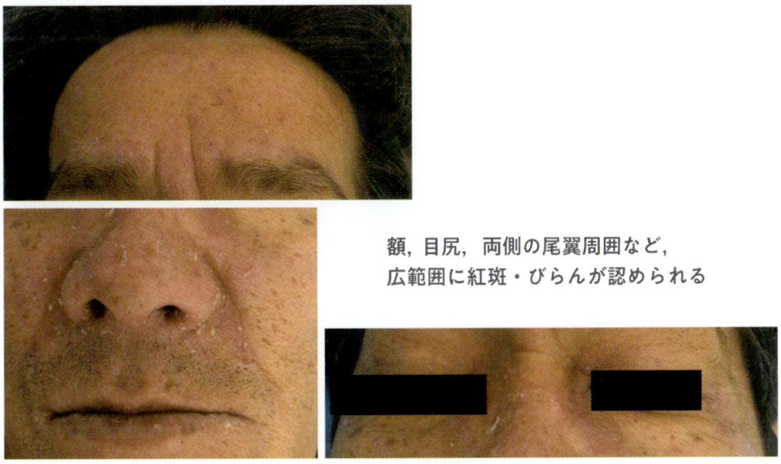

額，目尻，両側の尾翼周囲など，
広範囲に紅斑・びらんが認められる

研 はい．普段の仕事は一戸建て住宅の建築のため，戸外にいることも多いうえに，普段から日光過敏症状もありました．なので顔に発疹もありましたが，真夏の発汗もひどいシーズンであったため，そのせいではないかと考えていました．

指 もし，慢性的に生じているのでなければ，この鼻翼の外側の発疹などはとても気になるんだけどな．そして，仕事柄，手の傷も生じやすいだろうけど，この手の発疹は，機械工の手じゃないだろうか．それと，本人の訴えでは，力仕事をしている元気な男性が，はしごを登れなくなるくらい力が入らなくなっている病歴があるじゃないか．

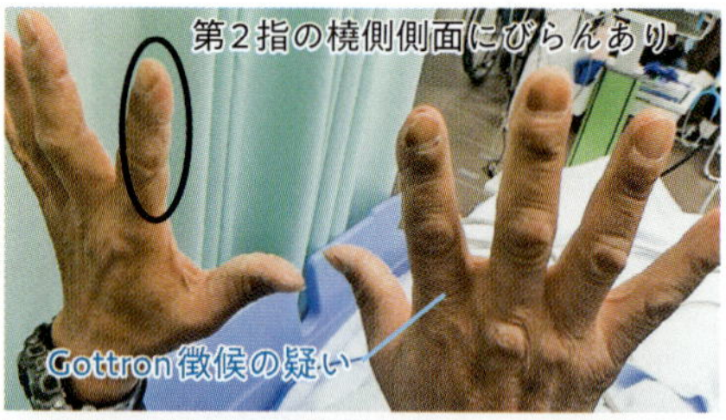
第2指の橈側側面にびらんあり
Gottron徴候の疑い

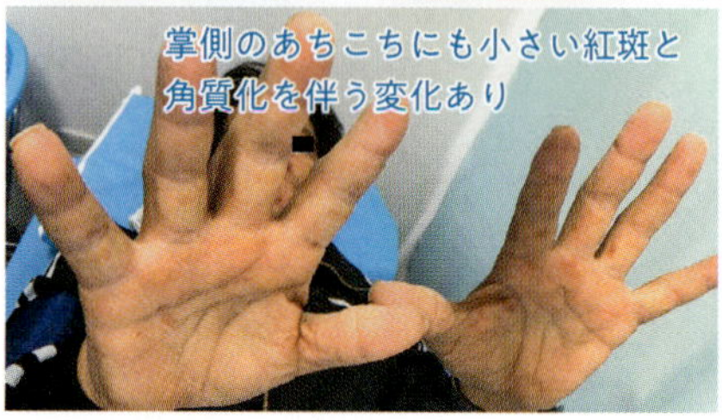
掌側のあちこちにも小さい紅斑と
角質化を伴う変化あり

研 そういわれると…筋力は，明らかに四肢近位筋優位に低下しています．MMT 4/5 程度と明確です．大腿四頭筋は把握痛がありました．

指 うん，**力が入らないという訴えはただ事じゃない**と覚えておくべきだね．それに体重減少は尋ねたのかな．

研 すみません．1ヵ月で6 kg以上の減少みたいです．肺炎の経過じゃないですね….

指 全身倦怠感と脱力で表現されていた訴えは，身体所見では，他覚的に筋力低下で明確にできたようだね．

研 はい，大至急気管支鏡検査の用意ですか？

指 わかってきたようだね！

研修医がつまずいたワケ…

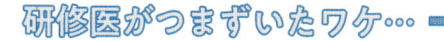

Case 3 で研修医は，患者の職業と胸部X線から石綿関連疾患を疑った．しかし，患者の背景や重症感の訴えも踏まえて，他疾患も念頭に置くべきであった．とくに，Case 3 では，筋炎症状が明確であった．50歳代の肉体労働をしている男性の筋力低下に注目し，筋痛とともにAST, ALT, CKなどの一般検査でも得られる所見を重視していれば，皮膚筋炎を鑑別の上位に置くことは可能であっただろう．

ここがポイント！

- ✓胸部X線で下葉の容量減少を伴う陰影でないかどうかを必ず確認する．
- ✓呼吸器症状と胸部X線所見だけに目が奪われがちだが，間質性肺炎の可能性が浮かんだら，急を要する疾患の可能性を考慮，除外する．
- ✓ズバリ，緊急を要する発疹として機械工の手，Gottron徴候，ヘリオトロープ疹を積極的に疑ってかかる．
- ✓職業などの影響が皮疹所見などに関係する可能性があるときも，先入観で決めつけず，最近の変化かどうかを確認する．

文 献

1) Nawata Y et al：Corticosteroid resistant interstitial pneumonitis in dermatomyositis/polymyositis：prediction and treatment with cyclosporine. J Rheumatol **26**：1527-1533, 1999
2) 中嶋 蘭ほか：抗MDA5 (melanoma differentiation-associated gene 5) 抗体と皮膚筋炎・急速進行性間質性肺炎．日臨免疫会誌 **36**：71-76，2013
3) Tanizawa K et al：HRCT features of interstitial lung disease in dermatomyositis with anti-CADM-140 antibody. Respir Med **105**：1380-1387, 2011

8 呼吸器以外の問題での来院だったもので…

1st step 認知バイアスによる影響は？

Case 1

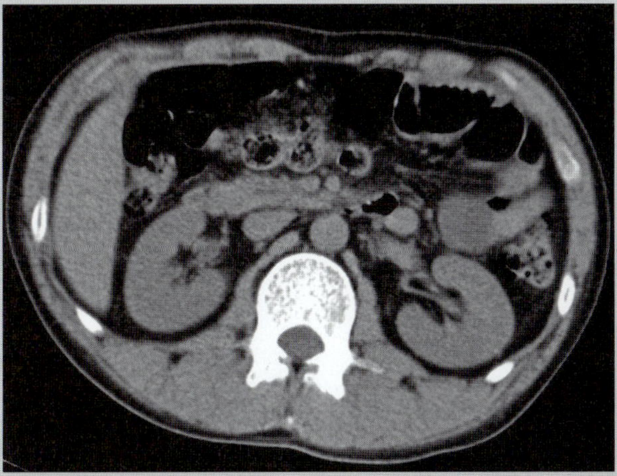

- 38 歳，男性
- 生来健康．2 週間前に右胸部背側から右肩にかけて痛みを感じることがあり，整形外科を受診．胸部 X 線で右肩に異常はなく，経過観察となった．その後も症状は続いていたが，自制内であった．前日に右腰痛があったが，入眠できた．来院日，仕事でバスの運転中に突然右側腹部から背部の疼痛を生じたため，救急外来を受診．37℃の微熱を認めるが他のバイタルは安定．身体所見では，右 CVA 叩打痛陽性，深吸気時に右胸部背側に痛みを訴えるが，crackles は認めなかった．追加の病歴で，1 ヵ月前から夜間の寝汗を自覚していた．

研 生来健康な比較的若い男性での突然の背部痛です．2 週間程度の経過で何度か同じような症状があって，左側臥位になると楽になっていたとのことです．来院時のバイタルサインに異常はなく，CVA 叩打痛が陽性であることから尿路結石の可能性を第一に考えました．尿検査と腹部エコーを行いましたが，血尿や膿尿はなく，腹部エコーで明らかな水腎症も認めませんでした．腹部 CT も撮影したんですが，腎盂の拡張も結石も認めませんでした．腹部大動脈の拡張もありません．その他に占拠性の病変もはっきりしたものはないと思います．NSAIDs 坐剤で疼痛は改善しています．尿管結石が排泄されたんでしょうか？

指 先生，肺も見た？

研 腹部 CT しか撮っていません．

指 腹部 CT でも肺底部は撮像範囲に入ってくるから，一度確認しよう．

研 あっ，右の肺底部に浸潤影があります．少し胸水も伴っているみたいですね．肺炎からの胸膜炎でしょうか？ 高齢者だと熱がでないことありますけど，若い人でもあるんですね．

指 ちょっと待って．必ずしも肺炎とは限らないよ．呼吸器症状はどう？

研 自覚症状は右側腹部から背部にかけての痛みだけですね．胸部 X 線を撮影してみます．

■■■ 数時間後 ■■■

指 何か異常はあった？

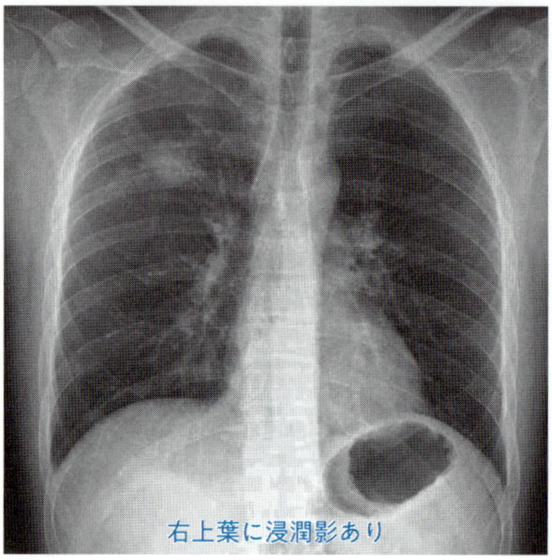

研 右上葉に浸潤影があって，これが痛みの原因と思われます．もう少し詳しく調べたいので胸部 CT と血液検査も追加しました．

指 検査結果はどうだった？

研 それが，両側全肺野に浸潤影や小結節影が拡がっていました．血液検査では WBC，CRP の上昇があります．炎症性疾患でよさそうだと思います．

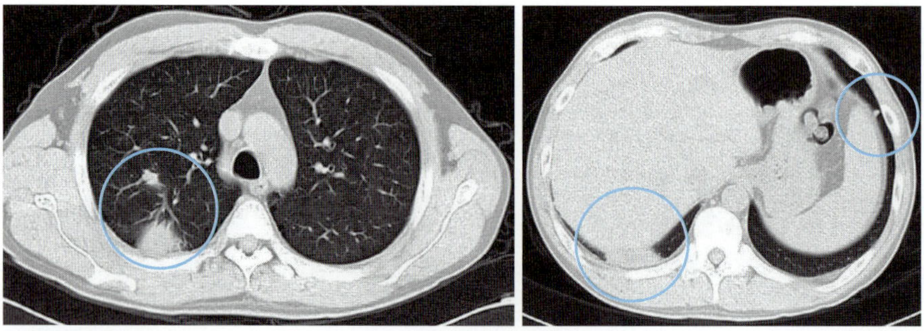

指 そうか…．先生，胸部 CT の所見をもう少し詳しく表現してみてくれる？

研 えっと，右上下葉の胸膜直下に air bronchogram を伴わない浸潤影が認められます．他にも左下葉に小結節影が認められます．

指 そうだね．気管支や血管との関係性はどう？

研 右上葉浸潤影に関しては気管支と交通しているかもしれませんが，右下葉の浸潤影に関してははあまり交通している感じはないです．血管との関係性もあまりわかりません．小結節のほうは気管支との交通はなさそうです．

指 じゃあ鑑別としては？

研 さっきもいいましたが，肺炎を含めた炎症性疾患とか，もしかしたら癌とかもありそうですね．

指 画像としてはいずれにしても典型的ではないね．確かに症状としても呼吸器症状はないし，亜急性～慢性経過の背部痛，おそらく胸膜痛だけだし，寝汗もあるから，全身性の疾患も考慮して精査していく必要性があるね．菌血症の可能性もあるから入院で精査してもらおう．

研 それが…．精査目的に入院をお勧めしたんですけど，今日は絶対無理だというんです．アセトアミノフェンだけで症状は治まってるので帰りたいとおっしゃってます．明日午後なら来れるそうなんですが…．

指 菌血症も疑われるから入院での精査がいいと思うんだけど，入院は絶対無理か…，じゃあ血液培養3セット採取して明日来てもらおう．具合が悪くなったらすぐに来てもらうようにあわせて伝えてください．

研 はい，そのように伝えます．

研修医がつまずいたワケ…

主訴が生来健康な比較的若い男性の突然の腰痛であり，CVA 叩打痛が陽性だったことから，研修医は尿路結石であると考えてしまった．これは比較的陥りがちなピットフォールである．

> ① 人は見たいものしか見えない（認知バイアス）．
> ② 腹部 CT では肺底部も撮像範囲内となるため骨・軟部組織，肺底部も確認が必要．

Lesson！

このように CT を読んでいませんか？

忙しい救急では主訴からアンカリングしてしまいがちである．CT を撮影した場合には見忘れることがないように自分なりの読影手順をつくっておくことが重要である．

2nd step 病歴は詳細に聞く

■■■ Case 1 の数日後 ■■■

研 先生，この前の救急外来で診た背部痛の患者さんはどうでした？

指 うん，入院してもらって精査することになったよ．造影 CT も撮影したから，一緒に見てみようか．

研 はい，お願いします．

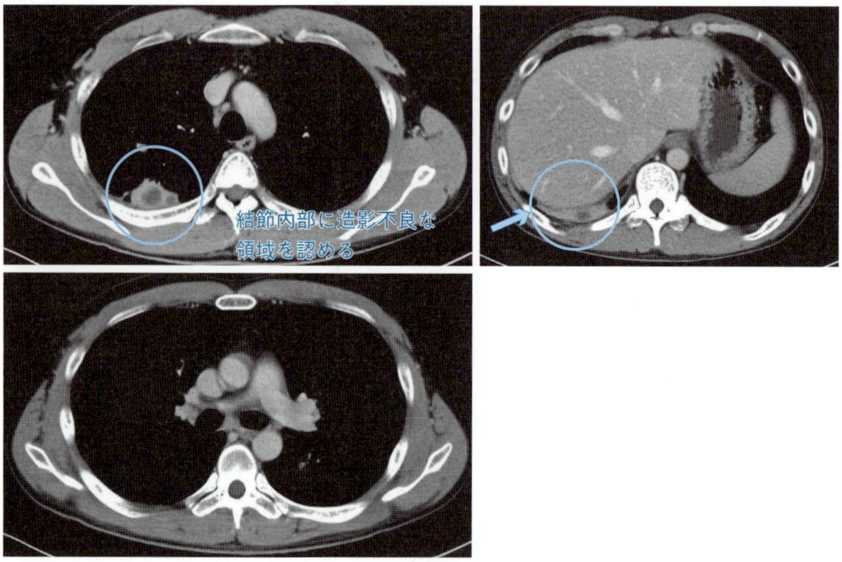

研 右の上葉と下葉の**浸潤影の内部に造影不良な領域があり**ますね．縦隔と肺門のリンパ節は明らかに腫大しているところはありませんね．

指 そうだね．造影 CT の結果から挙がる鑑別としてはどう？

研 浸潤影の内部が壊死しているような鑑別になるんでしょうか．空洞は形成していませんけど，**敗血症性血栓症**，あとは**結核**，**非結核性抗酸菌症**とか**真菌症**もあるのかな．ほかには腫瘍とか…，血管炎ぐらいでしょうか？

指 陰影としてはどれも典型的といえるようなものではないし，それだけ鑑別疾患を挙げられたら十分だね．症状は背部痛だけで変化ないんだけど，他の所見もあわせると，とくに何が疑わしい？

研 えーっと…．呼吸器症状は全くないし，熱も微熱ぐらいですよね．炎症反応は上昇してるけど…．むずかしいです．

指 追加情報として入院時の身体診察では，**手掌と足底部，股関節周囲に掻痒感のない淡い紅斑**が出ていて，**鼠径リンパ節も腫れていた**んだよ．

研 え，気づきませんでした．じゃあ敗血症性血栓症ですかね．あまりにも症状がない感じもしますけど．

指 皮膚に関しては皮膚科の先生にも見てもらっていて．**バラ疹**で間違いないって．

研 バラ疹ですか？　じゃあ梅毒ですか．

指 血清学的にも STS 定性抗体，TPHA 抗体の両方とも陽性だったから活動性の梅毒だね．バラ疹を認めることから少なくとも 2 期だね．患者さんに性交渉歴を聞いたら，2 ヵ月ほど前に風俗店に行ったんだって．他にはここ 1 年以上性交渉はないっていってたから．おそらくそこで罹患したんだと思う．

研 梅毒って肺にも異常陰影がでるんですか？　今まで聞いたことないですけど．

指 僕も確証がなかったから調べたけど，報告はあるんだ．**梅毒における胸部の陰影は今回みたいに造影不良のある浸潤影から孤発の結節影までいろいろ報告されているよ**．一応診断基準[1]は提案されていて，以下の 5 項目が挙げられているんだ．

> ①2 期梅毒として典型的な病歴と身体所見
> ②梅毒の血清学的検査が陽性
> ③呼吸器症状の有無にかかわらず，画像上の異常影を認める
> ④血清学的検査，喀痰塗抹および培養の所見，および喀痰の細胞学的検査での他の肺疾患の除外
> ⑤梅毒の治療に対する画像上の治療反応性

心臓エコーで優位な所見はないし，気管支鏡検査で生検も実施したんだけど，炎症性細胞の集簇しか所見でなくて，悪性所見も真菌を疑う所見もなかった．培養は結果待ちだから，まずは，2 期梅毒としてペニシリン G で治療を実施することにしたんだ．また経過について教えてあげるよ．

研 へー，報告があるんですね．勉強になりました．また経過を教えてください．

■■■ 数ヵ月後 ■■■

指 お疲れさま．この前の梅毒の人覚えてる？

研 はい，覚えています．経過はどうなったんですか？

指 その後なんだけど，髄液検査で FTA-ABS 陽性だったから神経梅毒も考慮してペニシリン G で 2 週間治療したんだ．今は再燃しないか外来でフォローしているんだけど，3 ヵ月経過の胸部 CT では肺の陰影はほぼ消退したよ（下図の円内参照）．RPR も titer は低下しているから経過はいいよ．そうそう，**梅毒では HIV 含めた性感染症の合併もよくあることだから調べておくほうがいい**よ．HIV 合併時に肺病変が認められることが多いという報告[2]もあるからね．

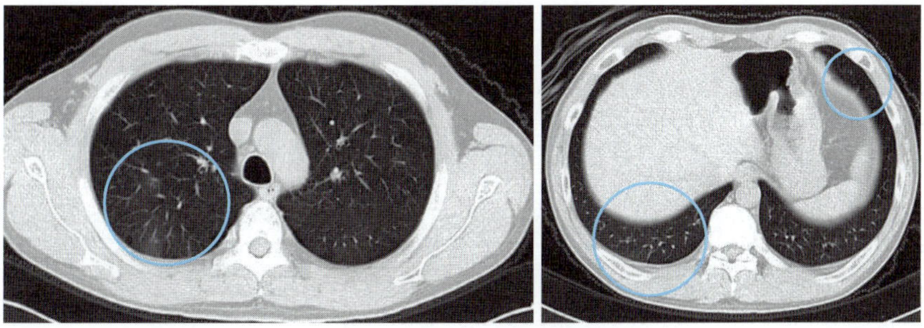

研 本当に勉強になる症例でした．今，若年者での梅毒が増えているってニュースでもいってました．若年者で肺炎として非典型的な浸潤影や結節影を見た場合には

梅毒も鑑別に入れておく必要がありますね．

ここがポイント！

✔胸痛を腰痛と訴えることがあるので，呼吸との関連性も聞くように心がける．
✔病歴は，性交渉歴も含めて，詳細に聞くようにする．
✔微生物学的に診断のついていない肺炎には，肺梅毒も含まれている可能性がある．

文　献

1) Coleman DL et al：Secondary syphilis with pulmonary involvement. West J Med **138**：875-878, 1983
2) Lynn WA et al：Syphilis and HIV：a dangerous combination. Lancet Infect Dis **4**：456-466, 2004

9 息切れのある人では全身をしっかり捉えないと…？

1st step より重要な鑑別疾患を見極める

Case 1

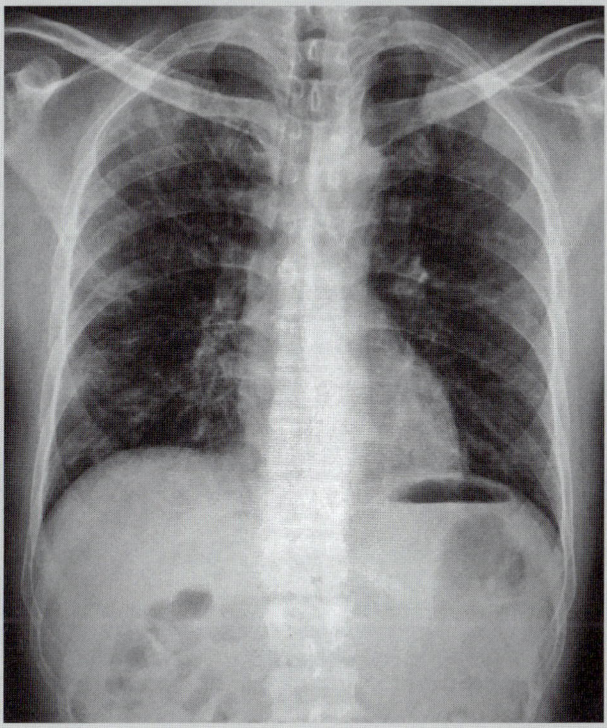

- 59 歳，男性
- 発熱・乾性咳嗽と労作時の息切れを主訴に前医受診．複数の抗菌薬が無効であり，低酸素血症をきたしたため当院へ搬送された．
- 受診時呼吸数 28 回 / 分，酸素 2 L 吸入下で SpO_2 95%であった．

研 当院来院時の胸部 X 線ですが，両側の全肺野にわたって，末梢優位の淡い透過性低下域を認めます．前医ではクラリスロマイシンを 3 日間，レボフロキサシンを 3 日間処方されていますが，乾性咳嗽に改善なく，低酸素血症が進行しています．レジオネラなどの異型肺炎，HIV に伴うニューモシスチス肺炎なども鑑別に考えられると思います．

指 画像検査からの鑑別診断は多岐にわたるね．ニューモシスチス肺炎は肺野末梢がスペアされる傾向にあるけど，重要な鑑別だ．ところで，呼吸器感染症以外の鑑別診断はどうかな？

研 …あまり考えつきません．

指 特発性や二次性の間質性肺炎，びまん性肺胞出血，肺胞蛋白症，その他さまざまな病態がこのような陰影をつくるんだ．

研 リウマチ因子と抗核抗体，その他膠原病一式はチェックしていますが….

指 抗体検査は診断の補助や予後予測に使うもので，あくまでも臨床像が重要だよ．自己抗体検査の乱発は診断の方向性を誤らせることがあるし，時として検査結果を待ってられないことも．じゃあ回診に行こうか．

■■■ ■■■

指 ほら，手指を見てごらん．

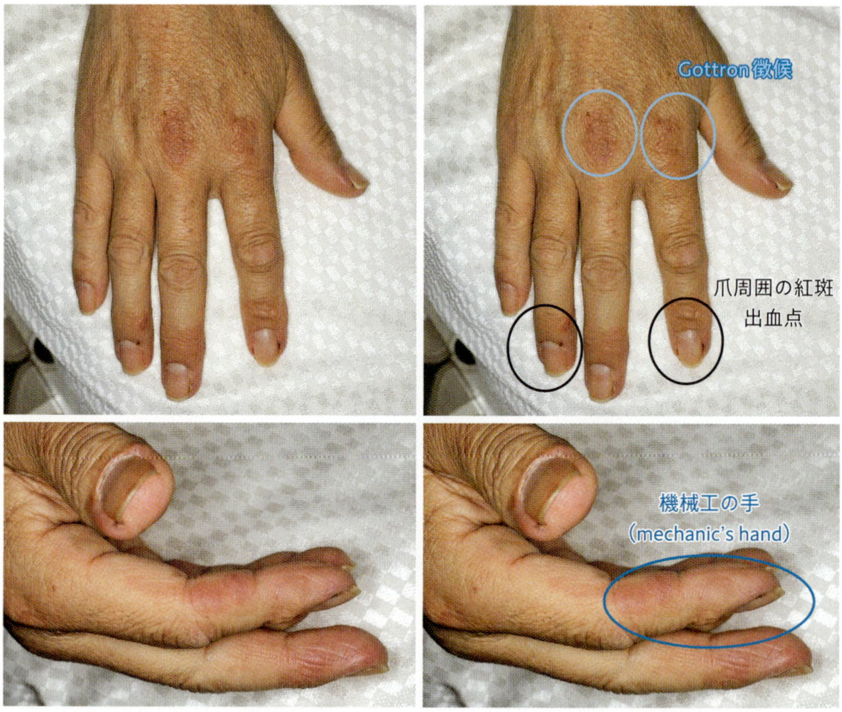

皮膚筋炎の皮膚症状の多くは「血管障害」と「Köbner 現象」(物理的な刺激が加わる部分に皮疹が生じる）として解釈できる．血管障害を反映して Raynaud 現象が認められる場合もある．

研 あ，紅斑がありますね．

指 そう，診療経験がなければ見落としやすい程度の変化だけれど，これは皮膚筋炎に特徴的な皮膚病変，ホールマーク疹じゃないかな．この患者さん筋炎症状はないから「無筋症性皮膚筋炎（amyopathic dermatomyositis）に合併する急速進行性間質性肺炎」かもしれないね．

研 早速，CT オーダーします！

■■■ ■■■

研 あれから Case 1 の患者さんはどうなりましたか？

指 胸部 CT で両肺野の上葉優位にモザイク状のすりガラス影を認め，フェリチン 3,960 ng/mL と上昇していたため，皮膚筋炎に伴う治療抵抗性の間質性肺炎と診断したよ．その後，ステロイドと免疫抑制薬併用による治療を開始したら，抗 MDA5（CADM-140）抗体が陽性であることが判明したんだ．

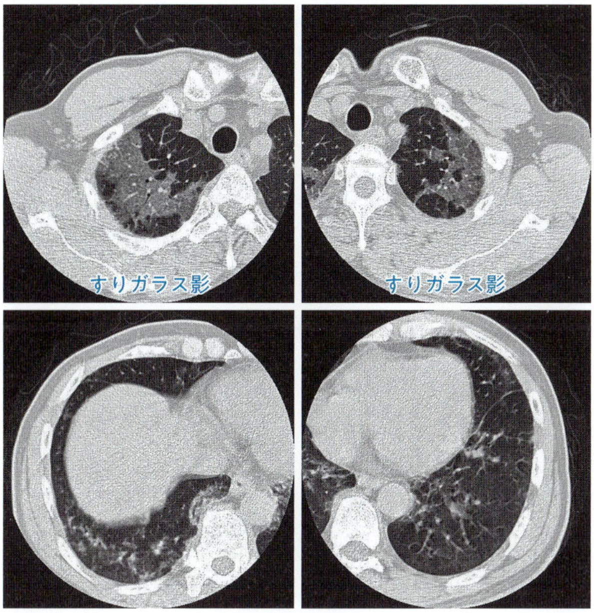

研修医がつまずいたワケ…

胸部画像診断はたのしい．呼吸器科医を志望する理由が「胸部画像診断のたのしさ」であっても全く不思議ではない．胸部 X 線や胸部 CT は多くの重要な情報を提供してくれるので，少し胸部画像を読めるようになってくると，ベッドサイドに行く頻度が減り，「画像所見に基づく医療」に陥りがちである．

「画像ではなく，患者を改善させる」という原点に戻り，**患者のベッドサイド評価と画像から得られる情報を統合した「臨床像」こそ重視しなければならない**．

Lesson！

肺野に異常陰影を呈し皮疹を伴う病態として，感染症としてはマイコプラズマ肺炎，麻疹・水痘などのウイルス性肺炎（ともに重篤化することがあり要注意），肺感染症を合併した HIV/AIDS（皮疹は非特異的）などが挙げられる．

また，すでに医療機関の受診歴があれば，もともとの病態に薬剤アレルギー（薬疹，薬剤性肺障害）が合併した可能性も考える．

膠原病は多彩な呼吸器合併症を呈するが，急性から亜急性の経過での間質性肺炎を合併するものとして皮膚筋炎（dermatomyositis：DM），関節リウマチ（器質化肺炎，まれに急性間質性肺炎の病像），全身性エリテマトーデス（まれ：ループス肺臓炎）があり，慢性経過での間質性肺炎を合併するものとして全身性強皮症（systemic sclerosis：SSc），混合性結合組織病（mixed connective tissue disease：MCTD），関節リウマチ（UIP 様）が挙げられる．

ANCA 関連血管炎は急性経過での肺胞出血，慢性経過での間質性肺炎のいずれも合併しうる．

肺疾患のある患者の身体所見の読影

ここでは「胸部画像」を読影するように，「肺疾患のある患者の身体所見」を読影してみよう．

肺疾患のある患者では，以下の徴候に注目するとよい．

①肺疾患の原因となる全身疾患（膠原病・血管炎など）の徴候
②肺疾患に由来する低酸素や換気不全（あるいはその代償）の徴候
③肺疾患（悪性腫瘍など）が産生する物質，あるいは浸潤・転移による徴候

たとえば特発性間質性肺炎は特発性肺線維症，非特異性間質性肺炎などに分類される．一方で，「特発性」，すなわち他の原因による間質性肺炎でないことは，画像検査のみからは確認困難である．

日本呼吸器学会による『特発性間質性肺炎の診断・治療ガイドライン』には，特発性間質性肺炎の鑑別診断として①膠原病および関連疾患，②職業・環境性肺疾患，③薬剤性肺炎，④慢性および急性好酸球性肺炎，⑤感染症，⑥その他（サルコイドーシスなど）が挙げられており，とくに①膠原病および関連疾患において，SScの皮膚硬化・舌小帯の短縮，DMのヘリオトロープ疹・Gottron徴候，MCTDでのソーセージ指が特記されている．

膠原病および関連疾患においては，**手指の診察**が大きなウェイトを占める．とくに肺疾患を合併しやすい膠原病について，診察のポイントと実際の症例を図1，2に示す．

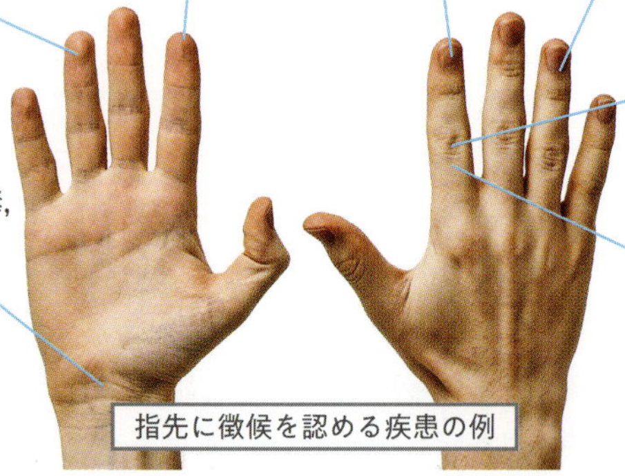

豆知識

▪ **ばち指をきたす病態の記憶法 “CLUBBING”**

Cyanotic heart disease（心疾患によるチアノーゼ），Lung disease（肺疾患），Ulcerative colitis（潰瘍性大腸炎），Biliary cirrhosis（胆汁性胆管炎），Birth defects（先天性欠損），Infective endocarditis（感染性心内膜炎），Neoplasm（腫瘍），Gastrointestinal malabsorption syndrome（吸収不良症候群）

Lung diseaseのすべてにばち指を認めるわけではない．COPD患者にばち指を認めた場合，肺の悪性腫瘍を検索したほうがよい，というのは古典的クリニカルパールである．

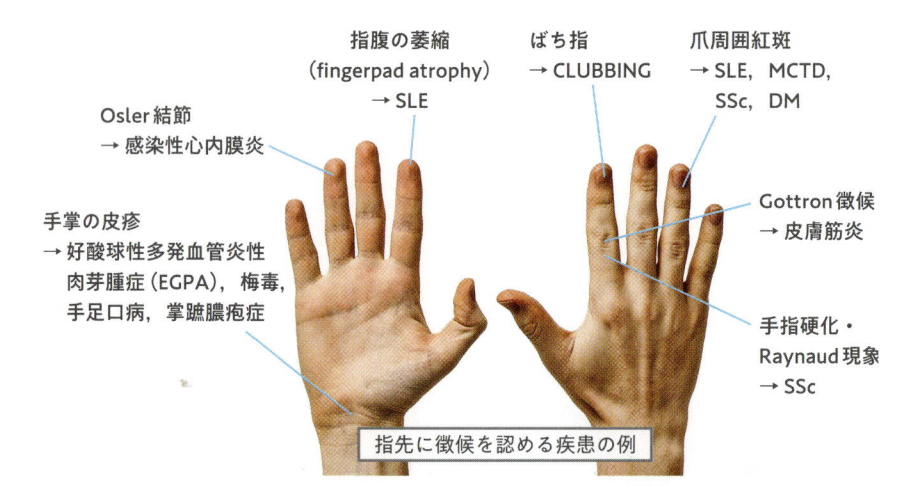

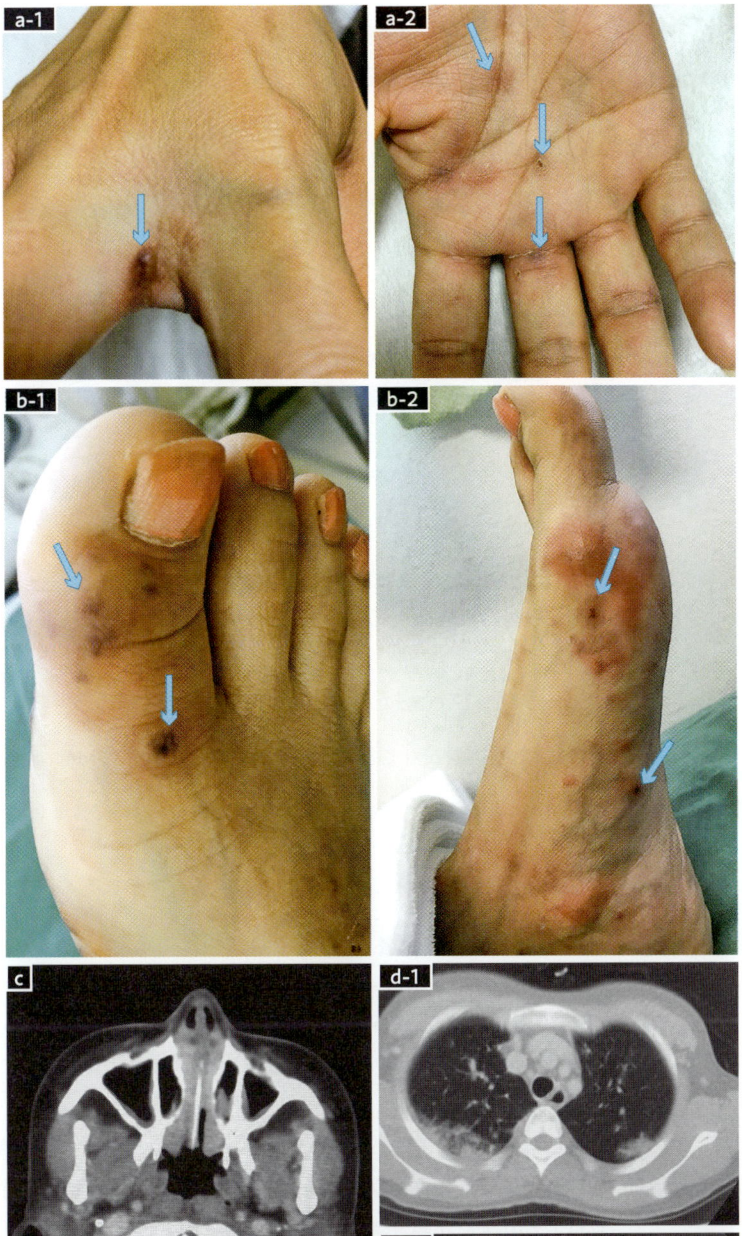

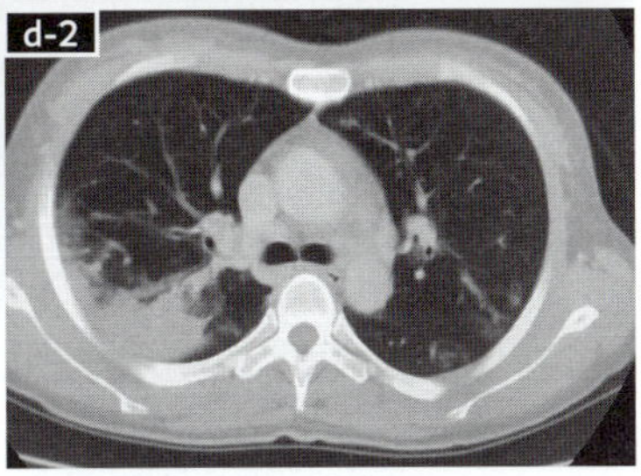

図1　EGPA による手掌・足趾の皮疹と頭部・胸部 CT 所見

気管支喘息で通院中の 40 歳代女性．受診 2 週間前から手指・手掌・足趾に「血まめのような」皮疹が出現した．受診 1 週間前から下肢の痺れが出現し，車の運転が困難となったため，受診．白血球数 18,500/μL，好酸球 48％と上昇を認め，MPO-ANCA 41.1 IU/L と陽性であった．
a，b：一部は血疱を形成している．EGPA 全体で認められる頻度は高くないが，診断的価値は高い．
c：頭部 CT では副鼻腔炎を認める．**d**：胸部 CT では末梢優位の浸潤影を認める．

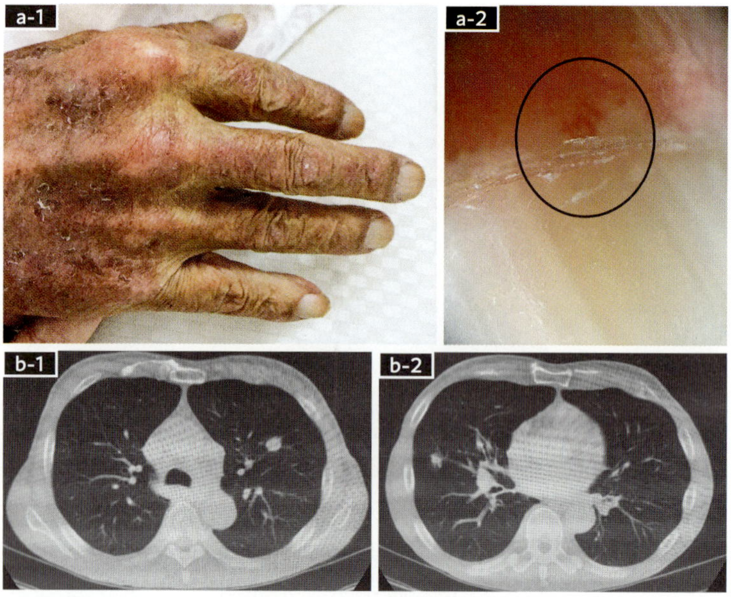

図2　呼吸器科病棟入院中の肺腺癌患者の皮膚症状と胸部CT所見

皮膚所見は肺腺癌に合併した皮膚筋炎と診断した．皮膚症状は手指・手背のみならず顔面・頭皮・体幹と広い範囲に及んでいたが，筋炎所見はほとんど認められなかった．自己抗体として抗TIF1-γ抗体が陽性であった．抗TIF1-γ抗体は「悪性腫瘍に合併する皮膚筋炎」で陽性になることが知られている．

a-1：手指伸筋腱に沿って広い範囲で紅斑が認められる（Gottron徴候）．**a-2**：爪周囲の毛細血管拡張・走行異常を認める．

b：左S_{1+2}，右S_3に結節影を認め，気管支鏡検査で肺腺癌と診断した．

膠原病の診断は「自己抗体検査」によってなされるという誤解があるが，以下の2つの理由で不適切である．

> ①膠原病のおのおのにおいて，感度100％の自己抗体は1つしか存在しない*．
> ②自己抗体検査の結果を待つ余裕のない病態が存在する．
> *MCTDは疾患定義の中に「抗U1-RNP抗体陽性」が含まれるため，抗U1-RNP抗体の感度は100％となる．

自己抗体検査は，病型分類・予後の判定などに重要な役割を果たすが，臨床診断の場においては，たかだか「分類基準の一項目」以上の意義はない．検査を提出する際には「その検査が陽性であった場合・陰性であった場合」どうするか，頭の中でシミュレーションしておかなければならないのは他の諸検査と同様である．

とはいえ，診療したことのない疾患について，身体診察の所見のみで治療方針を決めることにはためらいがあって当然である．近くに，気軽に相談できるリウマチ科医がいれば，気になる所見について確認してみるとよい（いずれにしてもまれな疾患群なので，空振り大歓迎のつもりで）．

ここがポイント！

- ✔画像所見も「臨床像」の一部にしか過ぎない．
- ✔手は口ほどにものをいう．
- ✔抗体検査の結果で「星占い」をしてはならない．

Case 2

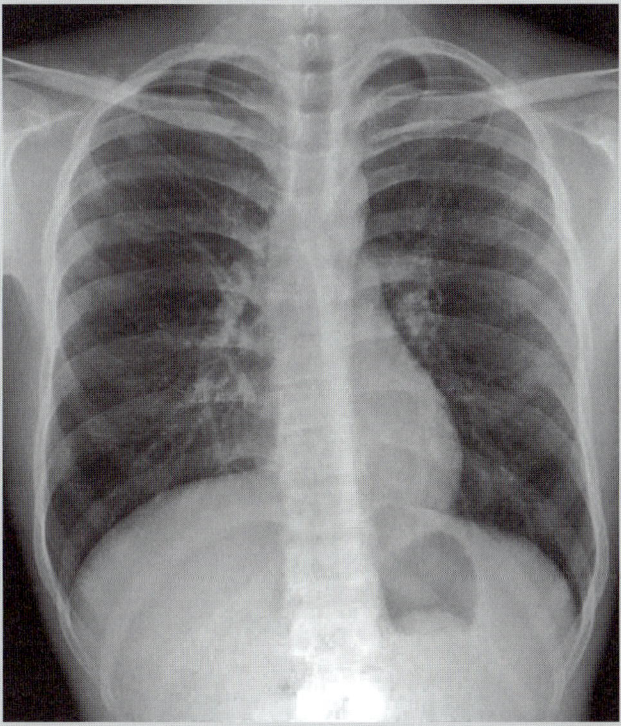

- 20 歳，男性
- 受診 1 年前にめまい・聴力低下を自覚し，突発性難聴と診断された．
- 受診 6 ヵ月前に，眼科で「ぶどう膜炎」と診断され，ステロイド点眼で改善した既往がある．
- 受診 2 週間前より感冒罹患後より嗄声をきたした．その頃より労作時の息切れを自覚するようになった．
- 気管支喘息発作が疑われ，前医でステロイド点滴・β_2 刺激薬吸入が処方されたが，呼吸苦はわずかに軽減したのみであったため，精査目的で当院を紹介受診した．

指 では，今日の午後入院したばかりの Case 2 はどうだろうか？

研 胸部 X 線では明らかな肺野陰影は指摘できません．気管支喘息発作の遷延でしょうか？　突発性難聴，ぶどう膜炎との関連がよくわかりませんが….

指 胸部 X 線では，確かに肺野の陰影は指摘できないね．若い，体格のいい男性の胸部 X 線であるように見える．しかし，本当に正常といえるのかな？

研 肺野以外に異常があるということですね（笑）．えーっと….

指 胸部 X 線で読影がむずかしいのは，多くの構造物が重なる縦隔付近だよね．ところで右傍気管線ってどこかわかる？

研 …あっ，肥厚している？

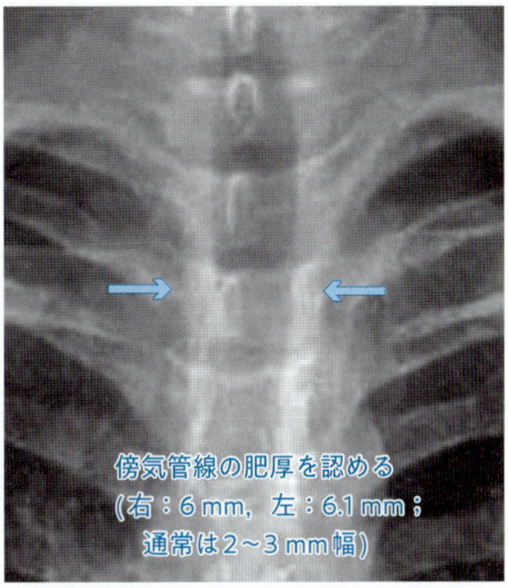
傍気管線の肥厚を認める
(右：6 mm，左：6.1 mm；
通常は 2～3 mm 幅)

指 そう．通常は2～3 mm幅の右傍気管線が6 mmと肥厚しているね．縦隔リンパ節の腫脹による右傍気管線の肥厚が有名だけど，突発性難聴，ぶどう膜炎と関連づけると？

研 うーん…．思いつきません．

指 思いつかないときには診察に行ってみよう！

■■■ ■■■

指 この患者さんの呼吸音は吸気時メインの連続性副雑音（stridor）だったね．耳介に異常はなかったけど，鼻梁に変形を認めたから，再発性多発軟骨炎の可能性が強く疑われるね．

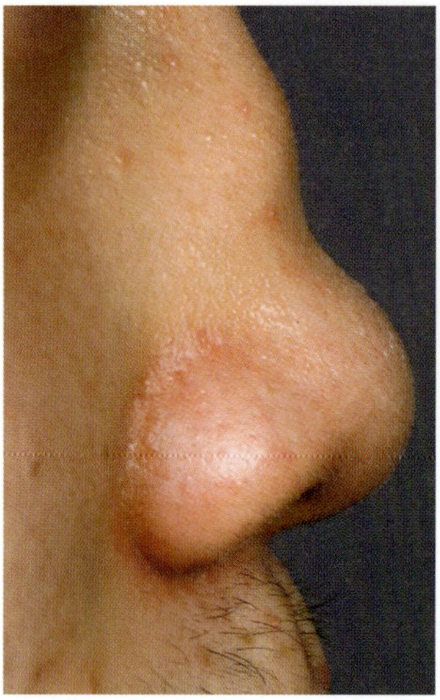

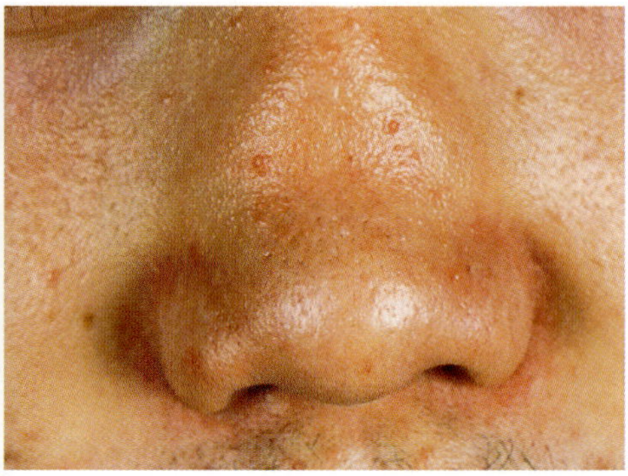

再発性多発軟骨炎の所見であるが，鞍鼻自体は多発血管炎性肉芽腫症（GPA）をはじめとしたいくつかの疾患で認められる．

指 また，頸部から胸部の造影CTを実施したところ，気管～気管支軟骨および縦隔軟部組織の肥厚・造影効果増強，ならびに右輪状軟骨損傷，甲状軟骨・輪状軟骨の肥厚を認めたんだ．

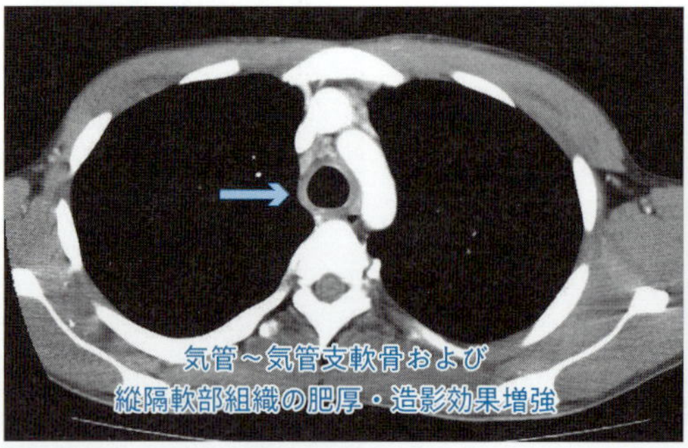

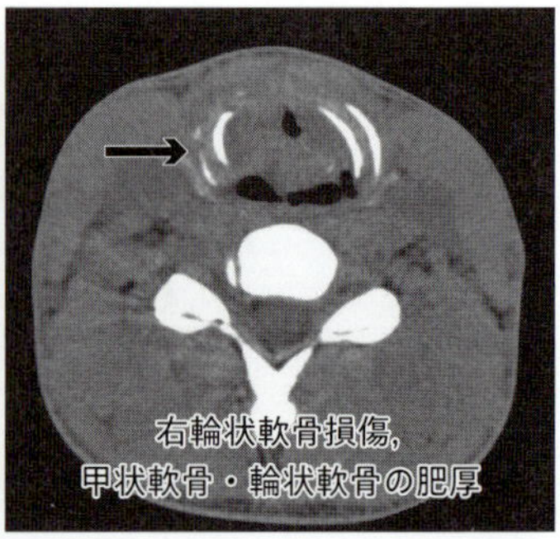

指 気管狭窄が「難治性気管支喘息」として治療されていることは時々あるんだ．再発性多発軟骨炎はその中ではまれな疾患だけど，急速な気管・気管支狭窄から窒息・突然死に至ることがあるので要注意．気管支結核も常に留意したほうがいいね．

2nd step 肺野以外にも目を向けよう！

Case 3

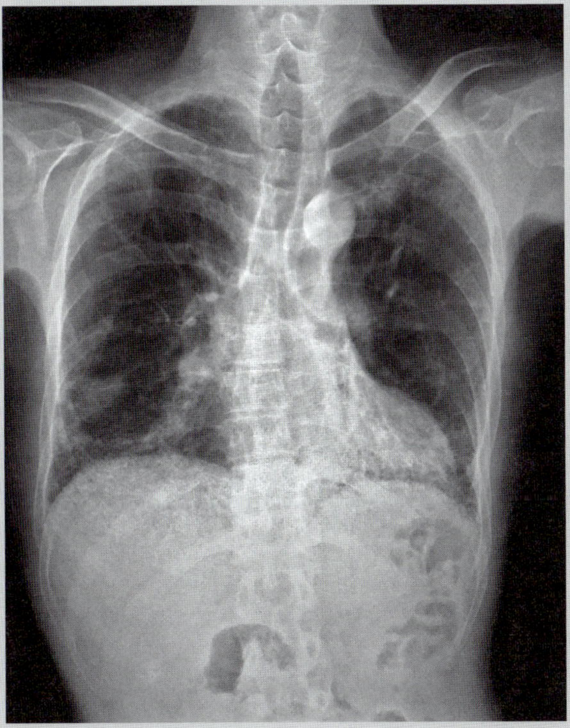

- 50 歳，男性
- 40 歳頃から寒冷刺激によって「手指が蒼白化し，しばらくすると紫色に変化する」ことを自覚していた.
- 受診 1 年前に「胸焼け」を主訴に近医受診，逆流性食道炎の診断でプロトンポンプ阻害薬が開始され，軽快した.
- 受診 3 ヵ月前から労作時の息切れを自覚，乾性咳嗽も出現した.
- 胸部 X 線で異常陰影を指摘され，精査目的で当院を紹介受診した.

指 最後に肺野以外にも異常のある症例を見てみよう.

研 これはピンときました！ Raynaud 現象があって，胸部 X 線で両側下肺野の間質パターンの陰影を認めます．全身性強皮症（全身性硬化症）の間質性肺炎ですね.

指 そのとおり！ だけど，まだ何か所見を見落としていないかな？

研 全身性強皮症で問題になる合併症は肺動脈性肺高血圧症ですが，肺動脈の張り出しは目立たないように思います….

指 いい着眼点だね．でも，まだ全体的に「肺野に眼を奪われている」んじゃないかな….これは何かな？

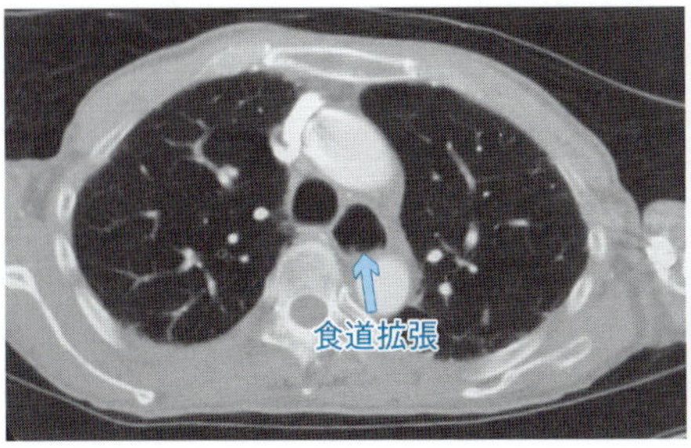

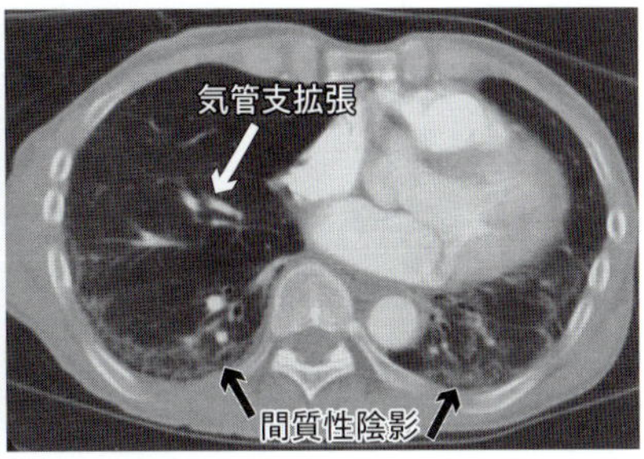

研 …食道が著明に拡張しています！

指 そのとおり．全身性強皮症の患者さんにおいて，食道病変の程度と間質性肺炎の重症度に関連があったとする報告[1]もあるので，重要なポイントだ．

息切れの原因は，①呼吸器，②循環器，③血液（貧血），④神経・筋，⑤その他，に分類できる．胸部Ｘ線はこのうち①と②の異常の有無についてヒントを与えてくれるけれど，異常が起きた「原因」については，ベッドサイドに足を運ぶのが一番の近道であることもあるんだ．

特徴的な身体所見から診断に至った症例を勉強したね．肺疾患のある患者の身体所見を読み解くことも，画像検査の読影と同じくらい重要なことがわかったかな？

研 はい！ 勉強になりました！

ここがポイント！

✔息切れの原因が「肺野」だけとは限らない．

✔画像検査に写っている異常が１つとは限らない．

✔ベッドサイドの診察が診断への近道になることがある．

文 献

1) Richardson C et al：Esophageal dilatation and interstitial lung disease in systemic sclerosis：A cross-sectional study. Semin Arthritis Rheum **46**：109-114, 2016

10 これって肺炎？ それとも心不全？

1st step 肺疾患の既往あり，どう考慮する？

Case 1

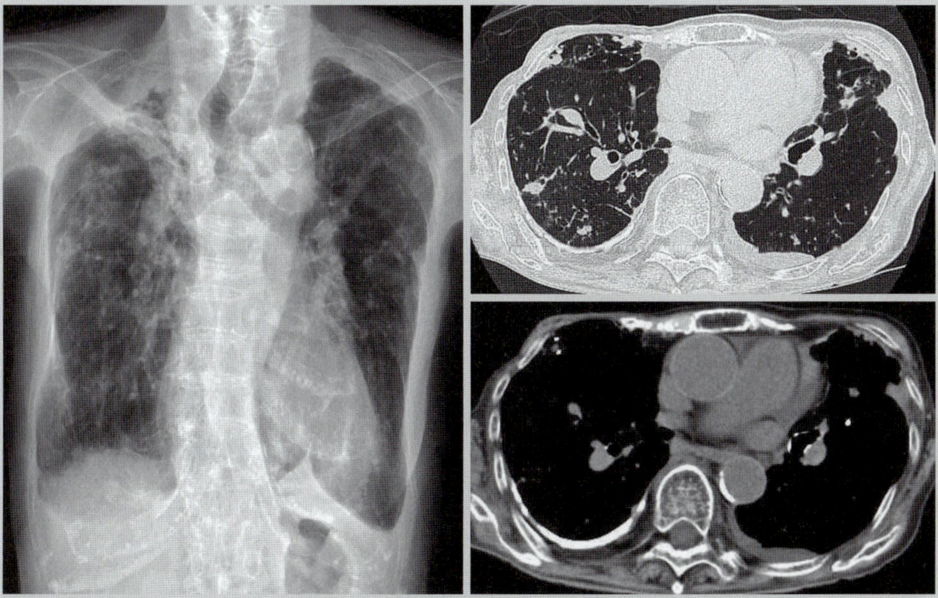

- 83 歳，女性
- 白内障，20 歳代で肺結核の既往．数日前から呼吸困難，左胸部違和感あり．
- 肺結核後遺症による慢性呼吸不全，肺性心で当院に通院中．在宅酸素が 1 年前に導入され，日中は安静時 1 L/分，夜間は NPPV（IPAP/EPAP＝17/6，RR 22/分，酸素 5 L/分）で行っている．呼吸筋の疲労により ADL の低下から，Ⅱ型慢性呼吸不全の経過観察目的で入院となった．

［入院時現症］

- 意識清明
- 血圧 100/60 mmHg，酸素飽和度 60％台，呼吸数 26 回 / 分，体温 37.8℃，心拍数 98 回 / 分
- 身体所見：頸静脈圧 12 cmH_2O，*x* 谷のみ陽性，胸鎖乳突筋の肥厚あり，中斜角筋の肥厚あり，呼吸補助筋の筋緊張著明，右側胸郭の挙上が不良，明らかなラ音を聴取せず，Ⅱp 音亢進あり．Ⅲ音，Ⅳ音陰性，傍胸骨右心室拍動陽性，四肢浮腫なし，ばち指なし，flapping tremor なし

［入院時検査所見］

- 心電図：右軸偏位，af tachycardia
- 血液ガス：WBC 10,700/μL，BUN 27.3 mg/dL，LDH 303 IU/L

研 以前にも何度かII型呼吸不全による呼吸筋疲労で搬送されている方なので，今回もそうだと思うんですよね…．聴診所見も問題なさそうですし…．

指 呼吸困難と左胸部の違和感の原因は**II型呼吸不全**だけで説明がつくかな？　画像を見てみようか．

研 胸部X線では気管の右側偏位があります．右胸郭の変形があるのは肺結核の影響でしょうか…？

指 そうだね．肺結核の治療は，第二次世界大戦以前は肺を虚脱させ病変を鎮静化させる**虚脱療法**が主流だったんだけれど，1952年以降は肺切除術が行われるようになり，主流となっていったんだ．この患者さんの肋骨は残っているので，おそらく**人工気胸術**が行われた可能性が高いね．その影響か右胸膜には石灰化が目立つよ．

研 そうなんですね…．

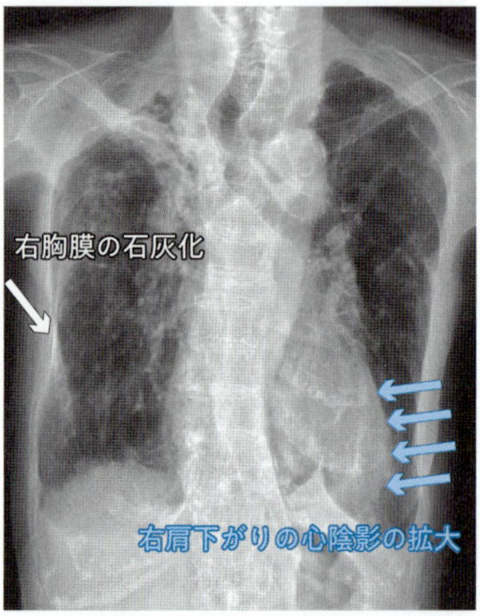

指 **1986年以降は抗結核薬療法が確立**したから，今後は胸郭変形のある患者さんを見る機会はどんどん減ってくるかもしれないね．左右のCP angleはdullで胸膜肥厚または胸水貯留を考えさせる所見だ．側弯症もあり心拡大もわかりにくいけれど，右肩下がりの心陰影の拡大があり，右室拡大が考えられるね．今回の呼吸困難感と左胸部の違和感は胸部X線でははっきりしないけれど，胸部CTはどうかな？

研 主訴から画像を見直すと，左舌区に浸潤影がわずかにあり，左胸水を伴っています．

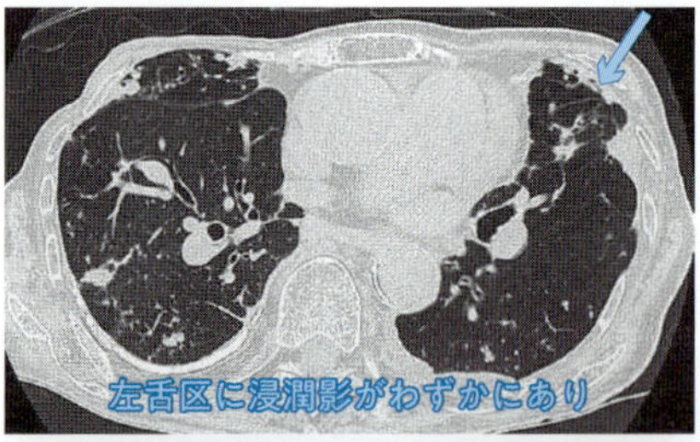

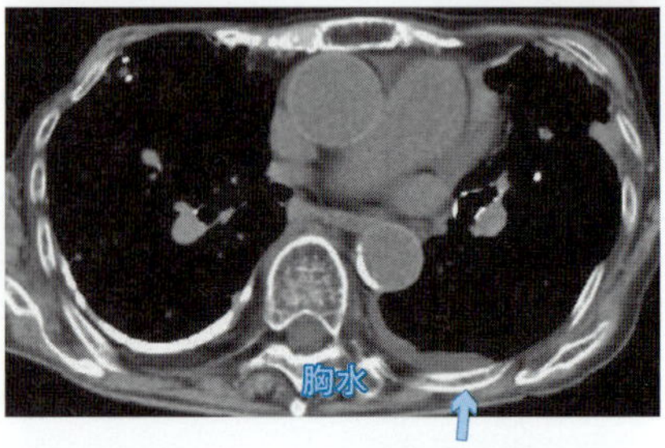

指 そう，よく気づいたね．左葉間胸水もあり，おそらく左胸膜炎と診断できると思うよ．実はこの患者さん，明らかな感冒様症状は認めなかったんだけれど，入院翌日から吸気時にわずかな胸痛が出てきたんだ．

研 へえ，そうだったんですね．

研修医がつまずいたワケ…

今回もII型呼吸不全による呼吸筋疲労が原因だろうと早期に診断を決め打ちしていた．

胸郭変形や陳旧性結核のある症例では，背景肺の修飾があるため，胸部X線では新たな陰影は指摘しにくいことがある．

Lesson！

心不全を考慮すべき身体所見

Case 1では，右心不全に合致した所見として以下が確認できた．

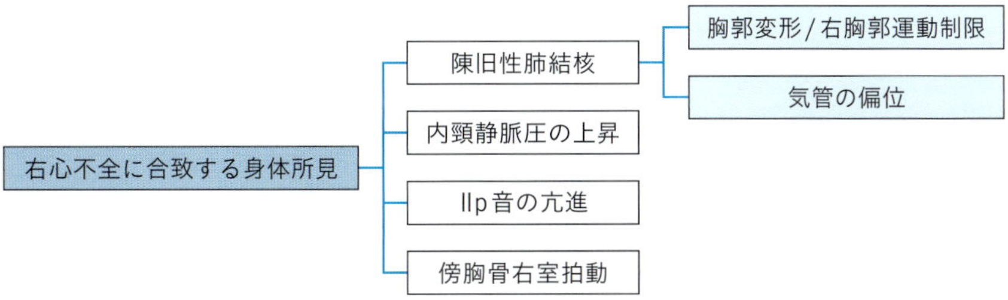

IIp音の亢進はIIp音が心尖部でも聴取できれば，「あり」と診断できる．

Case 1ではCO_2ナルコーシスかどうかが問題となる．確かにCO_2の貯留はあるが，flapping tremorを認めず，意識も清明であり，前回の値と比較して著変なく，これは急激なCO_2の上昇は認めない，ことを示している．CO_2の貯留によるflapping tremorの動画は筆者らの論文で確認できる[1)]．

その他の注目すべき所見

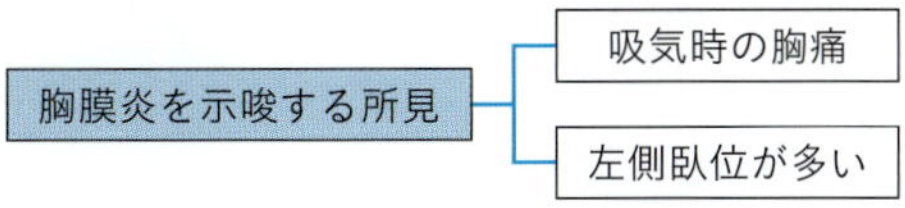

Case 1では入院後すぐに吸気時の胸痛が出現した．胸膜炎では患側を下にすることで痛みが緩和されることがあり，体位も着目すべきである．

肺塞栓では必ずしも胸痛が突然発症ではなく，吸気時の胸痛を訴える症例があり，Case 1では鑑別診断がもっとも必要となる疾患である．高齢者でperformance statusが不良な場合には肺塞栓のリスクも上がるため，Revised Geneva scoreやWells scoreなどで肺塞栓の可能性をアセスメントする（Case 1では両者のscoreは低く，肺塞栓の可能性は低いと判断している）．

胸膜炎以外で呼吸補助筋の緊張を示唆する所見のある疾患としては，呼吸不全の増悪がある．呼吸不全出現時には肩こりを自覚する患者が比較的多いと筆者は感じている．

ここがポイント！

- ✔胸郭形成術後や陳旧性肺結核など，肺疾患の既往があると胸部X線のみでの画像所見の異常が指摘しにくい場合がある．
- ✔胸痛があるときは，患者の体位にも着目しよう！
- ✔胸郭運動制限のある症例では，2型慢性呼吸不全の増悪の除外，心不全（とくに右心不全の増悪）をアセスメントしよう！

2nd step 肺炎と心不全の鑑別をどうするか？

Case 2

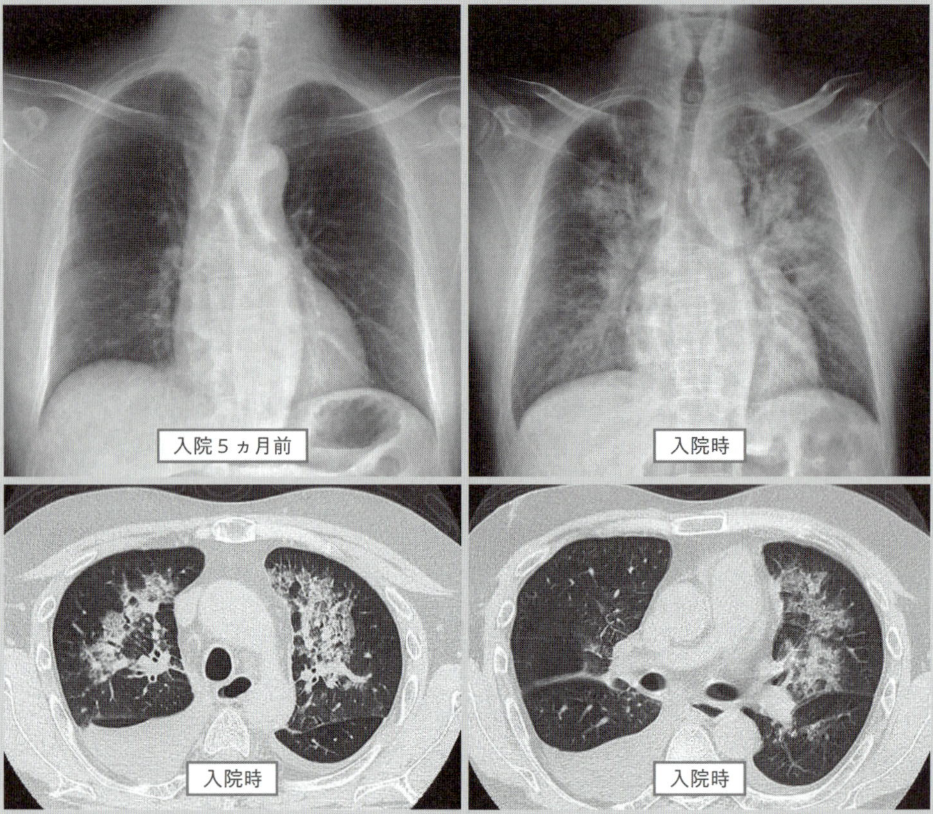

- 48 歳，男性
- 10 年ほど前に神経生検により好酸球性多発血管炎性肉芽腫症の definite case として確定診断されており，普段は気管支喘息（ステップ 1）で呼吸器内科外来に通院中．入院前日に湿性咳嗽，悪寒，関節痛が出現し，就寝時には臥床すると息苦しいためソファで寝ていた．短時間型のβ刺激薬を吸入後も改善なく，救急外来を受診．
- 既往歴：EGPA 10 年前〜，気管支喘息 10 年前〜，副鼻腔炎，鼻中隔弯曲症 20 年前に手術．
- 常用薬：プレドニゾロン 6 mg/ 日，ラニチジン 2 T/2x
- 生活歴：喫煙なし，職業：教師．
- 身体所見：意識清明，体温 37.3℃，脈拍 126 回 / 分，血圧 120/100 mmHg，呼吸数 24 回 / 分，酸素飽和度 93％（室内気），努力呼吸で wheezes を全肺野に聴取，coarse crackles（＋），明らかなⅢ音，Ⅳ音なし，頸静脈圧 15 cm H_2O，四肢浮腫なし．
- 心電図：sinus tachycardia（＋），左房負荷．
- 検査所見：WBC 10,100/μL，BNP 680 ng/mL

指 入院５ヵ月前と入院時の胸部Ｘ線を見比べるとどうだろう？

研 はい，入院５ヵ月前は肺野もきれいですし，心臓が若干大きいような気がしますが，問題ないように見えます．ただ，入院時の胸部Ｘ線では CTR 60％と心拡大が出現し，**両側の肺門部からバタフライ状に浸潤影**が広がっています．

指 そうだね．その他の所見で気づくことはあるかな？

研 両側の CP angle が若干ですが，以前よりも dull に見えます．もしかすると胸水が貯留しているのかもしれません．また **Kerly B line** が左肺野に見える気がします．

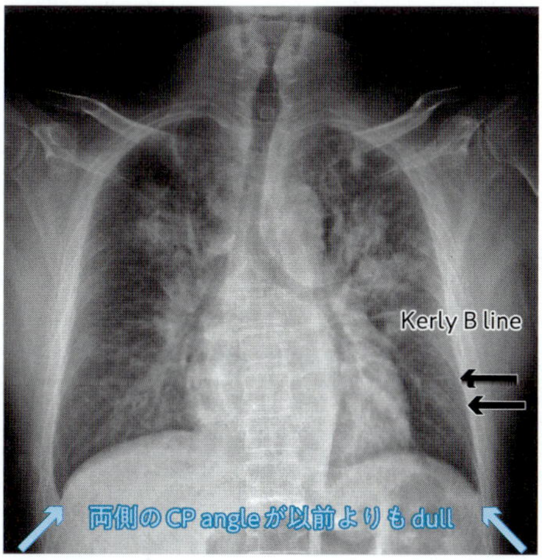

指 すばらしい！　胸部Ｘ線ではその他に，**気管分岐角の開大**もありそうだね．これは左房の拡大で認める所見で，しかも慢性の経過を示すんだ．たとえば慢性の心房細動や僧帽弁閉鎖不全で左房拡大を認めることを覚えておこう．

研 へえ，そうなんですね．

指 では胸部 CT はどうかな？

研 はい，右優位に胸水貯留があります．胸部Ｘ線の CP angle がやや dull に見えたのはこのせいかもしれません．また**両側肺門部から広がる consolidation** を認めており，両側の大葉間裂は右優位に肥厚していて，胸水貯留を疑います．

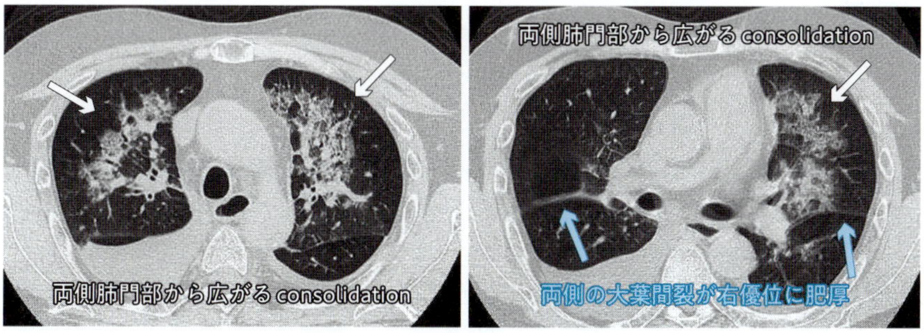

指 読めるようになってきたね．ある意味典型的な左心不全の所見なので覚えておくといいよ．入院後，利尿薬の治療２日目の胸部Ｘ線はどうかな？

研 第２病日の胸部Ｘ線では両側の浸潤影がほぼ消失しています．ただ，坐位なので，心臓の大きさはあまり改善ないように見えます．

指 そうだね．このわずかな時間での大幅なＸ線所見の改善そのものが，左心不全による肺水腫を示唆しているともいえるね．

指 この患者さんで左心不全を疑うポイントは他にはないかな？

研 あとは…．下図の所見でしょうか？ でもこの患者さん，四肢の浮腫を認めていませんし，Ⅲ音陰性で，左心不全に合致しない所見もあるようですが…．

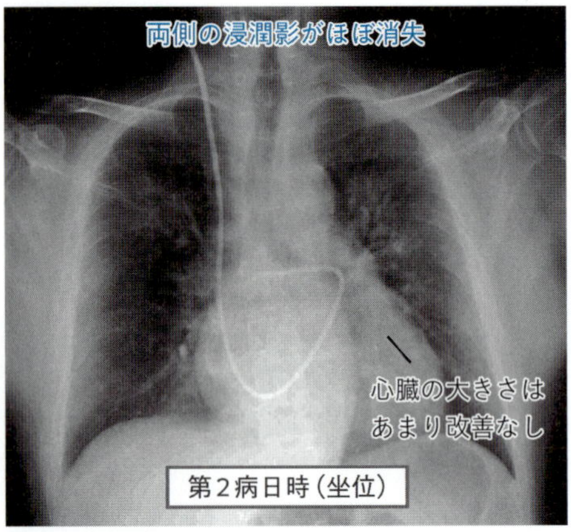

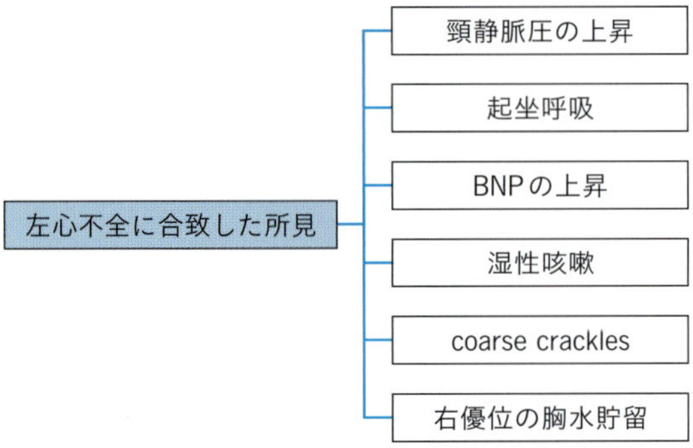

指 必ずしもすべての所見が左心不全に合致するとは限らないんだ．**左心不全であってもⅢ音などは朝聴取したのに利尿薬が奏効して夕方には聴取できない，ということもよくある**ので，覚えておくといいよ．また，左心不全の場合にはリンパ路の関与が指摘されているけど，どういうわけか，右優位の胸水になることが知られているんだ．だから肺の異常陰影の消失／改善をごく短期間で認めた場合は，アレルギーや肺水腫の可能性を考えるようにしよう．

研 わかりました！

指 実はこの患者さん，入院後の心臓エコーでは左室は diffuse hypokinesis だったけれど，左心不全の原因ははっきりしなかったんだよ．通常は左心不全の原因は心筋症，虚血性心疾患，特発性を疑うよね．気管支喘息があるので冠動脈造影は積極的に行えず，負荷心筋シンチグラフィで虚血性心疾患はないことが確認されて…．心筋生検も検討されたけど，MRI でもターゲットとなる病変が描出されないので，左心不全の通常治療が開始されたんだ．

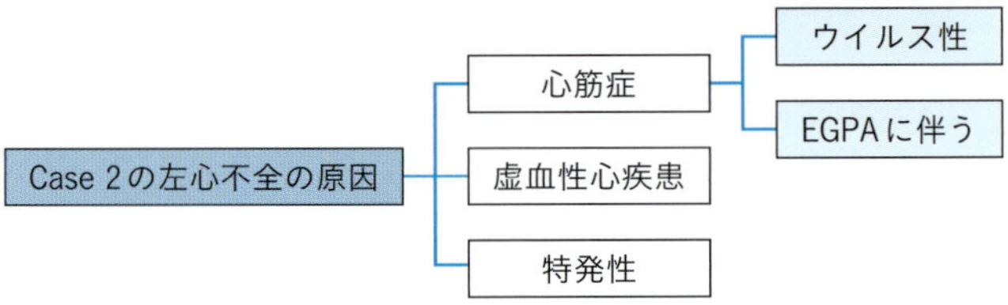

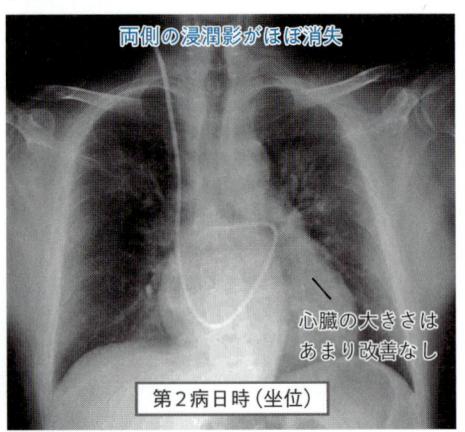

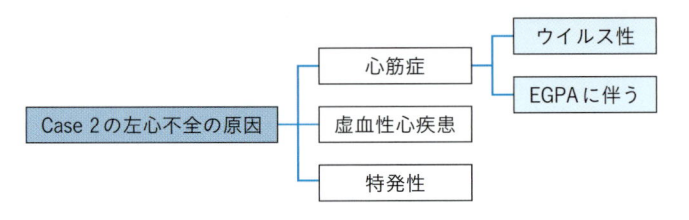

豆知識

▪ EGPA の肺病変

実は EGPA の胸部 CT を述べた論文はほとんどないのが現状である．筆者の施設での 31 症例の EGPA の検討では，年齢の中央値が 61 歳（32〜77 歳），男女比が 1：2，気管支喘息の病歴は平均で 6 年であった．もっとも多い胸部 CT 画像所見は GGO/consolidation であり，airway abnormalities（気管支壁肥厚，気管支拡張症），胸水，小葉間隔壁の肥厚，縦隔リンパ節腫脹がこれに続く所見であった．

EGPA または喘息の罹患年数が長い（>5 年）と気道病変の頻度が有意に高いことも筆者らの研究では示唆されている[2)]．

指 さて，入院数ヵ月前と入院時の胸部 X 線の所見を見比べてみるとどうかな？

Case 3

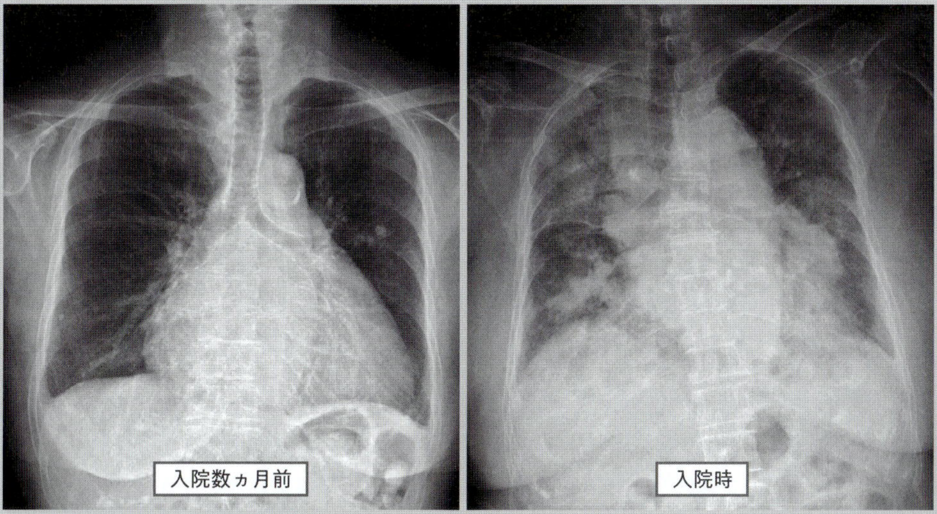

- 80 歳，女性
- 気管支喘息で大動脈弁狭窄症，大動脈弁閉鎖不全症で経過観察されていた．来院 1 週間前の夜に息苦しくなり起坐呼吸と湿性咳嗽が出現した．翌日に近医を受診すると SpO_2 78%と低酸素血症を認め，当院救急外来受診となった．
- 薬剤：アドエア（100）1 回 1 吸入を 1 日 2 回，キプレス 1 T/1x
- 既往歴：気管支喘息 10 年前から治療中
- 生活歴：喫煙なし，飲酒なし，温泉旅行なし，海外旅行なし，新たな薬剤・健康茶などの投与なし．
- 身体所見：意識清明，血圧 118/50 mmHg，SpO_2 80%（室内気），呼吸数 24 回 / 分，体温 38.9℃，脈拍 114 回 / 分．頸静脈圧は描出されず，左心の心尖拍動は第 4 肋間の鎖骨中線より外側 3 cm，抬起性，大きさは 3 横指，Levine Ⅲ/Ⅳの収縮期雑音を心尖部および両側頸部，鎖骨上で聴取，胸部 全肺野で coarse crackles あり，wheezes あり（Grade 3）．四肢浮腫あり（slow edema），手指は湿潤で冷感あり．
- 検査所見：WBC 16,300/μL，KL-6 1,172 U/mL，SP-D 349 ng/mL，BNP 1,015

研　はい，入院数ヵ月前の胸部Ｘ線では左室の拡大を疑う左第４弓の拡大が著明です．また**若干気管分岐角の開大**もあると思います．そして，入院時の所見は心拡大の進行ははっきりわかりませんが，**両側肺野に肺門から広がる濃い浸潤影と淡い浸潤影**を認めます．右の小葉間裂にも胸水が貯留しているように見えます．

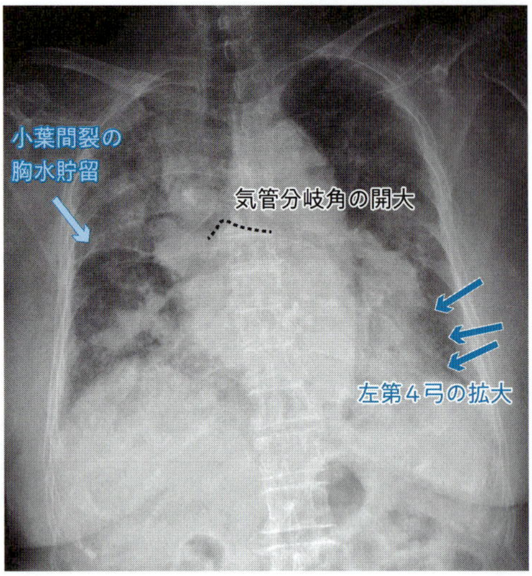

指　そうだね．入院時の胸部Ｘ線では第５肋骨が横隔膜の位置に重なっていることから若干の吸気不足が疑われるね．それに，側弯症もあるね．では，数ヵ月前の胸部 CT はどうかな？

研　はい，胸部 CT 上は全肺野をざっと見ても明らかな間質性肺炎の所見やその他の粗大病変は認めません．

指　そうだね．右肺底部にわずかに小葉間隔壁の肥厚を疑う病変があるけれど，有意かどうかは微妙なところで，他の部位にはとくに異常はないようだね．この画像をもってして間質性肺炎とは診断できなそうだ．では入院時の胸部 CT はどうかな？

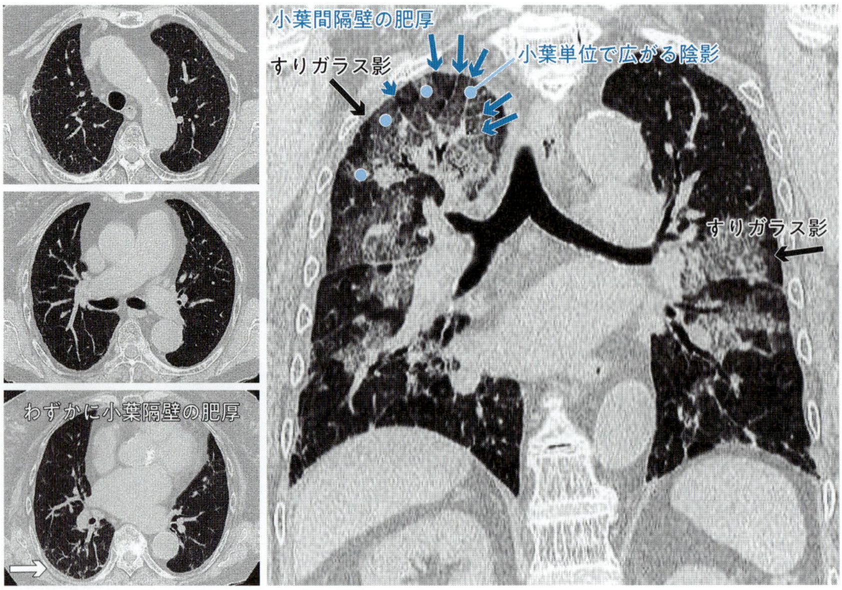

研 はい，やはり肺門部から広がるすりガラス影を認め小葉単位で広がる patchy な分布の印象があります．胸水貯留はほとんどないように見えます．これは左心不全でしょうか？

指 すぐにそう判断しちゃっていいのかな？ 身体所見と画像所見をあわせて左心不全に合致した所見と合致しない所見を挙げてみたらどうだろう．Case 2 で学んだように，ただの左心不全ならば数日で肺の異常陰影が改善されることが期待されるね．

研 はい…．左心不全を示唆する所見は画像，身体所見，検査所見では下図のようになると思います．

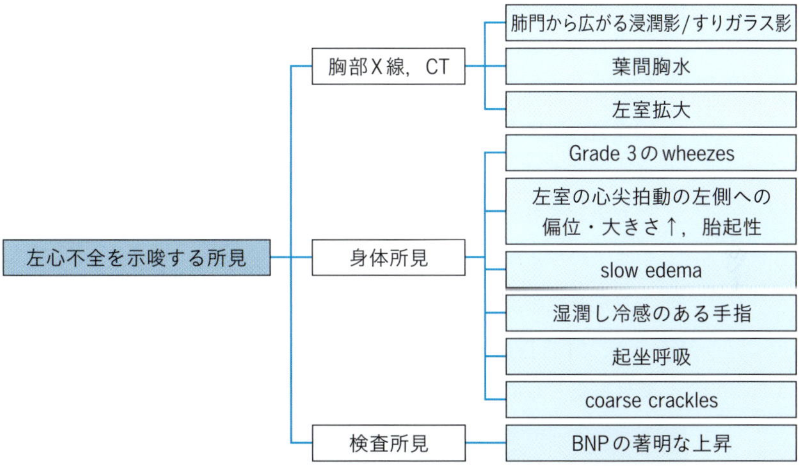

指 そう．確かにこれらは左心不全を示唆する所見だね．あと**重要なことは大動脈弁狭窄症があると大動脈弁閉鎖不全症の心雑音は聴取しづらくなる**ということかな．ちなみに左室の心尖拍動の左側への偏位や大きさの拡大（3 横指）は**左室の拡大**を示唆し，**抬起性は大動脈弁狭窄症に合致した所見**だよ．

では，左心不全に合致しない所見はあるかな？

研 そうですね…．高熱はちょっとあわないかと…．

指 確かに，高熱も 1 つだね．実は他にも通常の左心不全で合致しない所見があるんだ．

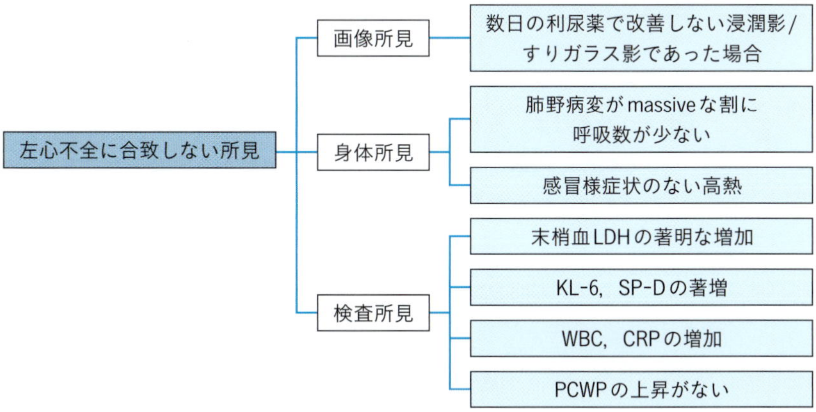

研 確かに，謎の高熱以外にもいろいろありますね…．なんだか間質性肺炎が心配に

なってきました．

指 間質性肺炎，よく出てきたね．その他にも下図の病態も注意する必要があるよ．

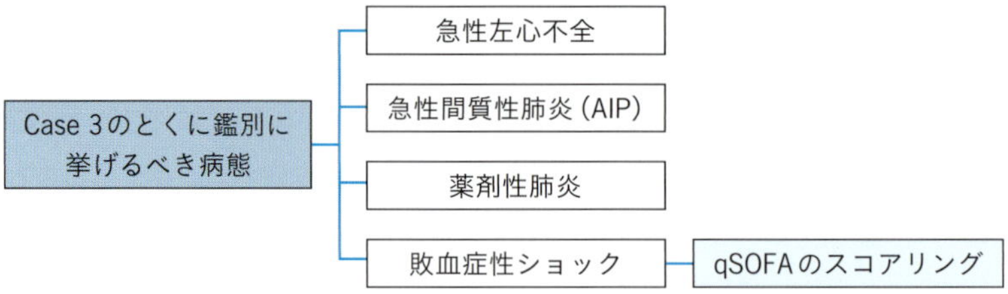

指 明らかな肺野病変がないと仮定した場合，やはり薬剤性肺炎と急性間質性肺炎ははずしちゃいけない．この患者さんはqSOFAが1点であり敗血症性ショックは積極的には考えてなかったんだ．だから左心不全に合致した所見に重きをおいて，循環器内科に入院となったんだ．でもPCWP（pulmonary capillary wedge pressure）は入院時より一貫して上昇せず，**利尿薬への反応が不良な肺の異常陰影**であることが確認され，心エコー上も左室の動きは問題なく…．なので第2病日からステロイドパルス療法を行ったんだよ．

研 急性間質性肺炎としてのステロイドパルス療法ですね！

指 そう．21日目には肺野陰影は著明に改善したけど，44日目に再増悪し，急性間質性肺炎としての病態がより顕在化したんだ．

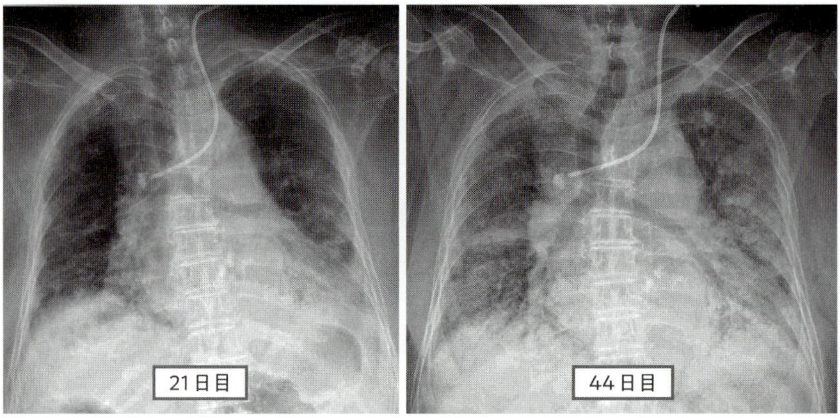

研 間質性肺炎って恐ろしいですね…．

指 そうなんだよ．しかも心不全と合併して出現することもあれば，心不全を装うような病歴や画像所見をとりうるので，必ずしも両者をクリアカットに鑑別できるわけではないんだよね．どちらの可能性も常に考えておく必要があるんだ．

ここがポイント！

- 心不全と間質性肺炎はしばしば合併し，その鑑別は困難である．
- 臨床経過から心不全の合併を判断する猶予があれば，その方針でもよい．
- 急性間質性肺炎の可能性が疑われる場合にはステロイドパルス療法も考慮する．
- 身体所見は大事だが，それ以上でもそれ以下でもない．画像所見，検査所見をあわせた診断を行う．

豆知識

▪ 間質性肺炎の急性増悪

筆者らの施設の間質性肺炎の急性増悪では，ウイルス感染の関与は認めないことが判明している[3]．そしてその多くの症例でBNPの上昇があり，心不全の合併が疑われている．Case 3では鼻汁，咽頭痛などを認めなかったが，急性間質性肺炎の場合，それらの症状を伴う場合と伴わない場合のどちらもある．多くの患者は感冒や体調不良として認識しており，急性間質性肺炎の前駆症状として通常の感冒より長い発熱を認識することはより早い診断を可能にするかも知れない．

文 献

1) Tsujimoto N et al：Flapping tremor as a diagnostic tool for evaluation of hypercapnia. Pulm Res Respir Med Open J **2**：49-51, 2015
2) Nakamoto K et al：Comparison of findings on thoracic computed tomography with the severity and duration of bronchial asthma in patients with eosinophilic granulomatosis with polyangiitis. Respir Med **139**：101-105, 2018
3) Saraya T et al：Clinical significance of respiratory virus detection in patients with acute exacerbation of interstitial lung diseases. Respir Med **136**：88-92, 2018

11 肺炎，肺炎，肺炎…？

1st step 気管支肺炎と肺胞性肺炎の違いは？

Case 1

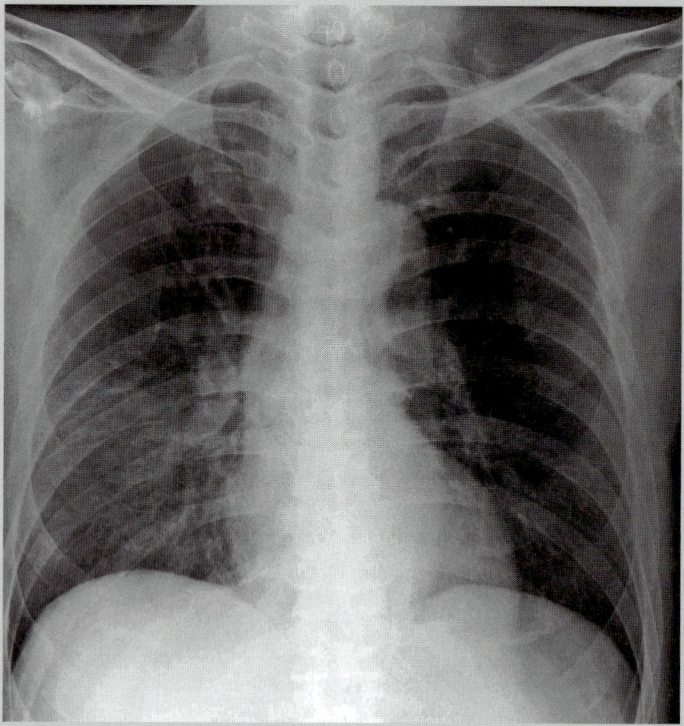

- 71歳，男性
- ADL自立
- 喫煙：15本/日×35年（55歳で禁煙）
- 2型糖尿病，COPDで近医通院中
- 4日前から倦怠感があり，四肢の筋痛と筋脱力があり，ベッドから起き上がることも困難となったため救急外来を受診．咳嗽，喀痰，呼吸困難，胸痛はなし．血圧138/81 mmHg，脈拍87回/分，体温38.0℃，呼吸数30回/分，SpO_2 94％（室内気），身体所見で四肢の筋力低下はなし，他の明らかな神経学的異常所見なし．

研 胸部X線では右中～下肺野に浸潤影を認めます．これは肺炎を疑う陰影で間違いなさそうです！

▪▪▪ 数時間前 ▪▪▪

研 今日の患者さんですが，まずは四肢の筋痛と筋脱力から頭蓋内疾患の可能性を考え，神経学的所見を評価しましたが，とくに問題ありませんでした．四肢の脱力は発熱の影響だと思うのですが，症状は漠然としているので，発熱の原因がよくわかりません．何らかのウイルス感染なのでしょうか．

指 バイタルサインで何か気になることはある？

研 SpO_2 が少し低いのは気になりますが，喫煙歴もあるので COPD の影響だと考えていました．

指 確かに SpO_2 が低いけれど，これだけ頻呼吸になっているのは何か他に原因がありそうだね．胸部の聴診はした？

研 聴診はしましたが，少し右前胸部に肺雑音があるような…．でもあまり自信はありません．

指 私も聴いてみよう．

（指導医は右背部に pan inspiratory crackles があることに気づいた）

研 深呼吸をしっかりしてもらって聴診をすれば，crackles を聴取できました．

指 肺炎の検査前確率が高くなったね．胸部 X 線をオーダーしよう．

■■■ ■■■

研 …頻呼吸は肺炎の結果ということだったんですね．SpO_2 だけでなく，呼吸数もセットで評価することが大事なんですね．

指 そう．**肺炎診療では，バイタルサインの中でとくに呼吸数が大切**だからね[1]．追加の情報はある？

研 喀痰は Geckler 4 の良性痰ですが，グラム染色では有意に存在する菌体は見えませんでした．来院前の抗菌薬投与歴はないのですが…．

指 胸部 CT を追加して，肺病変を詳しく見てみよう．Case 1 では浸潤影が気管支の「区域」を越えて拡がっているのがわかる？

研 うーん，むずかしいです．イメージしづらいです…．

指 CT を見てみて．この矢印（⇨）のように，浸潤影が気管支の区域を越えて「横方向に」拡大している．これを「非区域性陰影」と表現するんだ．

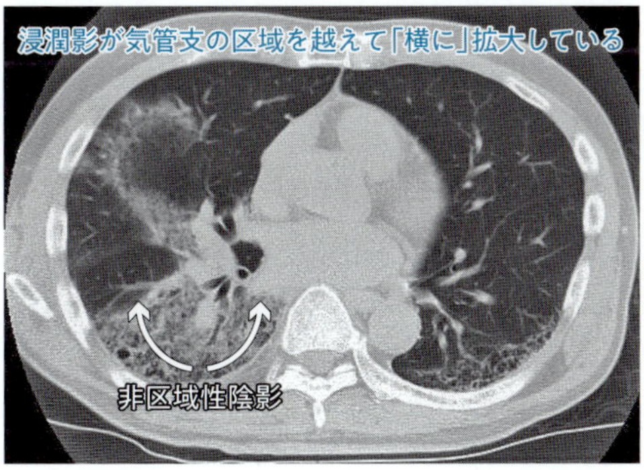

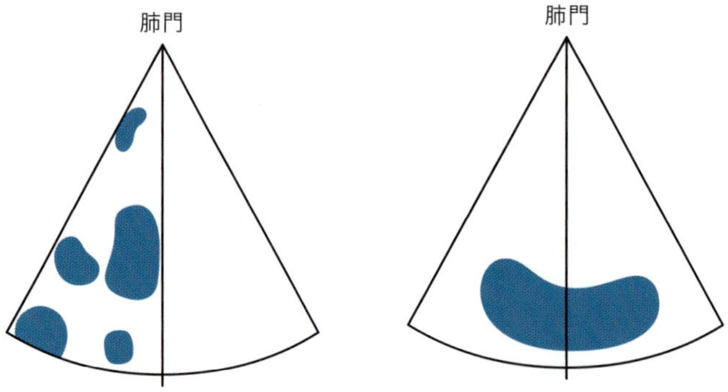

指 シェーマでいうと，左側が区域性陰影，右側が非区域性陰影のイメージだね．両者の分布の違いがわかれば病変の主座のイメージができやすいし，肺炎の画像診断に役立つから，ここはしっかり勉強しておこう．

研 わかりました．

指 ところで，尿中抗原の結果はどうだった？

研 今検査室に確認したら，尿中レジオネラ抗原は陽性とのことでした．レジオネラ肺炎は確定的ですね！

指 ちょっと待って．結論を急ぐ前に…，レジオネラ肺炎の診断において，**尿中レジオネラ抗原は特異度は高いけど，感度は決して高くはない**ことに注意しよう．これはレジオネラ血清1型のみしか検出できないことと深く関係しているんだ（p.154，豆知識①[2]）．

研 今回のように尿中抗原が陽性の場合はレジオネラ肺炎の可能性が高いといえるけれど，尿中抗原が陰性でもレジオネラは否定できないということですね．では筋肉痛などの症状はなぜ起こるのでしょうか？

指 **レジオネラ肺炎はいわゆる「肺外症状」を呈することがあるのが特徴**なんだよ．筋肉痛や関節痛だけではなく，中枢神経症状や消化器症状などを生じることもあるんだ（**表1**[3]）．

表1　レジオネラ肺炎の多彩な症状

臨床症状	頻度（%）
発熱	67～100
咳嗽	41～92
悪寒	15～77
呼吸困難	36～56
神経学的異常	38～53
筋肉痛・関節痛	20～43
下痢	19～47
胸痛	14～50
頭痛	17～43
悪心・嘔吐	9～25

［Cunha BA et al：Lancet **387**：376-385, 2016より引用］

研 なるほど．今回はまさにレジオネラの典型的な経過の1つともいえるんですね．レジオネラの曝露といえば「温泉！」という思考回路があるのですが，他に注意するべき内容はありますか？

指 温泉だけでなく，「水回り」系の曝露の確認がポイントだね．シャワー，冷却塔，温水分配システムなどから生じたエアロゾルを吸うことで発症するといわれているよ[4]．追加すると，レジオネラ・ニューモフィラ以外のレジオネラ属は主に土壌中に存在していて，いわゆる「腐葉土」からの感染例の報告もあるから，農作業やガーデニングなど「土いじり」の有無も聞いておくといいね．前述のように，尿中抗原が陰性でもレジオネラ肺炎の可能性は否定できないから，疑わしい場合は喀痰のヒメネス染色や BCYE-α培地の提出も考慮するべきだね．

研 わかりました．そういう曝露歴がないか，本人にもう一度確認してみます．

研修医がつまずいたワケ…

- Case 1 のように，漠然とした症状のみから肺炎を鑑別疾患に挙げることはむずかしいかもしれない．ただ，「**単純な急性上気道炎に頻呼吸はない**」という格言があるように，呼吸数の異常に気づけば，肺炎を含めた呼吸器疾患を疑うきっかけとなっただろう．
- レジオネラ肺炎は肺外症状が全面に出ることがあるため（p.161，豆知識参照），呼吸器症状の有無のみで肺炎を否定してはならない．臨床経過，呼吸数を含めたバイタルサイン，聴診所見を含めた身体所見などを総合的に評価し，肺炎が疑わしい場合は胸部 X 線の結果をそこまで重視しないことも重要である．
- 尿中レジオネラ抗原の感度は低いため，結果が陰性でもレジオネラ肺炎が否定できないことを認識しておくべきである．

Lesson !

気管支肺炎と肺胞性肺炎の分布の違い

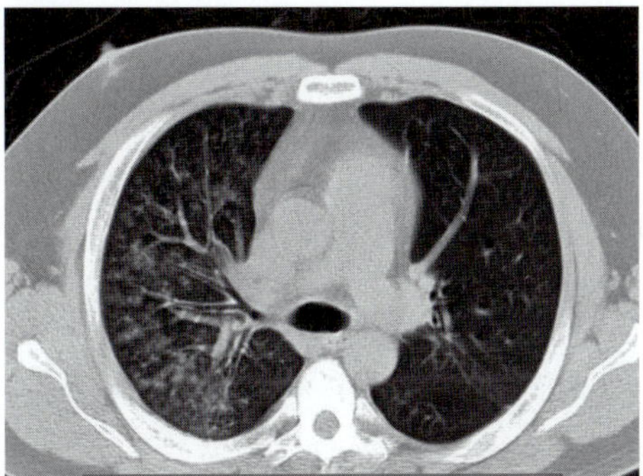

気管支肺炎（マイコプラズマ肺炎）

上図は気道散布を示唆する小葉中心性の淡い陰影や，気管支血管周囲束の肥厚があり，典型的なマイコプラズマ肺炎像である．こういった画像所見は「小葉中心性陰影」や「区域性陰影」と表現されることがあり，一般的には「気管支肺炎」と呼ばれる．一方で，下図では気管支の区域とは無関係に，「横に拡がる」ように陰影が分布している．これを「肺胞性肺炎」と表現することがある．

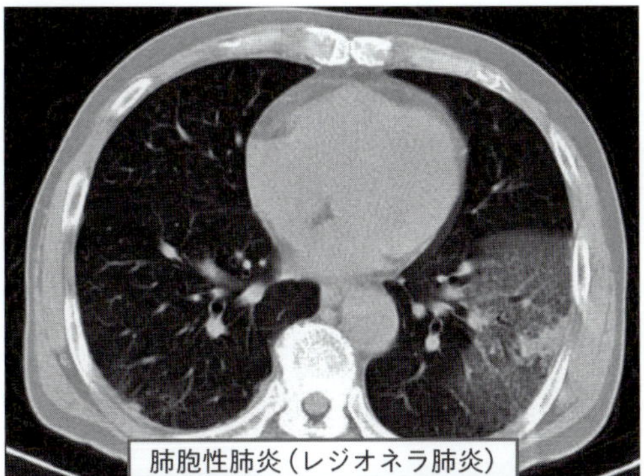

肺胞性肺炎（レジオネラ肺炎）

肺胞性肺炎の陰影の拡がり方は，気管支の区域に沿わない分布をとるため，「非区域性肺炎」ともいう．また，肺胞性肺炎が肺の一葉全体を占めることを大葉性肺炎と呼ぶ．それぞれの病変のイメージは下図を参照しよう（青色部が病変部）．

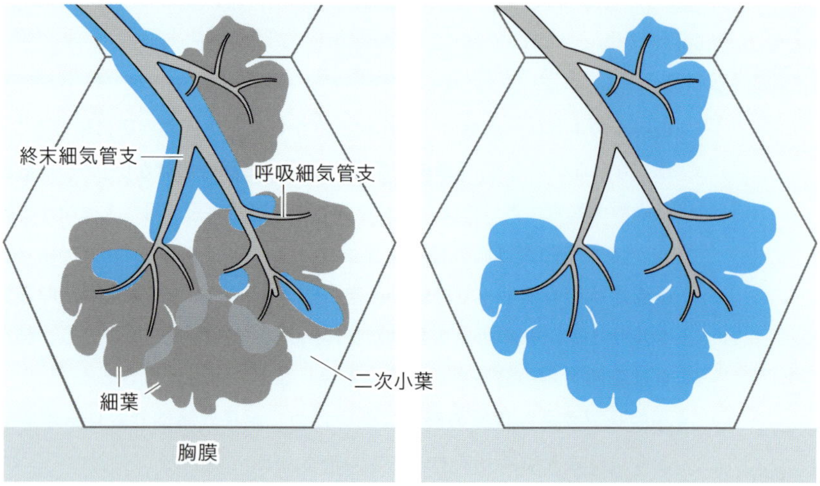

気管支肺炎

・病変の主座は気管支・細気管支
→区域性病変
・小葉中心性陰影や気管支血管周囲束の肥厚などが典型的

肺胞性肺炎

・病変の主座は末梢の肺胞で，Kohn 孔を介して隣り合った細葉に進展
→非区域性病変
・汎小葉性陰影が典型的

以下の２つの病変を対比してイメージすると理解しやすく，このように病変の主座ができれば，画像読影の際にも役立つ．

①気管支肺炎の炎症の主座は気管支や細気管支であり，区域性の分布を呈する．
②肺胞性肺炎の炎症の主座は肺胞であり，非区域性の分布を呈する．

肺胞性肺炎の原因微生物

肺胞性肺炎の原因微生物は肺炎球菌，クレブシエラ・ニューモニエ，そしてレジオネラの３つが代表で[5]，これらのうち，レジオネラはグラム染色では染まらない．

なお，レジオネラはマイコプラズマなどと比し，臨床像や画像所見がかなり多様となっている．レジオネラ肺炎は一般的には非定型肺炎に含まれるが，国内の肺炎診療ガイドラインで示されている**「細菌性肺炎と非定型肺炎の鑑別」の基準には，レジオネラ肺炎は含まれていない**ことに注意する[6]．

ここがポイント！

✓上記のシェーマを参考に気管支肺炎と肺胞性肺炎の分布の違いを認識する．
✓レジオネラ肺炎は呼吸器症状が全くなかったり，筋肉痛や下痢などの肺外症状のみで発症することがありうることを認識しておく．

2nd step　レジオネラ肺炎の画像所見とは？

Case 2

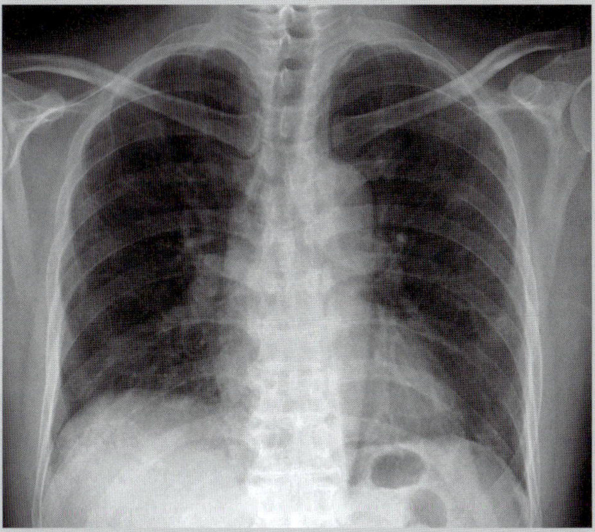

- 61 歳，男性
- ADL 自立
- 喫煙 20 本 / 日×40 年
- 2 型糖尿病で近医通院中だったが，3 年前に自己中断
- 入院前日からの咳嗽，悪寒で当院を受診した．血圧 98/63 mmHg，脈拍 110 回 / 分，体温 38.8℃，呼吸数 25 回 / 分，SpO_2 96%（室内気），身体所見では呼吸音を含めて異常所見は認めず．提出した喀痰の質は悪く，原因微生物の評価は困難だった．

研 胸部 X 線では明らかな浸潤影はありませんでした．急性気管支炎と思われ，帰宅の方向で考えています．

指 ちょっと待って．単純な気管支炎にしては血圧が低いことと，呼吸数が多いことが気になるね．しかも，長年の喫煙歴から COPD の存在が予想されるうえ，無治療の糖尿病があることも考えると，肺炎発症のリスクは高いといえる．ところで，胸部 X 線が正常なら肺炎はないといえる？

研 いえ…，完全には否定できないと思います．

指 そのとおり．**胸部 X 線で異常所見がない肺炎は決してまれではない**んだ．胸部 X 線で異常所見がなかった 120 人のうち，胸部 CT を追加すると 3 割以上にあたる 40 人で肺炎像を認めたという報告もあるんだ[7]．

研 なるほど．胸部 CT を追加してみます．

■■■ ■■■

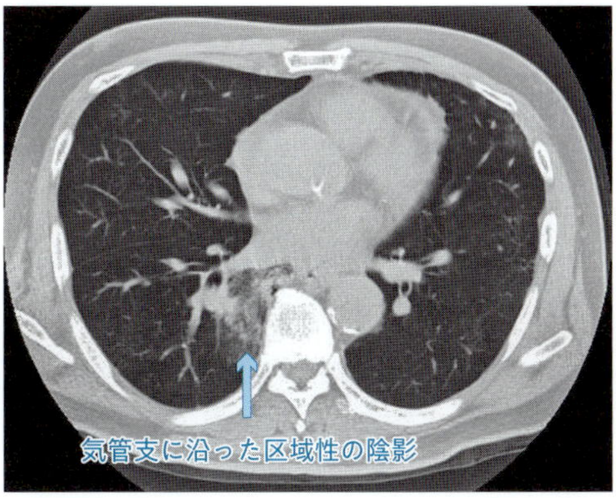

研 右下葉に気管支に沿った淡いすりガラス影があります．肺炎像ですね．

指 肺炎の診療において，胸部 X 線に加えて CT 検査まで行うかどうかはさまざまな意見がある．被曝やコストのことは必ず考慮すべきだけど，肺炎の検査前確率が高いにもかかわらず胸部X線で異常所見がない場合は，胸部CTを追加することも検討しよう．

研 検査の利点だけでなく，欠点や限界を知ることが大切ってことですね．

指 そうだね．そのバランスを常に考えることが重要なんだ．

研 喀痰検査を施行しましたが喀痰の質が悪く，原因微生物の推定が困難だったため，入院のうえで市中肺炎としてセフトリアキソンで加療を開始しました．入院時には重症感はなく，輸液のみで血圧も改善しました．レジオネラと関連するような明らかな曝露歴もありませんでした．

指 いいね．経過を見てみよう．

▪▪▪ 入院3日目 ▪▪▪

研 先生，この患者さんはセフトリアキソンを投与しているにもかかわらず，呼吸状態の改善が見られません．なぜでしょうか．

指 入院後の患者さんの熱型表を見て何か気づくことはない？　体温と脈拍の関係は？

研 毎日39℃台の発熱がありますが，発熱時の脈拍は約90回/分程度とあまり上昇していません．しかもそれが繰り返し…．再現性をもっているようです！　比較的徐脈を呈しているため，レジオネラ肺炎などの非定型肺炎の可能性を疑います．尿中レジオネラ抗原を提出しますね！

▪▪▪ ▪▪▪

指 さて，結果はどうだったかな？

研 陽性でした！

指 比較的徐脈に気づいたのはすばらしい．レジオネラは比較的徐脈を呈する感染症の代表例だね（**表2**[8]）．入院中に比較的徐脈を評価したいときは，看護師さんに「**発熱時は同時に脈拍の測定と記載をお願いします**」と具体的な指示を出すことがポイントだよ．

研 なるほど！　ではレジオネラ肺炎として，レボフロキサシンの投与を開始します．

表2　比較的徐脈を呈する感染症

・レジオネラ ・オウム病 ・Q熱 ・腸チフス ・発疹チフス ・レプトスピラ症 ・デング熱 ・マラリア　など

＊マイコプラズマでは通常認めない．
［Cunha BA：Clin Microbiol Infect **6**：634, 2000より引用］

▪▪▪ 入院6日目 ▪▪▪

研 先生！　レボフロキサシンの投与を開始したにもかかわらず，1〜2日の経過で呼吸状態が急激に悪化しています！　なぜでしょうか．

指 レジオネラ肺炎は適切な抗菌薬を投与しているにもかかわらず，臨床症状が悪化することがあるから注意が必要なんだ．

研 心不全やARDSの可能性も考えて，画像検査を再検したんですが，やはりすごく悪化していて….

指 入院時と入院5日目の胸部CTを詳しく比較してみよう．どういう変化があるだろう？

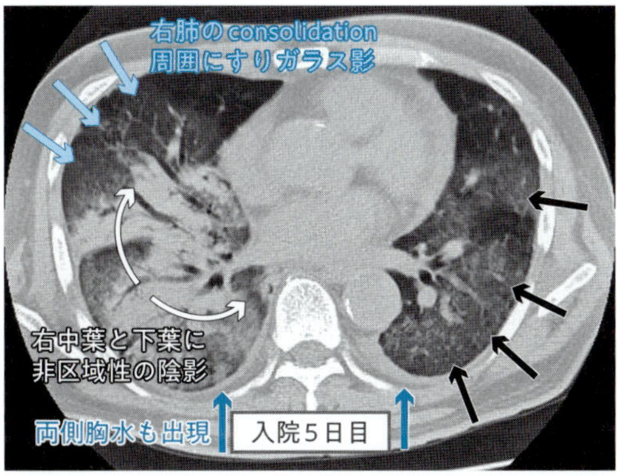

研 入院時は気管支に沿った区域性の陰影ですが，入院後の画像では右中下葉を中心に非区域性に陰影が拡がっています．

指 そのとおり！　さっきのCase 1でイメージをつかめたようだね．他には？

研 胸水が出現しています．

指 そうだね．現在の呼吸状態も含めて考えると，人工呼吸管理に移行すべきだね．

研 レジオネラは奥が深いですね．

研修医がつまずいたワケ…

Case 2では，症状のみからでは気管支炎なのか肺炎なのかの判断はむずかしい．だが，低血圧や頻呼吸に気づくことができれば，肺炎の検査前確率を高めることができただろう．やはりバイタルサインは重要である．

また，胸部X線の正面像だけでは肺炎像に気づかないこともあるため，肺炎を疑うときは必ず側面像も同時に撮像すべきである．上述のように胸部X線検査のみでは肺炎の拾い上げがむずかしいことがあるため，症例に応じて胸部CTの追加を検討する．

Lesson!

レジオネラは比較的徐脈を呈する感染症の1つである（**表2**）．肺外症状だけでなく，多彩な臨床徴候を認識しておく必要がある．

レジオネラ肺炎では低リン血症を呈することがある（p.154，豆知識②[9]）．レジオネラ肺炎の臨床診断スコアとして提唱されているWinthrop University Hospital（WUH）criteriaでも，低リン血症は項目の1つに含まれている[10]．疑ったら血清リンの提出を行うことがポイントである．

画像所見としては，浸潤影とすりガラス影が混在している所見や，両側性に存在する陰影は，レジオネラ肺炎ではよく見られる所見であるため，知っておくとよい[11]．

ここがポイント！

✔レジオネラ肺炎は両側性病変，浸潤影とすりガラス影の混在など，多彩な画像所見を呈しうる．

✔肺外症状に加えて，比較的徐脈や低リン血症など，多彩な臨床徴候を呈しうる．

豆知識

①尿中抗原の限界

レジオネラ属にはさまざまな種類があるが，尿中レジオネラ抗原で検出可能なのはレジオネラ・ニューモフィラ1型のみである．尿中抗原の特異度は99.1％と高いが，感度は74％と低い[2]．

②レジオネラ肺炎と低リン血症

レジオネラ肺炎において，とくに発症早期に低リン血症が見られることが多いという報告がある[10]．筆者の施設で行った研究でも，レジオネラ肺炎と診断した10例のうち実に9例で低リン血症を呈していた[12]．臨床的にレジオネラ肺炎が疑わしい場合は血清リンの測定を行おう．

文　献

1) Gennis P et al：Clinical criteria for the detection of pneumonia in adults：guidelines for ordering chest roentgenograms in the emergency department. J Emerg Med **7**：263-268, 1989
2) Shimada T et al：Systematic review and metaanalysis：urinary antigen tests for Legionellosis. Chest **136**：1576-1585, 2009
3) Cunha BA et al：Legionnaires' disease. Lancet **387**：376-385, 2016
4) Carratalà J et al：An update on Legionella. Curr Opin Infect Dis **23**：152-157, 2010
5) Fujita J：Clinicoradiological diagnosis of respiratory infections：estimate of pathogens by radiological findings and the strategy for treatment. Kansenshogaku Zasshi **80**：70-75, 2006
6) 日本呼吸器学会呼吸器感染症に関するガイドライン作成委員会（編）：成人市中肺炎診療ガイドライン，2007
7) Claessens YE et al：Early Chest Computed Tomography Scan to Assist Diagnosis and Guide Treatment Decision for Suspected Community-acquired Pneumonia. Am J Respir Crit Care Med **192**：974-982, 2015
8) Cunha BA：The diagnostic significance of relative bradycardia in infectious disease. Clin Microbiol Infect **6**：633-634, 2000
9) Cunha BA：Hypophosphatemia：diagnostic significance in Legionnaires' disease. Am J Med **119**：e5-e6, 2006
10) Gupta SK et al：Evaluation of the Winthrop-University Hospital criteria to identify Legionella pneumonia. Chest **120**：1064-1071, 2001
11) Yu H et al：Computed tomographic features of 23 sporadic cases with Legionella pneumophila pneumonia. Eur J Radiol **74**：e73-e78, 2010
12) 西村加奈子ほか：レジオネラ肺炎における早期の血清P値測定の有用性．-Winthrop University Hospital（WUH）criteriaの検証．医学生・研修医の日本内科学会ことはじめ，2015

12 抗菌薬への反応が悪いのですが…

1st step 肺炎像だが抗菌薬が効かない場合は？

Case 1

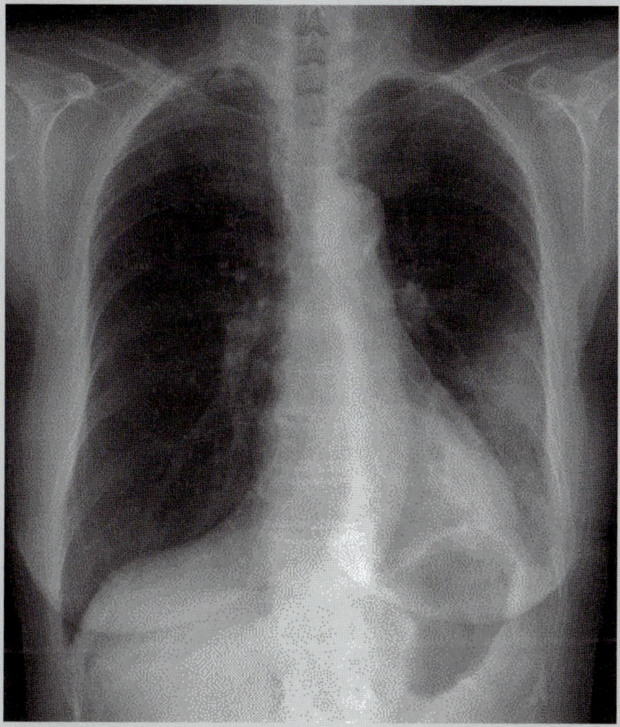

- 70歳，女性
- 7月頃より乾性咳嗽が出現．8月に入って全身倦怠感と，湿性咳嗽が出現したためかかりつけ医を受診したところ，胸部画像で異常を認めたため当院に紹介され受診．
- 意識清明，脱水所見はない．
- 血液検査では，WBC 11,000/μL，CRP 1.2 mg/dL と軽度の炎症反応の亢進を認めた．
- 体温は36.8℃，血圧122/80 mmHg，SpO_2 96%（室内気），胸部の聴診では左側胸部で crackles が聴取される．
- 基礎疾患としては高血圧，脂質異常症内服治療中．喫煙歴はない．

研 立位正面像ですが，骨・軟部組織には異常を認めません．肺の過膨張はなく，心拡大もありません．肺野では左中下肺野に濃度上昇を認め，気管支透亮像ははっきりしませんが，浸潤影と判断します．

指 陰影の部位診断はどうかな？

研 左心縁とのシルエットサインは陰性ですので，心臓には接していないと思われます．また下行大動脈のシルエットサインも陰性です．左横隔膜のシルエットサインは陽性のため，左下葉，S^8～S^9 の病変と考えます．

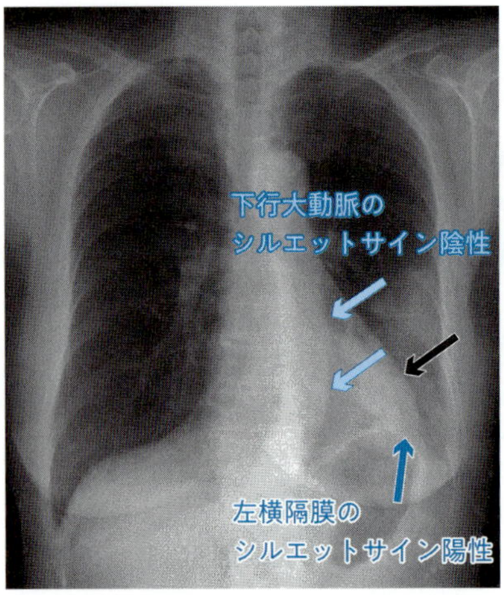

指 では，胸水貯留はどうかな？

研 CP angle は右と比較すると sharp とはいえません．少量の胸水貯留はあるかと思います．

指 そうだね．では，患者背景，呼吸器症状，臨床経過と合わせてどう診断する？

研 市中肺炎を考えます．A-DROP では軽症ですので，外来で治療可能と判断します．アモキシシリン（実際にはクラブラン酸 125 mg/ アモキシシリン 250 mg 3 錠＋アモキシシリン 250 mg 3 カプセル）を処方し，かかりつけ医に逆紹介しました．

■■■1ヵ月後■■■

指 そういえばあの患者さん，あの後どうなった？

研 実は昨日，またかかりつけ医から紹介されてきたんですよ….

指 おお，どうした？

研 抗菌薬の内服後に自覚症状はやや改善したようなんですが，胸部 X 線が改善しなかったので抗菌薬（レボフロキサシン 500 mg/ 日）が 7 日間投与されたそうなんです．その後も発熱，膿性痰はないものの，咳は持続していて．かかりつけ医で 1ヵ月後に再度胸部 X 線の撮影を行ったところ，左中下肺野の異常陰影が残存していたようで．抗菌薬無効の肺炎なんてあるんですか？ 血液検査では，WBC 6,500/μL，CRP 0.04 mg/dL で炎症所見は認めていないんですが….

指 そうか．じゃあ，まず今回の再診時の画像を見てみよう．胸部 X 線と胸部 CT の所見は？

研 はい．右中下肺野に濃度上昇を認めますが，初診時と比較するとやや周囲との境界が明瞭になっています．胸部 CT では左の下葉に気管支透亮像を伴った浸潤影を認めます．画像からは細菌性肺炎を疑いますが，陰影が出現してからすでに 1ヵ月が経過していますし，炎症所見や咳以外の膿性痰や発熱などの自覚症状がない点があいません….

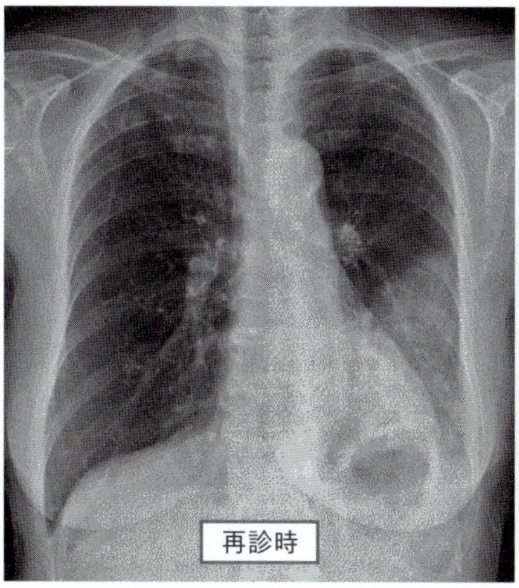

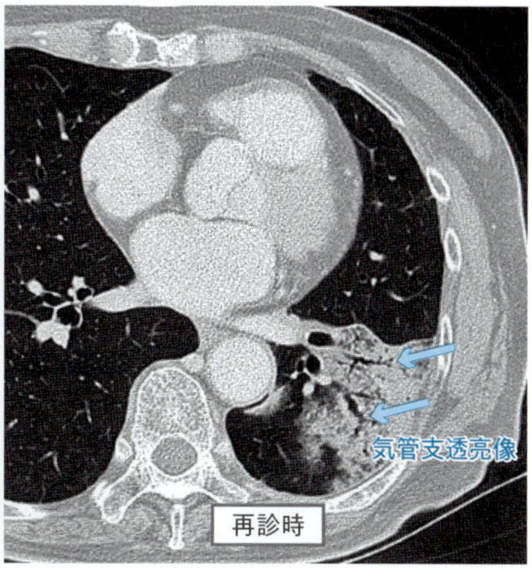

指 肺炎の原因は微生物だけかな？

研 あっ，微生物以外の原因でも肺炎は起こりえますね．すっかり抜けていました！

（その後，気管支鏡検査が推奨され，左下葉の陰影の経気管支肺生検を行ったところ，肺腺癌と診断された）

研修医がつまずいたワケ…

研修医は肺炎像を見て，原因微生物による肺炎を考えた．だが，肺炎の原因は1つではないことは常に念頭に置きたい．

胸部X線で肺炎像を呈し，抗菌薬が“効かない”場合には以下の2点について検討する必要がある．

> ① **原因微生物に対する治療が正しく行われていたか？**
> ② **原因微生物による肺炎という診断が正しいか？**

Case 1の場合，臨床経過からは発熱や膿性痰がないことから，微生物以外の要因による肺炎の鑑別が必要である．

Lesson！

浸潤影と気管支透亮像を認めた際にはまず，細菌性肺炎や非定型肺炎を考えるが，病原微生物以外の疾患として，好酸球性肺炎，器質化肺炎を伴う閉塞性細気管支炎/原因不明の器質化間質性肺炎（bronchiolitis obliterans organizing pneumonia/cryptogenic organizing pneumonia：BOOP/COP），肺癌，悪性リンパ腫，多発血管炎性肉芽腫症（GPA，Wegener肉芽腫症）などを鑑別に挙げる必要がある[1~3]．とくに，肺胞上皮置換性に進展する肺腺癌では，画像上は肺炎様の所見を呈するために注意が必要である．診断確定のためには気管支鏡検査による肺生検が必須である．

『成人肺炎診療ガイドライン2017』では，「初期治療不応時の鑑別診断―非感染性の病態（肺炎類似陰影を呈する疾患）」として**表1**のような病態，疾患を挙げている．

表1 初期治療不応時の鑑別診断―非感染性の病態（肺炎類似陰影を呈する疾患）

病態	具体例
A) CT，エコー等での鑑別が主体となるもの	心不全，尿毒症肺，肺塞栓
B) 気管支鏡検査などが適宜追加されるもの	急性間質性肺炎，ARDS，好酸球性肺炎，器質化肺炎，過敏性肺臓炎，薬剤性肺障害，放射線肺臓炎，肺胞出血，肺癌，リンパ増殖性疾患

［日本呼吸器学会（編）：成人肺炎診療ガイドライン 2017，日本呼吸器学会，東京，p.27，2017 より許諾を得て転載］

Case 2

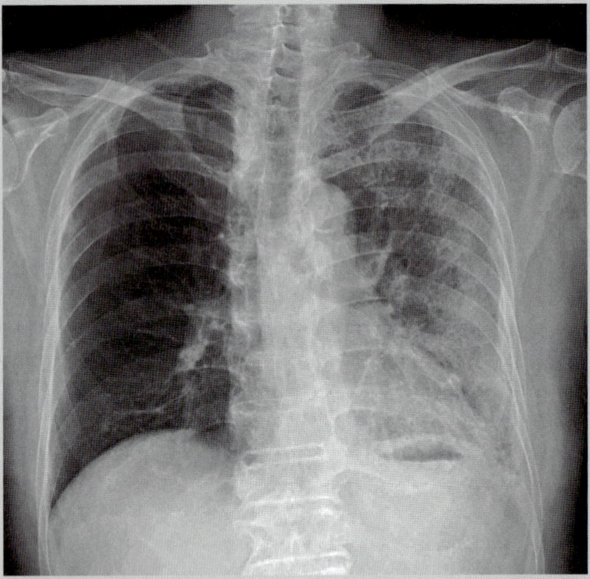

- 80 歳代，男性
- 主訴：咳嗽，発熱
- 4 日前から咳嗽（痰はなし），38℃台の発熱が出現し，3 日前にかかりつけ医で鎮咳薬，去痰薬，抗菌薬（AMPC/CVA）を処方されたが，改善しないため，肺炎の疑いで紹介受診．意識清明，脱水所見はない．体温 38.4℃，脈拍 70 回 / 分，整，血圧 112/70 mmHg，呼吸数 20 回 / 分，SpO_2 88 %（室内気），左側胸部で crackles が聴取される．
- 既往歴：とくになし．
- 喫煙歴：20 本 / 日，20〜40 歳．

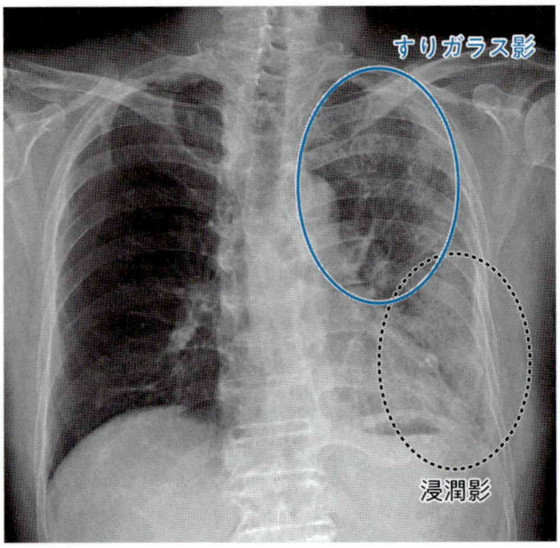

研 立位正面像ですが，骨・軟部組織には異常を認めません．肺の過膨張はなく，心拡大もありません．異常所見として，左肺全体にすりガラス影と，中下肺野には浸潤影を認めます．

指 患者背景，呼吸器症状，臨床経過と画像所見から診断はどう考える？

研 市中肺炎，とくに，頻度から肺炎球菌性肺炎を疑います．qSOFA は 0，A-DROP は 2 点ですが，低酸素血症を認めるため入院治療とし，血液培養，喀痰検査，尿中肺炎球菌抗原の検査を行います．

指 いいね．

■■■ ■■■

研 入院時の血液検査結果が出ました！　喀痰は得られず，尿中肺炎球菌抗原は陰性だったんですけど…．

> WBC 13,400/μL (band 2%，seg 78%，eos 2%，mono 2%，lymph 16%)
> Hb 15.6 g/dL，Ht 46.6 %，Plt 67,000/mL，Na 131 mEq/L，K 3.8 mEq/L，BUN 20 mg/dL，Cr 0.76 mg/dL，TP 7.2 g/dL，Alb 4.0 g/dL，AST 42 IU/L，ALT 58 IU/L，LDH 328 IU/L，CRP 32.6 mg/dL

指 胸部 X 線では肺炎像を呈していて，呼吸器症状と炎症所見があるね．そして前医のペニシリン系抗菌薬が“効いていない”．さて，どう考えようか？『成人肺炎診療ガイドライン 2017』に肺炎類似陰影を呈する疾患の初期治療不応時の鑑別診断が載っているから参考にしよう．Case 2 では喀痰がない，低 Na，高 LDH，CRP 異常高値，血小板数の減少から，レジオネラ肺炎を疑う必要があるだろうね[4]．患者さんに温泉やプールに行っていなかったかを確認してみて．

■■■ ■■■

研 再度患者さんに確認したところ，入院の 10 日前に温泉旅行に行っていたようです！　尿中レジオネラ抗原も陽性でした…．

研修医がつまずいたワケ…

市中肺炎の診断時に，細菌性肺炎と非定型肺炎の鑑別は行われるが，レジオネラ肺炎を念頭に置いた初期診療を行わないと見落とされることがある．レジオネラ肺炎は急速に進行して呼吸不全に陥るため，注意が必要である．Case 2 は肺炎の疑いでかかりつけ医から紹介され，浸潤影と血液の炎症所見から通常の細菌性肺炎と診断して治療を開始したことが見落としの原因と考えられる．身体所見での比較的徐脈や膿性痰を伴わない点から，初診時に鑑別疾患として挙げる必要があった．

Lesson！

肺炎像として，浸潤影に加えてすりガラス影を呈する場合は，非定型肺炎，ウイルス肺炎の他にレジオネラ肺炎がある．他の鑑別疾患としては，肺胞出血，肺胞蛋白症，急性間質性肺炎，ARDS なども挙げられる．

『成人肺炎診療ガイドライン 2017』では，「初期治療不応時の鑑別診断：感染性の病態（肺炎として初期治療不応要因）」として**表 2** のような病態，疾患を挙げている．

表 2 初期治療不応時の鑑別診断：感染性の病態（肺炎として初期治療不応要因）

病態	具体例
A) 細菌側の要因	
1. 抗菌薬がカバーしない範囲の病原体の関与	ウイルス，真菌，抗酸菌
2. 一般病原体に由来する肺炎	
1) 非定型病原体（β- ラクタム系薬無効）	肺炎マイコプラズマ，レジオネラ・ニューモフィラ，クラミジア属
2) 抗菌薬耐性菌	MRSA，PRSP，BLNAR，緑膿菌，ESBL 産生菌
3) 改善に時間のかかる病原体	ノカルジア属，放線菌
3. 日和見病原体等による入院後の二次感染	
4. 重症感染症による急速な病状悪化	敗血症性ショック，劇症型肺炎（肺炎球菌，レジオネラ・ニューモフィラ，クレブシエラ属）
B) 宿主側の要因	
1. 抗菌薬移行不良な病巣の形成	膿胸，肺膿瘍，ブラ内感染
2. 肺外感染巣の形成	心内膜炎，骨関節炎，カテーテル感染，脳髄膜炎
3. 気道ドレナージの障害	中枢型肺癌，気道異物，反復性の誤嚥，去痰不全，慢性呼吸器疾患（気管支拡張症，副鼻腔気管支症候群）
4. 基礎疾患による全身免疫機能の低下	HIV，免疫抑制薬投与，血液系悪性腫瘍
5. 医療機関受診の遅れによる重症化	
C) 薬剤側・医療側の要因	
1. 抗菌薬の不適切投与	投与量不足，投与経路や回数が不適切
2. 治療介入開始の遅れによる重症化	
3. 抗菌薬に由来する有害事象	薬剤熱

［日本呼吸器学会（編）：成人肺炎診療ガイドライン 2017，日本呼吸器学会，東京，p.28，2017 より許諾を得て転載］

Case 2 の HRCT では左肺にすりガラス影の中に比較的境界明瞭な気管支に沿った浸潤影が認められた．これはレジオネラ肺炎で高頻度に認められる画像所見である[5]．

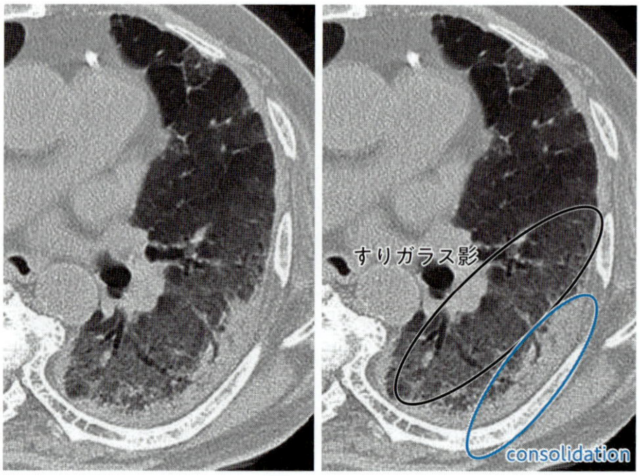

豆知識

- **レジオネラ肺炎を疑う6項目**

①体温 39.4℃以上　③血中 Na＜133 mEq/L　⑤CRP＞18.7 mg/dL

②痰がない　④LDH＞225 U/L　⑥血小板＜17.1万

この6項目中4項目以上満たせばレジオネラ肺炎の可能性66%，1項目以下であればレジオネラ肺炎の可能性3%と低下する[4]．

Case 3

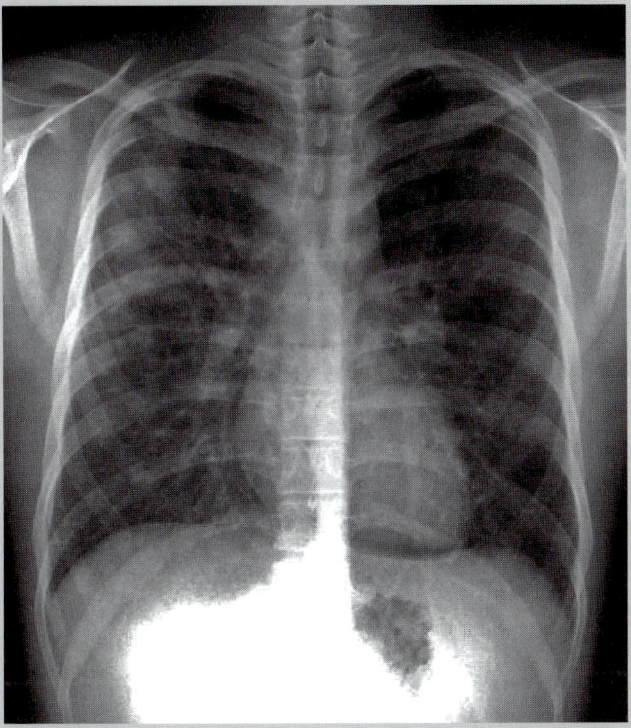

- 20歳代，男性
- 主訴：発熱，咳嗽，呼吸困難
- 経過：3日前に38.5℃の発熱が出現．翌日かかりつけ医を受診．気管支肺炎と診断され，セフェム系抗菌薬を点滴投与したが，3日間の治療でも解熱せず，咳嗽，呼吸困難が増悪するため当院を紹介され受診．SpO_2 88%と低酸素血症を認め緊急入院した．
- 既往歴，家族歴：とくになし．大学生，海外渡航歴はない．
- 胸部の聴診では右側胸部でcracklesが聴取される．WBC 12,000/μL，CRP 7.4 mg/dLと炎症反応の亢進を認めた．身長174.5 cm，体重66 kg，体温38.4℃，脈拍108回/分，整，血圧142/88 mmHg．

研 立位正面像ですが，骨・軟部組織には異常を認めません．肺の過膨張はなく，心拡大もありません．異常所見として，右上中肺野にすりガラス影と上肺野では浸潤影を認めます．CP angleはsharpで胸水貯留はないと思います．

指 異常陰影の分布はどうかな？

研 片側性で肺の外側を主体とした陰影が見られます．

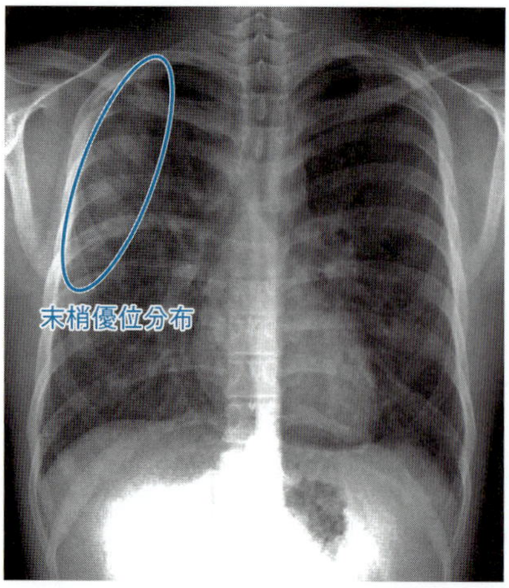

指 そうだね．ではどのような疾患が想定されるかな？

研 基礎疾患のない学生さんで，咳，呼吸困難の症状，急性の経過，画像上は浸潤影，β-ラクタム系薬無効の肺炎から，非定型肺炎，とくにマイコプラズマ肺炎を疑います．

指 細菌性肺炎と非定型肺炎の鑑別項目はどうだろう？

研『成人市中肺炎診療ガイドライン』では鑑別項目として 6 項目が設定されており，そのうち，聴診所見，白血球数を除く 4 項目が合致する場合，非定型肺炎が疑われます．

指 患者背景，呼吸器症状，臨床経過，画像からはその考察は正しいかもしれないね．ではもう一度患者さんに，症状が出る前の状況について話をきいてきてごらん．

研 あっ，他にも鑑別すべき疾患があるということですか!?　わかりました！

■■■ ■■■

研 鳥類ペットの飼育や，防水スプレー吸入などはありませんでした．ただしこの患者さん，20 歳時に喫煙開始して数ヵ月で禁煙していたようですが，今回は 3 日前に熱が出た日から喫煙を再開していて，その後に症状が出ているとのことでした．

研修医がつまずいたワケ…

20～30 歳代の成人で急性の経過で肺炎症状を認めた場合，問診が非常に重要となる．患者背景，呼吸器症状，臨床経過，画像からは研修医の考察が正しいが，他にも鑑別すべき疾患があったことを忘れていたようだ．鳥類との接触によるオウム病クラミジア，防水スプレー吸入による急性肺障害，薬剤性肺炎，喫煙後の急性好酸球性肺炎など，念入りな問診で疾患を想起できることが少なくない．

Lesson!

胸部 X 線で**浸潤影やすりガラス影を認めた際には陰影の分布に注目した読影方法が重要**となる．下図に陰影の分布から想起すべき疾患を示す．

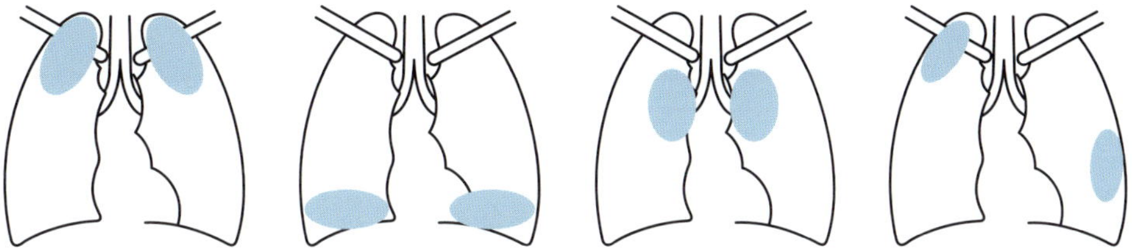

上肺野優位分布	下肺野優位分布	肺門優位分布	末梢優位分布
塵肺，サルコイドーシス，肺好酸球肉芽腫症	特発性間質性肺炎，膠原病肺，石綿肺	心不全，尿毒症肺，ARDS	BOOP/COP，好酸球性肺炎，薬剤性肺炎

上肺野，下肺野，肺門，末梢側のいずれかに分布の偏りが認められた場合は，それぞれ想起する疾患が異なり，鑑別診断の決め手となる場合がある．

Case 3 の HRCT では，末梢側優位に，小葉隔壁の肥厚を伴った汎小葉性のすりガラス陰影を認め，一部に正常な二次小葉がモザイク状に散在している．胸水も認められ，急性好酸球性肺炎が強く疑われる．

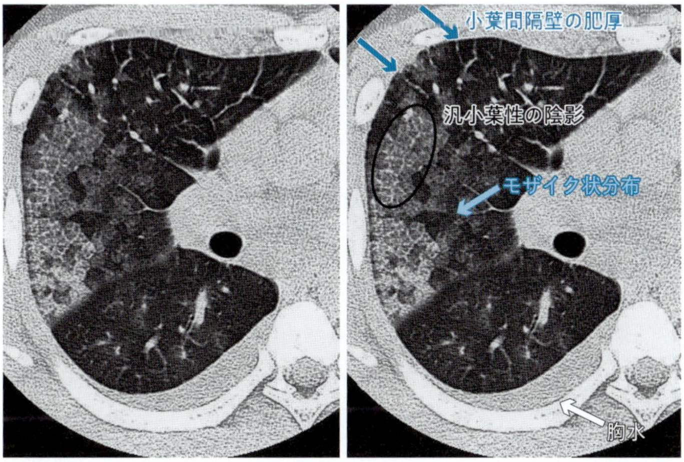

豆知識

- **喫煙関連急性好酸球性肺炎の特徴**
  - ①急性発熱性病状が 7 日以内に始まる
  - ②低酸素血症
  - ③病初期には末梢血好酸球増多がないことが多い
  - ④胸部 X 線で，浸潤影，すりガラス影，胸水
  - ⑤ BAL（気管支肺胞洗浄）で好酸球増多（>25％）
  - ⑥肺および全身の感染症がない
  - ⑦喘息やアトピー性疾患の既往がない
  - ⑧ステロイドに迅速に反応する
  - ⑨発症の 1 ヵ月以内に喫煙を開始，または，禁煙後の喫煙再開時に発症することが多い

2nd step 画像所見の特徴から病態を考察する

Case 4

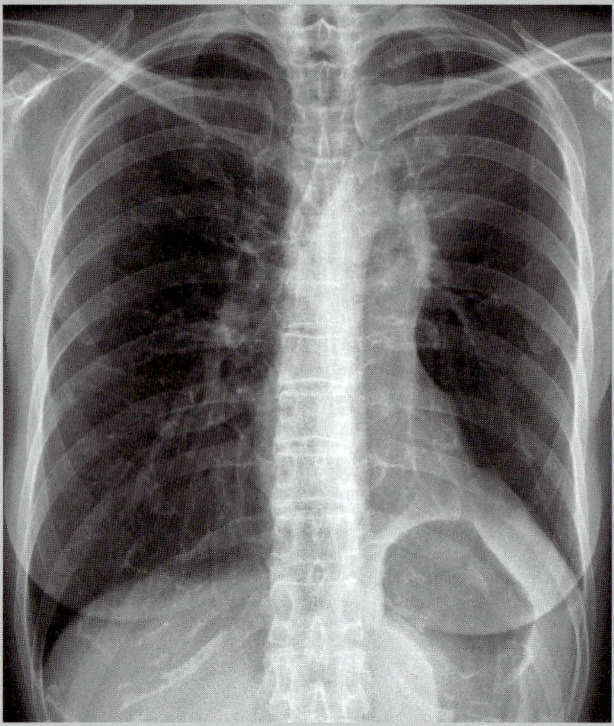

- 40 歳代，女性
- 気管支喘息のためかかりつけ医に通院中．1 ヵ月前に喘息発作が出現し，かかりつけ医で治療を行ったが改善がなく，胸部 X 線で左上肺野の異常陰影を認めた．アジスロマイシン，去痰薬，テオフィリンが投与され，いったん症状は改善したが，血痰を認めたため紹介受診．SpO_2 96 %（室内気），体温 37.4℃，心拍数 80 回 / 分，整
- 胸部：両側肺で wheeze を聴取する．

研 立位正面像ですが，骨・軟部組織には異常を認めません．心拡大もありません．異常所見として，左上肺野にすりガラス陰影を認めます．左の横隔膜が挙上していますが CP angle は sharp で胸水貯留はないと思います．

指 ちゃんと読めるようになってきたね．では診断はどうなるかな？

研 左上葉の肺炎を契機に気管支喘息発作を生じているのではないかと考えますが….

指 そうかな．前医の画像所見の読影ポイントは肺の容積チェックとシルエットサインだったようだ．いつも一定の手順で読影しないと見落とすことになるよ．この患者さんは，横隔膜挙上に加えて，縦隔・気管の位置が左方に偏位していることから，左肺の容積減少が疑われるね．左上葉無気肺は前上方に虚脱し，Case 4 のように正面像では外側縁が不明瞭となるんだ．

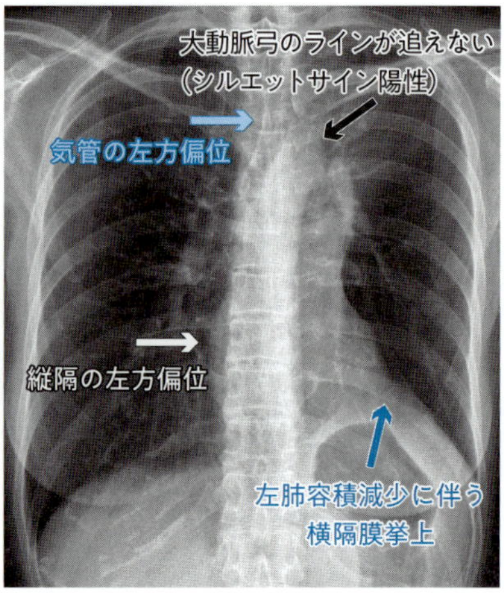

研 いわれてみるとそうですね….

指 これは舌区を伴っているからで，正面像では肺門周囲の濃度上昇が見られるだけだから，無気肺の診断には側面像が有用なんだ．

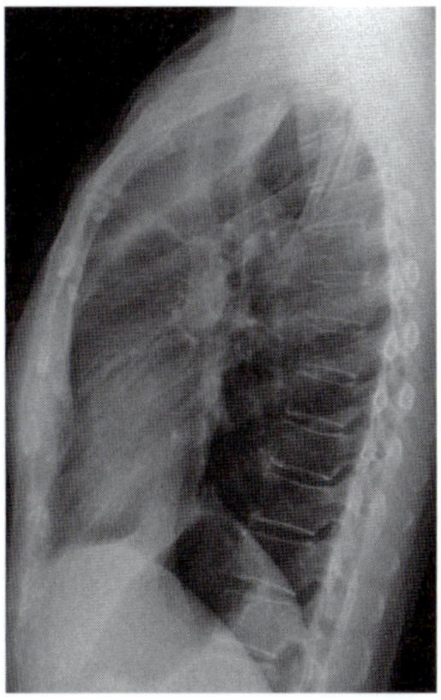

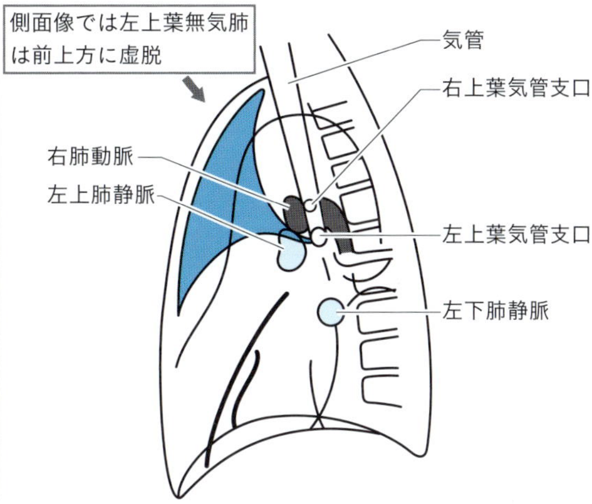

研 わかりました！ ではこの患者さん，血痰と無気肺の精査のために気管支鏡検査が必要ですね．早速オーダーしてきます！

■■■ ■■■

指 その後，あの患者さん，気管支鏡検査で左上区を閉塞する白色の粘液栓を認め，同部位の気管支洗浄でアスペルギルスニガーが同定されたんだ．アスペルギルス抗原による皮内反応が陽性，末梢血好酸球増多（22%），血清 IgE 高値からアレルギー性気管支肺アスペルギルス症と診断し，ステロイド，抗真菌薬の治療を開始したんだよ．

豆 知識

アレルギー性気管支肺アスペルギルス症（allergic bronchopulmonary aspergillosis：ABPA）は，アスペルギルス属に反応して誘発される気道の炎症性破壊を伴う肺のアレルギー性疾患である．従来より使用されている Rosenberg の診断基準では，下記の一次所見と二次所見により定規される．

一次所見：①気管支喘息，②末梢血好酸球増多，③アスペルギルス抗原に対する即時型皮膚反応陽性，④アスペルギルス抗原に対する沈降抗体陽性，⑤血清 IgE 濃度上昇，⑥胸部 X 線所見で肺浸潤影（一過性または固定性）の既往，⑦中枢性気管支拡張．

二次所見：①喀痰検体の染色・培養におけるアスペルギルス属の反復検出，②褐色栓子の喀出歴，③アスペルギルス GM 抗原に対する Arthus 型反応（遅発性皮膚反応）．

一次基準の 7 項目をすべて満たすと ABPA の診断が確実で，6 項目であればほぼ確実，さらに二次基準を満たせば確実性が増す．

ABPA 治療の基本はステロイド療法である．ステロイドは ABPA で見られる気道攣縮（喘息）と好酸球性気道炎症を軽減し，気道粘膜障害を抑制する．通常は，プレドニゾロン 0.5 mg/kg/ 日で開始し，改善傾向に応じて漸減，再燃が認められない場合は中止を検討する．

アスペルギルスが培養検査で検出された確定診断例では，抗真菌薬の併用を推奨するが，原因真菌がアスペルギルスでない場合もあり注意を要する．

Lesson!

見落としを防ぐためには常に一定の順序で読むことが重要である．読影手順としては右肺尖部胸郭から，縦隔，中央陰影，次いで肺門，気管支血管系，最後に左右肺野と進むのがよい．見落としのない読影方法として，筆者は既存構造について，以下の3つのポイントに着目した見落としのない読影法を推奨する．なお，基本の読影手順については「I．胸部X線読影のキホン」(p.2) および「III-2．見る順番，それで大丈夫？」(p.44) を参照されたい．

1) 変形

既存構造が本来の形態を失う．大きくなったり，小さくなったり，太くなったり，細くなったりすること．たとえば，胸水に伴うCP angleがdull，肺癌のリンパ節転移による肺門リンパ節腫脹に伴う肺門腫大が相当する．

2) 偏位

既存構造が，本来の位置から移動すること．たとえば，Case 4のように，気管が患側に偏位すれば左肺の無気肺を疑い，逆に健側に偏位すれば，大量の胸水の存在を考える．左右の横隔膜は，右に比して左横隔膜が低位となる．Case 4では左の横隔膜が高位となっているが，右肺の容積は，前肋骨を数えていくと，第6前肋骨が，横隔膜と交差しているので，右肺の容積変化はない．したがって左肺の容積が減少していると判断される．

3) 消失

既存構造を形成する線が消失すること．シルエットサインと呼ばれ，きわめて有用な所見の1つである．水濃度と水濃度の陰影が相接して存在する場合，その境界のコントラストが消失することをシルエットサイン陽性という．Case 4では，大動脈弓部のラインが追えなくなっており，シルエットサイン陽性と判断され，左上葉の病変が疑われる．

Case 4の治療前と治療後の胸部X線を比較すると，偏位，消失がよく理解される．とくに大動脈弓のライン，心臓の位置，気管の位置，横隔膜の位置に注目されたい．

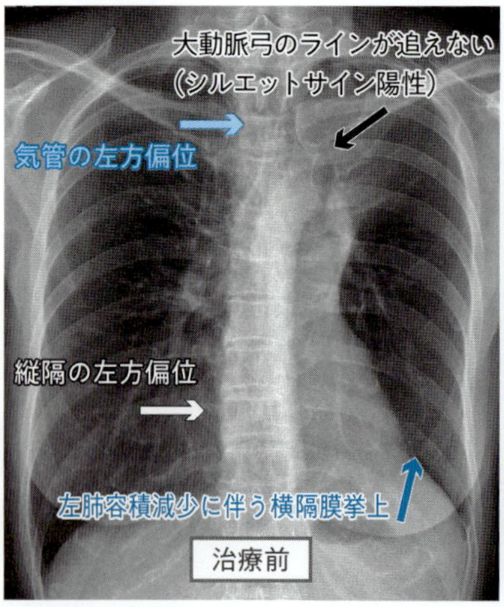
大動脈弓のラインが追えない
(シルエットサイン陽性)
気管の左方偏位
縦隔の左方偏位
左肺容積減少に伴う横隔膜挙上
治療前

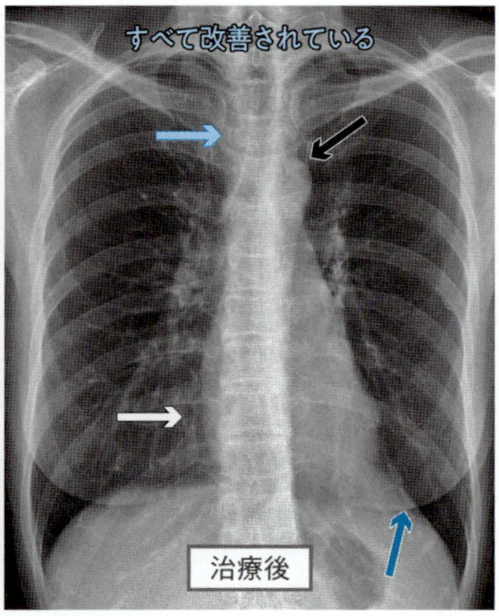
すべて改善されている
治療後

ここがポイント！

- ✓肺炎の胸部X線陰影とは，浸潤影（均等性陰影），斑状影（不均等性陰影），すりガラス影で多くが表現される．ここで重要なことは，画像所見が患者背景や，臨床所見と一致しているかどうかということである．
- ✓見落としのない画像診断ポイントは，画像所見の特徴を結びつけて病態を考察しながら読影することである．特殊な場合を除き，画像所見から原因微生物を確定することには無理があり，原因微生物の検索や鑑別診断を進めることがより重要である．

文献

1) 林　邦昭ほか（編）：胸部単純X線診断―画像の成り立ちと読影の進め方，新版，秀潤社，東京，2000
2) 喜舎場朝雄（編）：基本がわかる！胸部X線診断．レジデントノート **18**，羊土社，東京，2016
3) 櫛橋民生（編）：圧倒的画像数で診る！胸部疾患画像アトラス：典型例から応用例まで，2000画像で極める読影力！，羊土社，東京，2016
4) Fiumefreddo R et al：Clinical predictors for Legionella in patients presenting with community-acquired pneumonia to the emergency department. BMC Pulm Med **9**：4, 2009
5) Sakai F et al：Computed tomographic features of Legionella pneumophila pneumonia in 38 cases. J Comput Assist Tomogr **31**：125-131, 2007

索引

和文

Lesson! 胸部画像の読みかた

2019年4月20日　発行

編集者 喜舎場朝雄
発行者 小立鉦彦
発行所 株式会社 南 江 堂
〒113-8410 東京都文京区本郷三丁目42番6号
☎(出版) 03-3811-7236 (営業) 03-3811-7239
ホームページ https://www.nankodo.co.jp/
印刷・製本 真興社
装丁 渡邊真介／イラスト タケダヒデユキ

Let's Learn! How to Read Chest Imaging

定価は表紙に表示してあります.
落丁・乱丁の場合はお取り替えいたします.
ご意見・お問い合わせはホームページまでお寄せください.

Printed and Bound in Japan
ISBN978-4-524-25197-1